流感世界

流感世界

——パンデミックは神話か？

フレデリック・ケック
小林徹訳

水声社

本書は
《人類学の転回》叢書の一冊として
刊行された

目次

社会のあらゆる偶発事は既知のものとなった。社会的世界のツアーは達成された。私たちは二つの極のもとを旅した。もはや発見すべき土地は残されていない。道徳的宇宙の地図と、社会の理論を提供するときが来たのである。

——ルイ・ド・ボナール『原始法制度（理性の光のみによって最近考察された）』

災いというものは、眼に見えない超自然的な力の活動を明らかにし、暴力的な感情を引き起こす。この感情は深く、見誤りえないものである。そしてこの感情は直ちに、諸々の反応を引き起こす。そしてこれらの反応は、社会的伝統に含まれている諸前例に厳密な仕方で予め形式を定められている。

——リュシアン・レヴィ＝ブリュール『手帳』

序論　動物疾病の人類学

二〇〇七年から二〇〇九年のあいだ、私は香港における鳥インフルエンザ（一）に関する民族誌的調査を行った。私が理解しようと思ったのは、動物からヒトにウイルスが転移したとき、なぜ世界はインフルエンザのパンデミック〔世界規模の大流行〕に身構えたのかということだった。実際香港は、そこでインフルエンザが発生し、そこから世界各地に広まっていくような、前哨地のごとき様相を呈していた。まさにここで、一九六八年に最後のパンデミックインフルエンザウイルスであるＨ３Ｎ２が出現し、世界中で一〇〇万人近い人間を死に至らしめたのであった。そしてまたまさにここで、一九九七年にＨ３Ｎ２ウイルスが検出され、感染した人間の三分の二が死ぬことになった。このウイルスに関しては、鳥からヒトへの移動が懸念された。「世界のアトリエ」である広州地域の近隣に位置し、金融と交通のネットワークが交わる結び目（「ハブ」）である香港は、さまざまな商品が世界中を目指して通過する戸口であると同時に、商品と並んでやって来る恐れのある病原体が通過する戸口でもあった。公式の紹介では、香港は「アジアのグローバル都市」と呼ばれていた。経済的・金融的条件を生かして、商売にやって来る人間が多かったためである。香港は、新しい病気が病原保有動物の中で出現し、ローカルな生態学的データに応じてグローバル社会へと広がっていく様子を見るためには、おあつらえ向きの土地だったのだ。

さて最近二〇〇九年四月に、メキシコシティに新型のインフルエンザウイルスが出現した。この発生地もまた、北部と南部のあいだで激しく人間が行き交いする場所であった。このウイルスは数週間前に養豚場があるベラクルス州の村に出現し、直ちに世界中に広まったのだ。世界保健機関（WHO）の担当者たちは、六月一一日、この豚起源の新型ウイルスがパンデミックであると宣言することになった。こうして、非常に危険ではあるが伝染力の低い「鳥インフルエンザ」ウイルスであるH3N2に続いて、世界中の衛生当局が気を揉む中、非常に伝染力が高いが危険性は低い「豚インフルエンザ」ウイルスであるH1N1が登場したのである。新型ウイルスの挙動はなおも予測不能であったが、それは、鳥に出現したインフルエンザウイルスが、豚を媒介にして人間に転移するという、およそ三〇年前に準備された科学的シナリオ[二]を確証するものだった。

この新型ウイルスが現れたとき、私は連続講演のためにブエノスアイレスにいた。「間違いなくあなたのためですね」と、私を招待してくれた人々の一人が言った。私が自分の調査を続けるためにウイルスを持ち込んだのだと、笑いながら臆測を働かせる者もいた。深い研究を行うのに十分なだけ長くアルゼンチンに滞在したわけではないが、それでも私は、南アメリカで恐怖の複合体が形成されるのを追うことができたし、北アメリカやアジアでこうした複合体の発生を辿ることができた。この不意打ちから、本書が生まれたのだ。当初私は、香港からインフルエンザ対策のグローバル化を理解しようとしていたのだが、ウイルスの転移という偶然が発生し、私はこの転移を追いかけ、それが出現するさまざまな場所に赴くことになった[一]。つまり私は、インフルエンザウイルスと、それを監視し、制御《コントロール》するために準備された装置[三]をめぐる世界ツアーを辿ることを志願したのである。百科全書的な狙いで世界全体を覆い尽くすなどということは自惚れもはなはだしいものだし、そのような狙いは今日ではアクセス不可能なものだが、歴史の偶然がいくつか重なれば、遠く離れた場所同士を直接結びつけ、そうやって断片的ではあるが首尾一貫した物語《レシ》を作り上げることができるのだ。

私の視線は人類学者のそれである。私は、インフルエンザウイルスの軌跡を決定するメカニズムを認識しようとしているのではなく、それが現れたときに、それぞれの社会がさまざまな仕方で反応する様子を理解しようとしているのである。とはいえこの目的には、現代ウイルス学が発見した次のような中心的事実が決定的である。すなわち病原体が、予測不可能な挙動を見せながら、種の壁を乗り越える能力である。[2]ウイルスの転移は連続した生物学的現象であるとしても、ウイルスに横断される有機体が引き起こす反応は非連続的である。まさに同じインフルエンザウイルスが、自分の遺伝子コードを知らぬ間に転移させながら、鳥や豚やヒトのあいだを通過していくのだが、〔それぞれの種に現れる〕症状は根本的に異なっているのである。

生物学者たちは、転移の体制におけるこのような変化を記述するために、ひとまとまりの用語を利用している。彼らは、DNAウイルスとRNAウイルス（たとえばインフルエンザウイルス）を区別する。[四]〔DNAには修復機構が備わっているが、〕RNAは複製エラーを修正するメカニズムを持たないため、転移の頻度は後者の方が前者よりも高い。そして分節RNAウイルスと、その他の非分節RNAウイルスが区別される。前者は一度だけ自己複製するが、後者はたくさんの断片に分離され、この断片は複製の際に交換されることがある。ウイルスが「中間的媒体」の中で複数の動物種から要素を借りて自己複製する場合を遺伝子再集合と呼ぶが、これは、ウイルスがある種から別の種へと直接移動する場合に見られる遺伝子の断絶（こちらはシフトではなくドリフト[五]）とは区別される。またA型インフルエンザは動物からヒトに移動することがあるが、これと区別されるB型インフルエンザは、通常はもっぱらヒトのあいだを循環している。[六] 最後に、A型インフルエンザの中でも、免疫を持たないヒトの生体に出現した後で伝染する可能性を持ったパンデミックウイルス（たとえば、一九一八年に二〇〇〇万から五〇〇〇万人の死亡者を出したスペイン風邪パンデミックのときのウイルス）[3] と、こうした新型ウイルスがヒト個体群に適応した結果、免疫力の弱い人間だけに影響するようになった季節性インフルエンザウイルス（こちらは年間二〇万から五〇万人の死亡者を出している）が区別される。しかしこれらの区別は依然として、転移したウイルスが危険なものになり、さらには破局的なものになる原因を説明するものではない。一九一八年のH1N1ウイルスの塩基配列決定《シークエンシング》も、特定の遺伝子によってその例外的な感染力を説明するものではなかったのだから、このウイルスの原因はそれが現れた環境に帰せられねばならないのである。[4] したがって「種の壁」という発想は、部分的にははっきりしないものである。それは同定可能な生物学的メカニズムというよりも、社会的次元を備えた、生物間の諸関係の総体を示しているのである。[5]

人類学者たちが研究しているのは、ある社会から別の社会へ循環する要素（技術や物語や映像など）が、それが横断する多様な社会の中で、どのように異なる解釈を呼び起こしているのかということである。[6] こうして彼らは、なぜある環境では病原体が危険なものとして知覚され、別の環境ではそうならないのかという科学的な討論に介入することができるのだ。人類学が明らかにしたことによると、病の意味はそれが社会的秩序と身体的秩序を転覆させるやり方によって与えられる。[7] そうすると動物疾病は、人間が自らの環境について考え、それに働きかける方法を構成しているような、人間と動物の諸関係における変形〔transformation〕を表現しているのだ。このとき人類学は、諸々の生態学的変化を統合するように公衆衛生に関する諸問題を再構成することに貢献するのである。

一九七〇年代の終わりに、人類が経験した最も重い病の一つである天然痘の対策キャンペーンが成功したことを受けて、世界保健機関が感染症の根絶を宣言した。この病は動物からヒトに転移するものではなかったので（同じような働きがサル痘や水痘といった形態で見つかっていたが）、実際にヒトの個体群全体にワクチン接種を行うことで除去することができたのである[8]。しかし中央アフリカのサルにおいて新型ウイルスが次々に出現したことによって（特にエボラは非常に素早く感染者を殺して効果的に広がったし、ＨＩＶ／ＡＩＤＳ（エイズ）は人の免疫系に時間をかけて入り込み、地球全体に拡散した）[七]、こうした楽観的なシナリオは見直しを迫られることになった。この時期以来、生物学的研究は、新たな病原体のこうした出現のメカニズムを理解し、これらの病原体を「病原保有」動物の中に留めておくことを目指している。このとき病原体はほとんど病的でない状態で循環しているが、ヒトのもとに到達してしまえば、高い病原性を示すことになりうるのである[9]。

これらすべての新興感染症[八]の中で（新型ウイルスが発見されるたびにその数は絶えず増え続けているが）、インフルエンザは中心的な位置を占めるに至っている。第一の理由は、季節性インフルエンザという形態において、人類にとって最もありふれた病の一つだからである。第二の理由は、ニワトリと豚という、人間が最も頻繁に接触する動物から出現するからである。インフルエンザは、際立った動物疾病となった。つまりそれは、最も普通であると同時に最も常軌を逸しており、私たちの日常に根づいてはいるが、同時にこの時代の最大級の破局を私たちに思い起こさせてもいるのだ。このように、二〇世紀にインフルエンザが示した重要性は、生物間の諸関係においてこの世紀に生み出された変形を明らかにしている。中世のペストは神罰として解釈されたが[10]、一九世紀のコレラは、飲料水へのアクセスにおける社会的不平等によって説明されたし[11]、ウイルスの転移は、地球上の人間の数の増大と相関的な、家畜の数の増大に結びつけられている。二〇世紀がインフルエンザパンデミックによって区切られるとすれば（一九一八年のＨ１Ｎ１〔スペイン風邪〕、一九五七年のＨ２Ｎ２〔アジア風邪〕、一九六八年のH3N3〔香港風邪〕、二〇〇九年のH1N1）それは二〇世紀が遺伝学の時代であると同時に、〔動物や人間の〕個体群の移動の時代でもあるからだ。インフルエンザウイルスの遺伝子の（ヘマグルチニンを表すHの蛋白質とノイラミニダーゼを表すNの蛋白質による）塩基配列決定《シークエンシング》を行うことによって、グローバルなレベルにおけるヒトと動物の個体群の中に、分子的レベルにおける変異を突きとめることができるようになった。するとパンデミックの連続はたんに探索力の改善の効果ではなく、それはまた病原保有動物の増加の結果として生ずるものなのであって、こうした動物が増えることによって、ウイルスが転移するチャンスも増えているのである。たとえば一九六八年から今日に至るまでに、中国におけるニワトリの数は一三〇〇万羽から一三〇億羽になり、豚の数は五〇〇万頭から一億頭になったと見積もられている[12]。「畜産革命」、すなわちここ三〇年に起きた人間の食糧用に飼育される動物の数の増加が、ウイルス転移という出来事の増殖を引き起こしたのである。

もし多くの点から見てインフルエンザはグローバル化の病だと言うことができるならば、それはたんにウイルスが、多かれ少なかれ緻密な交通ネットワークを通じて迅速に移動するという意味においてだけではなく、ウイルスが、自らが人間のもとで生み出す反応によって、自らの転移を可能にしていた諸々の交換関係を突然停止させる可能性があるという意味においてでもある。インフルエンザウイルスは、格別な仕方でグローバル化の両義性を明らかにしている。つまりこのウイルスは、自己を複製するために異なる有機体間の交流を必要とするのだが、有機体間の差異が上手く調整されない場合には、これらの有機体を破壊することがあるのだ。この病に与えられた名前は、こうした両義性をうまく反映しており、それが最近のものではないことを示している。フランス語では、この語〔grippe〕は諸個人を捉える様態を意味する。そして諸個人が自らの起源に問いかけるよう促す[13]。

「gripper」はおそらく、本義と転義において「掴む」を意味する「greifen」に由来している（「誰かを掴む」あるいは「観念を掴む」）。英語では、インフルエンザを指すのに「flu」という語を用いている。この語はイタリア語の「Influenza」に由来しているが、このイタリア語は、一六世紀の、病と宇宙的影響を結びつける占星術的推論のフレーム内に書き込まれている。しかしこの語は、徐々に「流出〔flux〕」の病、つまり統制《コントロール》を欠いた状態で交易を開き、仲間内の限定された領域をさらけ出す病と結びつくようになっている。中国人は、「流感」という語を用いている。これは文字通り、「流通による感染」を指している（「感染（contagion）」は、ここでは「傳染（infection）」と区別されている）。中国においてインフルエンザが懸念されるのは、新年祭のような、人間と商品の移動（「人流物流」）が格別に激しくなる時期である。したがってインフルエンザにおいて衝撃的なのは、打ち続く個人の死というスペクタクルというよりは、交易が動かなくなる可能性なのである。あるいはむしろこう言うべきだろう。打ち続く個人の死が意味をなすのは、人間的活動が自らの過剰な激化によって終焉するという地平の中でだけなのである。

このようにインフルエンザは、動物と人間の循環の中に、ある破局の可能性を導入しているのだが、それは生物学者たちが〔破局という語に〕与えているのとは違う意味においてである。破局が連続的過程に不連続性を導入するものであるなら、それによって転覆されるのは遺伝子的な転移の総体ではなく、むしろ生物同士の歴史的な諸関係の総体なのだ。新興感染症が一人の人類学者に突きつけている問題は、次のようなものである。生物学的レベルにおける破局的な転移の中から、どのようにしていくつかの転移が政治的破局に変化するのか？　大事なのは、たんにどの社会的ファクターがウイルスの出現を説明するかを記述することではなく、この出現が、ひとまとまりの当事者たちによって、政治的破局という地平の中で、どのように解釈されているのかを描き出すことである。ここで私たちは、縺《もつ》れ合った尺度一式に絡めとられている。目に見えない生物学的変異と、予測できない政治的破局のあいだで、描写が的確なものになるような社会的レベルをどのように選択すればよいのだろうか？

　この問題を解消する一つの方法は、破局的なウイルス転移の時期に目に入るがままの人間と動物の諸関係から出発することである。特に目につく諸現象の中でも、ヒト個体群の外部に病原体を抑えるためになされる動物の衛生的殺処分が際立っている。一九九六年のBSE危機の際の狂牛たち、一九九七年のH3N2出現の際に香港でインフルエンザに感染したニワトリたち、二〇〇三年の広州におけるSARS（サーズ）〔重症急性呼吸器症候群〕危機の際のハクビシン、二〇〇九年のインフルエンザパンデミックの際のエジプトにおけるコプト教徒の豚たち……。こうした衛生上の殺処分のイメージは、飼育場の動物たちがたんなる商品ではなく、殺害せねばならない生物でもあったことを思い出させる(14)。そしてこれらのイメージは、新石器時代に動物が家畜化された諸条件に立ち戻らせる。動物を世話するのと交換に、人間は消費物資（肉や皮など）を手に入れていた。しかしそうやって動物を居住空間に導きいれることによって、人間はその代わりに病原体を受け取らねばならなくなった。人間は動物と共に「毒入りの贈り物(15)」を抱え込むことになったのである。人間と微生物の共進化によってこうした交換に一時的な均衡が生じたにせよ(16)、新たな動物疾病は、「家畜契約」が破棄されたことをあからさまにしたのであって(17)、あたかも動物たちが、統《コントロール》制を欠いた条件の中で、商品に変形されたことの復讐を行っているかのようなのである(18)。

　したがって動物疾病に対する恐怖は、新たな医学的合理性におけるその論理的機能によって説明される。動物はこの合理性の中で、交換に適した商品であると同時に、受けた扱いの復讐を行う用意のある生物でもあるという両義的な存在として現れている。この緊張関係は、飼育動物と愛玩動物の区別のせいでさらに生々しいものとなった。この緊張関係はこの区別（しばしば都市と農村の分離を裁ち直す）のもとに、保護すべき動物と身を護るべき動物とのあいだの矛盾を出現させるのである。[19] 病原体は、一見すると両立不可能な動物の二側面を明らかにする。それは動物から人間へと移動するがゆえに、両者のあいだの生物学的な連続性を示しているが、それと同時に、人間が動物を養う飼育条件の結果として生じるがゆえに、両者を分かつ政治的操作を示してもいるのだ。古代の供犠がこの矛盾を共同で食事をとることによって解消したとすれば[20]、衛生上の殺処分が目指しているのは、病原体が侵犯した種の壁を描き直し、市場から消費に適さない肉を回収することによって、この矛盾を和らげることなのである。しかし、こうした殺処分はメディアの視線のもとで行われたため、動物が飼育される諸条件を可視化することになり、恐怖を掻き立てることになったのである。

本書では衛生上の殺処分を直接扱うことはしない。私が試みるのは、ウイルスの間近に身を置いている科学者たちの推論を追及することである。実際微生物学者たちがあらゆる努力を向けているのは、監視やワクチン接種という方法によって殺処分を回避することである。[21] だからこそ彼らは、「病原保有動物」から新型ウイルスが出現すると、遺伝学的・生理学的特徴において追跡可能なかたちで名前をつけることに大変なエネルギーを割くのだ。[22] 殺処分がそうするように、動物の二側面が抱える矛盾を解消すると主張するどころか、専門家たちは、この矛盾を、動物疾病に関わるすべての当事者間に行き渡らせることで、増幅させるのである。つまり専門家たちは媒介者の役割を演じるのであって、彼らは動物をめぐって敵対する二つの知覚をひとまとめにするような諸表象を作り上げ、自分たちの文脈の中で、この緊張関係に対処せねばならない当事者たちの近くに移動していくのである。その時この矛盾は、リスクの言葉で表現されうるものとなる。そこでは危険の蓋然性が、生産と消費を結ぶ鎖の中で動物とどのような関係を結んでいるかに応じて評価されることになるだろうし、「商品の〕追跡可能性《トレーサビリティ》によって、この鎖の制御《コントロール》における当事者それぞれの責任を割り振ることができるだろう。(23) だから調査の期間中、私は当事者たちがこうした緊張関係に対処する方法について自問しつつ、彼らの大部分（畜産業者、動物保護団体、食肉販売業者、獣医、医師、保健当局、宗教的権威、記者など）に会おうと努めたのである。当事者たちそれぞれが、動物起源の財の生産と消費を結ぶ鎖の中の立ち位置に応じて、インフルエンザウイルスの上にどのような視線を注ぐことができたのかを私は問うたのである。

したがって本書は、「専門家《エキスパート》」と呼ばれる人々に中心的な役割を与えている。専門家たちは二つの軸で媒介者の機能を果たしている、というのが私の仮説である。すなわち、生物学的変異と衛生上の殺処分と来るべき破局を貫いて、生物的なものと政治的なものを結んでいる垂直軸と、生産と消費を貫いて、動物と人間を結んでいる水平軸である。(24) ウイルスを追う専門家たちを追うということは、人類学者にとって、伝染という直線的な図式を放棄して、彼らが移動していく諸々の社会的繋がりを総体として見るということである。ウイルスは、自らが現れる文脈のそれぞれにおいて諸関係の構造に囚われており、この構造は、生物的なもの－政治的なもの、生産－消費という二つの軸において展開されている。これらの文脈のそれぞれに対して、私は次のように問うた。病原体はどのように破局に身構えるよう促すのか？ そして病原体は、自らが明らかにする食物連鎖の中に、どれだけの数の当事者をまとめ上げうるのか？ こうした問いによって、テロリストの襲撃や、ストライキや、ジェノサイドといった、さまざまな破局と関連する公共空間の中で、ウイルスがどのように表象されうるかが分かるだろう。かくも重要で議論の的になっている諸現象が、動物疾病という一見するとテクニカルな角度から捉えられ、ウイルスほどの微視的な存在から把握されているのを見て、読者は驚くかもしれない。しかし本書が試みるのは、まさに動物疾病を厳密に生物学的な扱いの外へと連れ出し、社

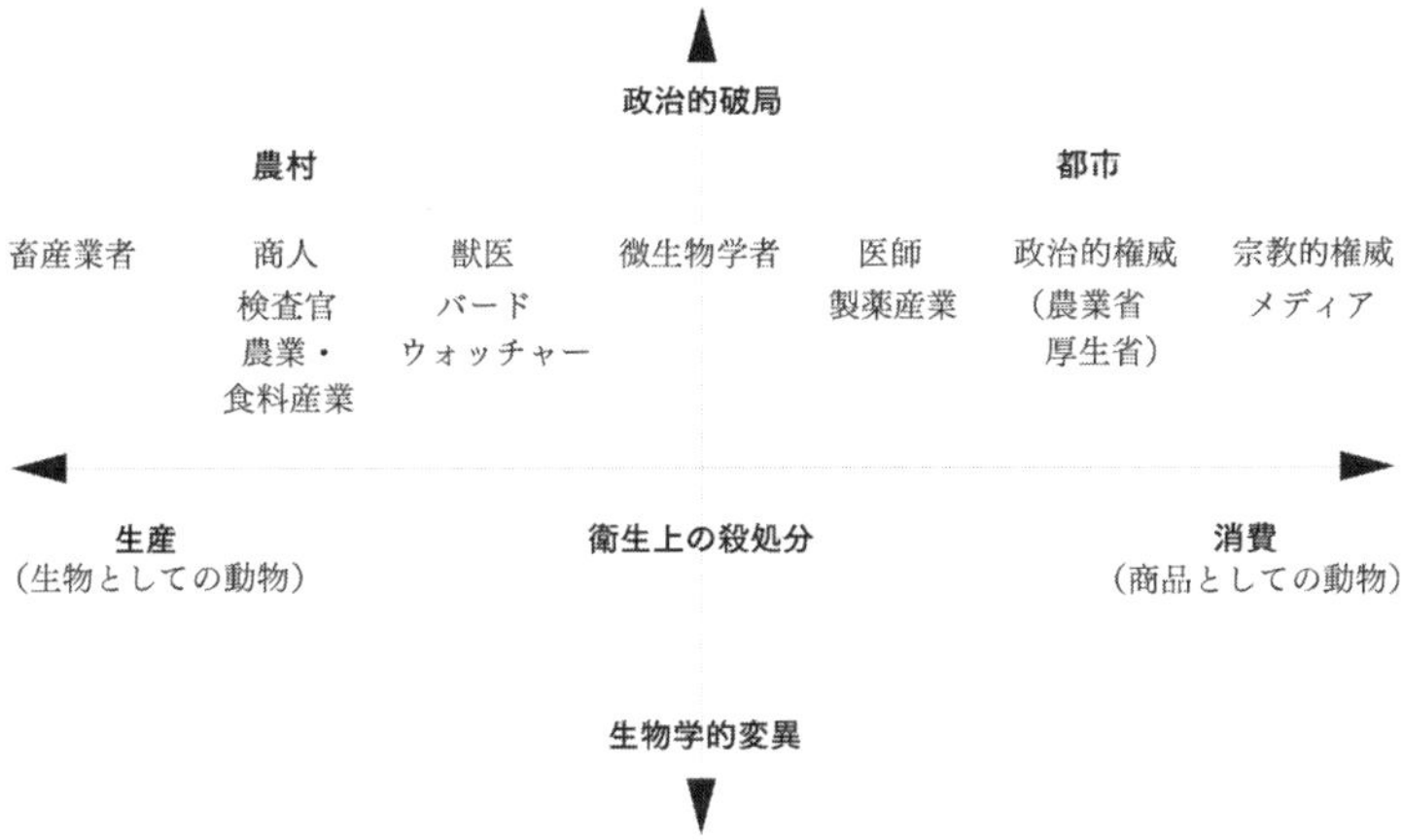

会科学の領域に入り込ませ、そこで新しい諸現象を照らし出すように仕向けることなのである。もしも私が、ウイルス出現の原因に関して生物学者たちが立てている問題に、部分的にせよ答えているとするならば、私はその代わりに、そうした問題をより大きな関係図式の中に置き直すことによって、彼らが必ずしも立てなかった問題を彼らに対して立てているのである。

本書の第一章で私が示すのは、こうした関係の総体がバイオセキュリティという言葉のもとにまとめられうるということである。この言葉は、異なる本性を持つ破局を、リスク評価という同じ形式の中で扱うことを可能にするものである。調査によって、一九九七年の香港における鳥インフルエンザウイルスＨ３Ｎ２の出現後、バイオセキュリティ装置がどのように準備され、次いでアジア各地に拡張され、最終的に、ラテンアメリカにおける豚インフルエンザウイルスＨ１Ｎ１の出現によってグローバル化したのかが明らかにされている。こうした地理的な拡大には、動物や人間の保健に関する専門家から鶏肉の生産者や消費者に至るまでの、関係する当事者数の増大が伴っている。したがって本書は、螺旋《らせん》運動を描きながら、種の壁の間近にいる専門家たちの推論や実践から出発して、どのように彼らが一つの「流感世界」に捉えられ、彼らの推論を通して生物を知覚している当事者の総体に巻き込まれ、それによって変形を被ったかを見ていく。動物疾病が引き起こした衛生危機から出発しつつ、本書は、農場でも、市場でも、実験室でも見ることができるような、世話と交換からなる生物との日常的諸関係へと戻って来る。この行程を歩むとき、バイオセキュリティ装置への批判という問題に何度も遭遇することだろう。私は結論においてこの問いにグローバルな水準で取り組むが、私が示すのは、この問題が理解されるのは、ローカルな批判から出発した場合のみだということである。そしてローカルな批判というものは、「流感世界」の編成を貫く極性をどう知覚するかに応じて、当事者たちが提起しているものなのである。

第一章　バイオセキュリティをめぐる回り道

監視の規範と形態

人類学者にとっての研究は、一つの「フィールド」から始まる。つまり個人的欲求や、金銭的制約や、研究主任の思慮深い助言などを組み合わせて決定される、一つの場所と一つの時間から始まる。反対に私の作業には哲学による長い回り道が必要であり、最初に目にしたものを記述することができるようになったのはその後だった。一九九六年、この時期に私は哲学の研究を始めたのだが、ヨーロッパの農村における牛たちの大量殺処分と、屋外で燃えさかる牛たちの死体の山の映像に衝撃を受けたのだった。(一) 私はまた、中国にも関心を持った。私は中国語を学び、香港返還〔一九九七年〕の前年に初めて中国に脚を運んだ。天安門広場の掲示板は当時、〔香港返還という〕この輝かしく栄光に満ちた出来事までの日数を表示していたが、この出来事は、鳥インフルエンザの抑制を目指して行われた最初の活鶏殺処分と、奇妙にも符合していた。もし私がこれらの出来事の現場に赴いていたならば、何か理解することができただろうか。華北への私の最初の旅がもたらしえたものは、中国哲学に対する熱烈ではあるが曖昧な関心と、最も異端的な共産主義から最も粗野な資本主義へと不連続性を介さずに移行する可能性への同じくらい曖昧な問いかけだけだった。初めて中国に触れると、がっかりすることになる。この国が喚起する欲望はあまりに巨大だし、この国のリアリティはあまりに広大なので、唯一の適切な反応は、おしゃべりをやめて口をつぐむことになってしまうのだ。[1]この最初の遭遇の中で作用していたものを理解するためには、哲学と人類学の教養が必要だった。中国への香港回帰を印づける諸々の出来事が構成していたのは、中国文化の特異性などではなく、あるグローバルな装置の準備における一段階だったのであって、私がヨーロッパで目にしたもの〔牛の大量殺処分とその映像〕はこの装置の別の効果だったわけだし、この装置については、それに固有の合理性において研究する必要があったのである。旅が生んだ哲学的な驚きから教訓を引き出すためには、人類学を学ぶ必要があったのだ。

人類学に関する私の教養は、二つの源泉に由来する。一つ目は、フランツ・ボアズ、アルフレッド・クローバー、クリフォード・ギアツらの伝統に立つ、アメリカの文化人類学である。私はこれを、カリフォルニア大学バークレー校のポール・ラビノウの教えを通じて発見した。カリフォルニアには当時、バイオテクノロジーが進出していた。シリコンバレーのヤシの木陰にはひとまとまりの小企業が設立され、遺伝学的方法によって生物に介入していた。アメリカ合衆国の東海岸からやって来て、ヨーロッパ的伝統と繋がりを持っていたラビノウは、この場所を自分の「フィールド」にしていた。カリフォルニア大学バークレー校の人類学部には、クローバーが研究した「最後のインディアン」イシの脳が、子孫たちの要望に従って依然として安置されていた。こうした少数派による要請を支持するために、人類学者たちは文化の概念を前面に押し出したが、彼らは、もはや諸文化の共存に関する有機的モデルを擁護することができなくなっており、フランス哲学(「フレンチ・セオリー」と呼ばれるもの)に依拠して、自分たちの潜在的な批判能力を解き放たねばならなかった。人類学ゼミナールは、文化と主体性の結びつきについて激しい議論が交わされる場所になっていたが、ラビノウは、

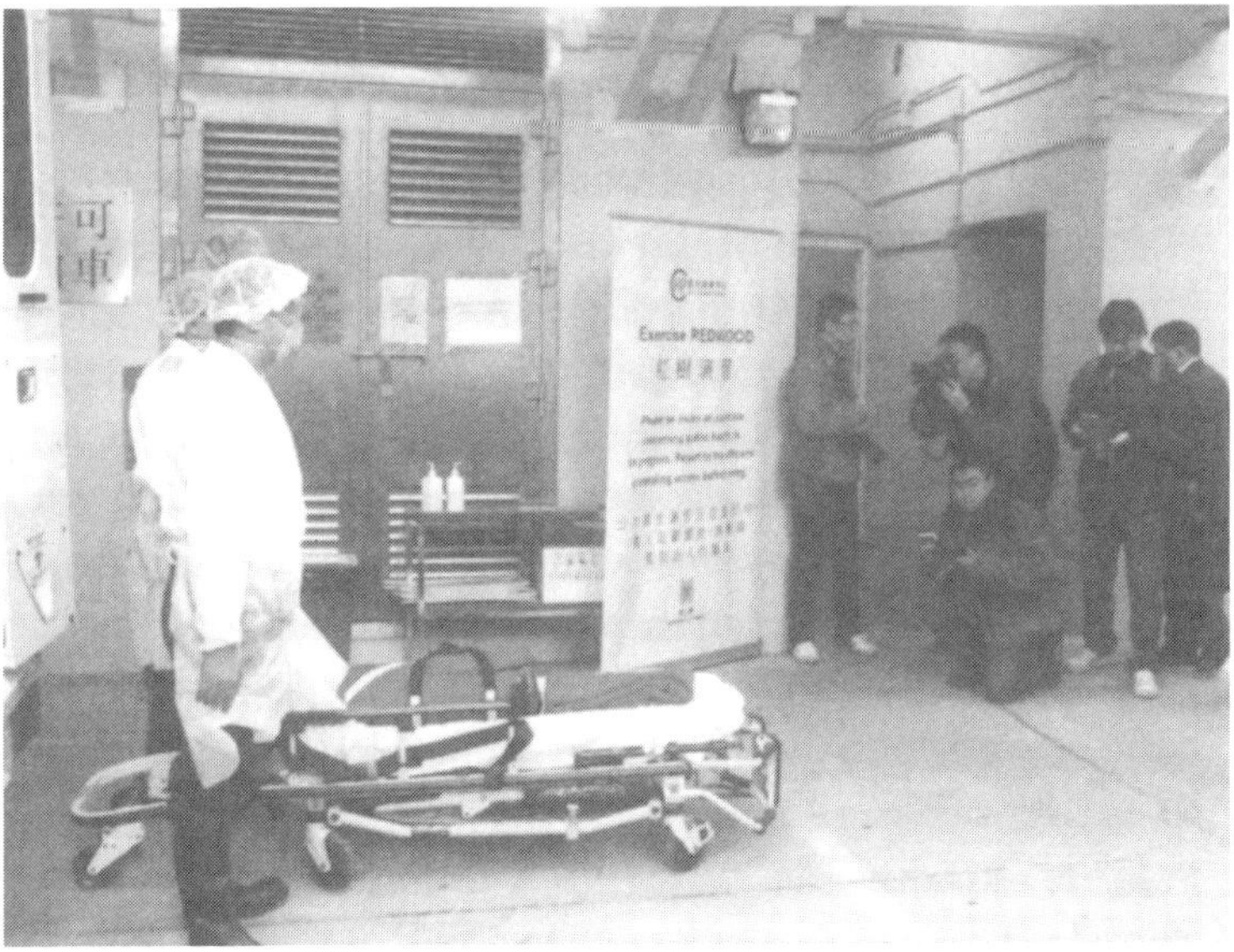

インフルエンザに備えた訓練。香港にて。

対話者たちの意表を突くような仕方で、科学者たちが〔諸文化に対して中立的ではなく、〕一つの文化を持っているのだと示唆した。それはドイツ語の「Bildung〔教養〕」という意味における文化であり、すなわち自己修養である。彼はバイオテクノロジーによって喚起された諸々の論争を研究し、それらがどのように科学業界の内部における価値の衝突を表現しているかを明らかにした。たとえば、筋疾患患者たちの家族のゲノム地図を作成するためにアメリカのある企業と同盟関係を結ぶことに対して、フランス人研究者たちが反対したことによって、首相は「フランス人のＤＮＡ」を売りに出すことを禁止することになったし、その一方では、有識者たちが制作した長大な家系図を使って、アイスランド国民のゲノム地図を作成するという計画が、議会で議論を呼んでいたのである[(2)]。このようにしてラビノウは、科学的活動が現代社会の中で批判的機能を持っていることを明らかにした。というのも科学的活動は、これまでずっと疾患地図の上に場を占めることのなかったＤＮＡ断片のような、まだ地位の確定してない生命物質を流通させるものだからである。

私はフランスに帰り、こうした文化と主体性の関係について、そしてこの関係が批判的な現代的感性の中で身にまとう形態について考察しようと思った〔人類学の教養に関する二つ目の源泉〕。私は心性という概念の歴史について研究した。この概念は、フランスの社会哲学において、オーギュスト・コントからエミール・デュルケームまで、そしてリュシアン・フェーブルとマルク・ブロックによる「心性史」に至るまで、ドイツやアメリカの伝統において文化という概念が演じたのと同じ役割を演じたものである。この仕事は、ピエール・マシュレの指導のもとで、イデオロギーというマルクス主義的概念が提起する哲学的問題の方に向かった。すなわち、「心性」はどのようにして社会的実践における矛盾を表現するのか、そして何がそれに有効性と人を欺くような性格とを同時に与えているのか、といった問題である[3]。当時フランスは認知科学の進展をゆっくりと消化していたが、そこには遅れに遅れたことに対する罪悪感と、歪んだ矮小化に対する苛立ちとが綯交《ないま》ぜになっていた。哲学的論争が行われていたのは、心的なものと社会的なもの、心理学的なものと社会学的なものの連関方式に関してだった[4]。心性という概念は、もしこの概念が含んでいる矛盾が道徳的感情を通じて表現されることが明らかにされるのならば、そうした連関を提供しうるものだった。〔当時マシュレが哲学教授を務めていた〕リール〔第三〕大学は、パリの激しい知的活動に対する避難所と観測所を同時に構成していた。それゆえこの場所から、人類学の歴史に棹差しつつ、いまだに根強く続いている哲学的論争について、私は研究することができたのである。

ミシェル・フーコーの名は、〔アメリカの文化人類学とフランスにおける心性の研究という〕一見すると両立不可能な二つの知的教養を結び合わせることを可能にした。彼の死後刊行物は、この時期にかけ離れた環境間を循環し、並はずれた革新力を発揮していた。実際フーコーは、「心性」モデルに影響を受けた科学史から、さまざまな監視様式の歴史へと移行しつつ、これを徐々に主体性についての考察へと向けていったのである。社会的なものが有する心的一貫性についての問いは、フーコーによって、師であるカンギレムの影響のもとに変換され、社会的なものにおける生命的なものの規範的力となったのだ。したがって、マルクス主義哲学は社会的歴史の中の論理的矛盾に光を当て、認知科学はそれが道徳的感情という形態のもとで表現されることを明らかにしたのだが、こうした矛盾は、もし〔社会的なものと心的なものとの〕この連関に従うならば、生命のテクノロジーにおける様式変化を伴っているのだ。だから「心性」と社会的矛盾の緊張関係は、監視装置という水準で、すなわち生物の変形によって生み出された新たな視覚装置という水準で研究されうるのである。

こうした監視装置は、当時新たな戦争形態によって変換されていた[5]。二〇〇一年九月一一日、私は博士論文を執筆するために、「さまざまな論理的心性」と題された論文を読んでいた。この論文は一九一七年の『スキエンチア』誌に掲載されたもので、なぜドイツ人とフランス人が同じ方法で考えないのかを、心理学によって説明したものだった。こうした文化主義的議論はしばしば、ニューヨークのツインタワー襲撃に次いで起こったテロリズムに対する戦争を正当化するために用いられてきたものだが、この論文はその点について斬新さを示していた。テロリズムに対する戦争は、もはや相容れない国民精神を有するある民族と別の民族との戦争でもなければ、異なる価値観と結びついた二つの政治的システムの戦争でもなく、むしろ監視装置と目に見えない敵との戦争なのであり、この敵がこの装置に理性を失うほどの拡張を余儀なくさせているのである。たとえ二〇世紀を通じて知識人たちがしばしばそうしてきたように、ある心性を批判したり、ある価値システムを別の価値システムから批判したりすることが不可能になったのだとしても、この新しい監視装置の内部から、それが身にまとっている規範や形態を記述することはまだ可能なのである。[6]

〔監視装置の内部への〕この移動を実行する方法を私が見つけ出したのは、逆説的ながら、一九二二年に『原始心性』を著したリュシアン・レヴィ＝ブリュールの業績の中だった。レヴィ＝ブリュールは、フランスにおける心性概念の創設者と見なされているが、その一方で、一九一七年に「戦争の新たな諸側面」と題された論文を〔前掲の〕『スキエンチア』誌の同じ号に発表し、それまで取り上げられることの少なかった、紛争における経済的要因の役割を強調した。「黄色民族の衝撃」と題された別の論文では、世界規模になった戦争によって引き起こされた社会的変形が明らかにされた。このようにレヴィ＝ブリュールは、「原始心性」の中の「超自然的なものの知覚」と自身が呼ぶものを分析するときに、戦争によって作り出された新しい状況に応答していたのである。[7]「監視」の概念自体は、管理《コントロール》社会を描くのに今日ではありふれたものとなったが、それは、自然的存在の内に来るべき脅威の徴候《サイン》を見るような、世界との関係の一つの方式として理解されうる。つまり監視は、それを作動させるテクノロジーの手前で、まさに格別に強度な知覚の様式を含意しているのである。第一次世界大戦の直後にレヴィ＝ブリュールは、ヨーロッパに動乱が戻ることを避けることを目指す「警戒」装置の準備に参与した。だから原始心性についての彼の記述は、新たな心的状態についての考察と見なすことができるものだったのである。[8] 彼の諸著作が有名だったのは、原始心性が、ボロロ族のインディアンが自分たちのことをアララ鳥〔コンゴウインコ〕であると明言する場合のように、人間と人間ならざるものとの矛盾を知覚するものではないということを明確にした点であった。たとえそれが、かなりの数の社会に固有の論理を説明しているという主張が批判を受けたのだとしても、人間に害をなすような災いを動物が告げ知らせてくれるような監視様式を記述しているという点においては、このテーゼは許容可能になるのではないだろうか。この場合、狂牛やインフルエンザに罹ったニワトリは、新たな「超自然的」実体として現れているのであり、これに対して監視装置が前近代的な知覚様式を適用しているわけだ。

そこで私は、レヴィ＝ブリュールが練り上げた「参与」という概念[8]に、新しい意味を付与しようと試みた[9]。当時この言葉は、政治討論の中で、あるテクノロジー的変換に関係する当事者が、その適用の透明性と正当性を確認することを目指して集合することを指す言葉として流通していた[10]。しかし私はレヴィ＝ブリュールに立ち戻り、そうしたテクノロジー的変換が、論理的に矛盾した形態を通じて道徳的感情を呼び起こし、見えざる背景の上に可視化される様子を分析することを提案した[11]。参与という概念は神学的な祖先を持っており、上位の善がどのようにして自然的因果性のうちで発揮されるのか記述することを可能にする。そしてこの概念は、とりわけ供犠というものに人類学的合理性を与えるために用いられてきた[12]。しかしこの概念は、マリノフスキーが、第一次世界大戦のせいで西太平洋の島々に足止めされたときに定着させて以来、民族誌的方法を指すものでもあったのだ。ある社会的グループの日常生活に参与するということは、自然的実体を、脅威に応じた価値を備えた徴候《サイン》として見るということであり、この徴候が集団的注意を方向づけるのである。たとえばエヴァンズ＝プリチャードは、レヴィ＝ブリュールの考察を取り上げ直し、スーダンのヌアー族における雌牛の使い方が、どのように争いを解決し、環境的な不確実さを制限することを可能にしているかを明らかにしたのだった[13]。〔「心性」をめぐる〕哲学史はフィールド調査から私を遠ざけていたが、私を再びそこに導くものだった。つまり参与的観察はもはや出発点ではなく、私が遭遇した問題に対する解決策になったのだ。

リスク評価機関

ある実験的フィールドが、経験的データによる実証を可能にした。当時フランス食品衛生安全庁（AFSSA）[三]の長官だったマルタン・イルシュが、この機関にオブザーバーとして加わるよう私に提案してくれたのだ。彼は対リスク防衛の公共政治について何年も哲学者たちと議論していたのだが、科学的実践に対する私の関心のうちに、この公共政治の技術的側面を理解するきっかけを見出したのである。[14]それは、狂牛危機以降フランスに準備された監視装置を研究するには、願ってもない入口であった。AFSSAは、一九九八年に衛生安全法〔「食品の衛生安全性の監視及び検査の強化に関する法律」〕によって設立されたのだが、専門家委員会における討論に続いて公刊された資料に基づいて、すでに多くの社会学的調査の対象となっていた。[15]しかし私は民族誌家という立場でそれらの討論自体に出席することもできたし、さまざまな矛盾や衝突が最後に意見書として公表されるのを見ることもできた。そういうわけで私は、狂牛危機によって引き起こされた最初の矛盾――食肉生産の不完全なシステムと公衆衛生という上位の原則との矛盾――が、どのようにして「専門家」と呼ばれるグループの実践の中に姿を現したのかを理解することができたのである。狂牛の殺処分に立ち会うことはできなかったが、見えざる原因を監視していた人々にそれがもたらした結果は見ることができたのである。

だからといって、これは参与的観察の立場というわけではなかった。私が参加した専門家委員会の議長の一人がさりげなく指摘したように、私は観察者ではあったが参与的ではなかったのである。つまり静かに討論のノートをとることができただけであって、その動機となった活動を追跡することはできなかったのだ。実際、毎月一度開催される専門家委員会という公的空間の中での発言は、この機関の外部で行われていた科学的実践によって規定されていたのであって、たとえば大学における教授活動や、研究所における研究活動や、メディアとの接触や、私企業のための専門鑑定などといった諸実践については、私は、そこから生じる権威や、逆に中傷を通して、その徴候を見ていただけなのである。本当に参与するためには、科学者たちに付き添って、彼らをこの闘技場〔アリーナ〕にまで導いてきた多様な行程、そして、論争にその薄まった指標が現れているような共犯関係や対立関係を生み出してきた多様な行程を突き進む必要があったのだろう。

共同的な専門鑑定の諸形態について民族誌的探究を行っても、公的利用向けの反省的言説の総体と衝突してしまい、個人の対応能力を規律正しく形成しているいる諸実践に手が届くことはほとんどない。プリオン〔狂牛病の病原体とされる蛋白質粒子〕に関する分子生物学の専門家の一人が、獣医学の同僚と一緒に牛の屠殺ラインを視察したときのことを話してくれた。彼は、感染した骨組織を切り離す延髄摘出の手順を詳しく描写した。個人の対応能力について、私にはそれが難解な論争の中で名人芸的に発揮されるのを観察することしかできていなかったのだが、こういう類の視察を行えば、それがどのように形成され、交換されるのかをさらに理解することができるのではないかと思った。

メンバーの一人の言葉によればAFSSAは「泡」だった。そこでは、新たな評価フレームが提示されるたびに、さまざまな科学者たちが舞台の上に上がることになったのだ⑰。彼らの論争は、学問的共同体がみずからのメンバーのあれこれを評価せねばならないとき没頭するような論争とそれほど異なるものではなかった。こうした論争が休みなく、そしてますます頻繁に行われるため、専門家委員会は博士論文の審査員に似てくる。たとえばバイオテクノロジーの専門家の一人は、バイオテクノロジー系企業によるOGM〔遺伝子組み換え作物〕関連のプレゼン書類を批判する際に、次のような言葉を使った。「まったくへたくそな文章だ。書き直して、再提出ですな！」とはいえAFSSAにおける専

31　バイオセキュリティをめぐる回り道

門家の論争は食物連鎖に関わるものであり、この点においてその評価フレームには、格別興味深い緊張関係が導入されていた。実際のところ「局」という形態は、まさに評価フレームに新たな当事者を導入し、古いシステムを再編することを目的としていたのである。[四] 自分の学生や同僚を評価する場合、科学者は彼らのあいだに身を置き、共通の価値尺度の上で意見を一致させるが、食品リスクを評価する場合には、畜産業者、配給業者、記者、消費者などの行動を考慮に入れる必要があるため、関与する当事者の数が甚だしく増大することになる。この場合、発言するたびに、理想的な価値尺度を適用しているのではなく、あれやこれやの当事者の利害を守っているのではないかと疑われることになるのだ。

この緊張関係を緩和するために、ＡＦＳＳＡ指導部は、利益相反を公に表明するという手続きを実施した。これによって、専門鑑定の中立性が危ういものとなる場合には、論争から身を引くことができるようになった。しかしながらこのような手続きは、緊張関係を再燃させることにしかならなかった。というのも、専門家たち自身がこの手続きを絶えず異議や中傷の的にしたからであり、彼らはこの機会を掴んでこの機関の指導部を批判し、その説教臭い目的や経済的条件に関する無知を告発し、自分たちが〔この機関の〕外部に所属していることを再確認させたのである。利益相反の表明は、各専門家委員会が開かれるために通過すべき儀式であった。この表明によって、外部から来た不明瞭な力を評価するための舞台を清めることができたのである。しかしこの力が、儀式的形態それ自体への異議を介して、絶えず舞い戻ってくることになったのだ。「私たちはいつも利益相反しているのだ」と、何人もの専門家が言っていた。「君は利益相反していると感じているか？」と、ある専門家委員会の議長が一人の研究者に尋ねた。この研究者は、ある書類をすでに個人的に評価していた。

利益相反に関するこうした議論が明らかにしていたのは、争点の議論を通して、専門家たちがこの機関に熱狂的な関心を抱いていたということである。私はむしろ、提起された問題に対して自分の関心が欠如していることを感じていた。そして、フィールドに接近する際に倦怠感が果たす役割について書かれた人類学者の諸著作のおかげで、私は、論争に付いていこうとするときにしばしば陥る抗い難い無気力を正当化することができた。おそらく、心性についての哲学的思索から栄養表示ラベルに関する言説への移行が、いささか急激な心の高低差を生み出していたのだ。しかしこの弛緩状態はまた、専門家たちの激しい活動と、そこから私が採取することのできた情報の少なさとのあいだのギャップに由来するものでもあった。私は、精神分析医が「散漫な注意」と呼ぶものを実践していた。脳が自分に関連性がありそうなものを選択し、残りの時間は電源をオフにするのに任せたわけだ。私は、より深い次元を啓示する論議や衝突を待ち望んでいた。それ対して利益相反に関する議論は、私の目には表面的な形態にすぎないものに映ったのである。

二〇〇五年にフランスで発生した鳥インフルエンザの症例は、そのような啓示的事実を構成するものだった。というのもこの症例は、危機と熱狂の雰囲気を〔フランスに〕導入したのだが、この雰囲気は食品の安全性に関する諸原則を再定式化するのに好都合だったからである。[18] メディアの動揺は、狂牛危機に比類するものだった。プランチュが『ル・モンド』紙のコラムで「狂鳥」の絵を描いた。AFSSA内でも、何人かの専門家がドルモン委員会[五]の雰囲気そのものだと言っていた。ドルモン委員会はこの機関の起源なのであって、〔狂牛危機以降も〕他の食品危機に際してその形態を拡大してきたのである。[19] 鳥インフルエンザが伝染するリスクを評価するために、ある専門家グループが緊急召集されたのを私は知った。しかしこのグループは、動物の保健を専門とする専門家委員会の指導下に置かれており、こちらはマルタン・イルシュが私に観察するよう提案していた委員会のリストからは外れていた。実際、動物保健委員会はこの機関の中では例外的な地位に立っていた。たとえば、この委員会が地域内で召集された場合、農務省の管轄に属することになり、他の委員会のように厚生省や消費省に属することはないのである。機関指導部は、この委員会があまりに飼育業者の利害に適った意見を生み出し、消費者にとってのリスクを低く見積もるのではないかと疑っていたのだ。この委員会はまた、国立食品獣医学研究センターに属する実験室と近しい関係にあった。そしてこの研究員は、機関指導部が専門家委員会に利するように自分たちを無視しているという感情を抱いていたのである。

私が「鳥インフルエンザに関する緊急共同専門鑑定グループ」の会合に参加することを正式に要求すると、動物保健の専門家委員会は私に面接を受けるように要請してきた。他のどんな専門家委員会も、そんなことを求めはしなかったのだが。この面接は、私がアカデミックな経歴の中で身を晒した中でも最も我慢ならないものの一つだったが、後に教育的なものであることが判明した。専門家委員会のメンバーの一人が、人獣共通感染症《ズーノーシス》とは何か知っているかと私に尋ねてきた。当時私はこの言葉を知らなかったが、その後、それが動物と人間に共通の病原体を指していることを学んだ。これが引き起こす病は、種の壁を認識し制御《コントロール》するという科学的かつ技術的な難問を提起しており、この壁が破られた場合にはそれを修復するために監視と殺処分を交互に行う装置が必要になる[20]。人獣共通感染症という用語によって、私はひとまとまりの技術《テクニック》全体に接近できるようになった。それまではこれらの技術同士の連関は脆く、観点の対立や評価の衝突を生み出していたし、さらに予防原則[六]に関する論争がその縺れ合いを覆い隠していたのである。いったん面接に合格すると、私はオブザーバーとして動物保健委員会に入った。それで私は、鳥インフルエンザに関する諸論争を追跡する際に、それをフランスの公衆衛生を構成している動物疾病全体（狂犬病から結核に至るまで）に結びつけたり、動物疾病と関連するプロフェッショナルな対応能力（公園で鳥を観察すること、農家で雌牛を分娩すること、診療所で犬に予防接種したり犬を安楽死させたりすること、南フランスの見本市におけるヒトコブラクダの移動を追跡することなど）を結びつけたりすることができるようになった。マルタン・イルシュが二〇〇六年夏に積極的連帯庁を設立するためにＡＦＳＳＡ指導部を離れたとき、新しい指導部は動物保健委員会を自分の組織図の中に完全に統合する決断を下した。

このとき私は、それが軽減しつつあるこの瞬間に、獣医と医師の衝突を発見したのだった。この衝突はこの機関の創設の中心に位置していたのであり、私はまったく意識せずにその中に身を置いていたのである。この衝突は、農村出身と都市出身、業績主義的なモデルに従う獣医学の高等専門学校と、それに対するより温情主義的傾向を持つ医学部などといった、異なる決定を担う社会的グループ同士を対置させていただけではない[21]。この衝突はまた、動物から人間への病原体の伝染に関する異なる二つの観点を対置させていたのである。それは病気の多元的存在論と呼ばれうるものだった[22]。ある食品リスクが食品の危険な特性に関するサインを発し、そうやってさまざまな予防措置や〔食品の〕追跡可能性《トレーサビリティ》の装置を多元化することを強いるならば、この食品が動物に由来するものであるとき、このリスクはさらに知覚しやすいものとなる。なぜならこのリスクは、家畜化された状況に対して動物たちが「復讐している」のだという前近代的な観念を、現代の消費者たちの中に呼び覚ますからである。このとき医師と獣医は、対立する対応能力を有する二つのグループとして姿を現す。動物の生存条件を知る者たちと、人間による消費のバランスを知る者たちという、この矛盾した表象の二つの極に分かれるのだ[23]。これらの対応能力は通常の相互作用の中では補完し合っているにしても[24]、たとえばヒトへのプリオンの伝染を防ぐために大量に牛を殺処分するときのように、さまざまな決定が緊急に下されねばならないような常軌を逸した事態においては、敵対するグループの対立は長引くことになるのである。

こうした緊張関係が最高潮に達したのが、狂牛危機だった。医師業は、雌牛にプリオンを伝染させた肉骨粉と血友病患者に供給された感染血液とが似ていることから、狂牛危機を感染血液事件のトラウマの繰り返しと受け取り、食品業界の検査《コントロール》という分野に視線を向けたのだが、この分野はすでに二世紀ものあいだ、獣医業と国家との特権的な同盟関係の場だったのである(25)。狂牛危機はこうして「食品の衛生安全」「栄養衛生リスク」といった語を作り出したが、これらの語は食品を、市場に導入する前に危険性を評価すべき医薬品のように扱うことを促した(26)。結果として、動物の保健と人間の保健との対照的評価に関係する一連の意見すべてに関して、獣医業と医師業はＡＦＳＳＡの歴史において絶えず対立することになった。消費者を保護するために医師が何らかの予防措置をしきりに勧めると、獣医はそこに畜産業者の行動を無視した行き過ぎた傾向を見出し、医師から見ればリスクを過小評価するような予防措置を推奨したのである(27)。

　この緊張関係は、〔二〇〇五年〕当時、鳥インフルエンザによって新しい形態を獲得することになった。プリオンとは違って、Ｈ５Ｎ１ウイルスは鳥肉が調理されたときに死んでしまうため、消費者に伝染することはない。しかしこのウイルスは、畜産業者にリスクを突きつける。というのも彼らは、生きた家禽や、特にウイルスが大量に広がっているその糞便と絶えず接触しているからである。この事実によって、専門家の論争の中の畜産業者の在り方は変化している。彼らは、狂牛の症例を隠し、ひそかにプリオンを食物連鎖の中にばら撒いたという嫌疑をかけられるのではなく、今やウイルスに対して保護されねばならない者とみなされている。彼らは他よりも頻繁に鳥類と接触しているせいで、ヒト個体群にウイルスを伝染させるリスクがあるからである。

　ＡＦＳＳＡの専門家グループを主として構成していたのは、フランスの農場の汚染リスクを評価するために、アジアからヨーロッパへのＨ５Ｎ１ウイルスの移動を追跡していた獣医たちだった。そこには、医師が一人も含まれていなかった。獣医と医師の連携が行われたのは、鳥インフルエンザに関する各省間「代表委員会」においてであった。この機関は、保健総局に定期的に召集された。狂牛危機の際には獣医と医師の対立が長引いたが、鳥インフルエンザの対策は、新たな共同作業ための諸要素を提供したのである。たとえば国際獣疫事務局（ＯＩＥ）は、第一次世界大戦直後にパリで設立された機関であるが、今回の鳥インフルエンザの機会を捉え、動物疾病を監視するために全世界の獣医ネットワークを連携させる必要性を再確認した。この機関は、ジュネーブに本部を置く世界保健機関（ＷＨＯ）を補完するものとされるが、最近は世界動物保健機関と改名するに至っている。実際のところ、二〇〇五年にＨ５Ｎ１ウイルスがアジアからヨーロッパへと通過して以来、ＷＨＯは鳥インフルエンザに対して強硬な姿勢を見せ続け、特に国際保健規則〔改訂版〕を公表したのだった。そして食料農業機関（ＦＡＯ）と同盟関係を結び、「食品の安心〔food security〕」（食料が量的に十分であること）と「食品の安全〔food safety〕」（食品に危険性がないこと）という二つの意味において、養鶏業者の食品安全を監視した。したがって、狂牛危機に際してＡＦＳＳＡに発現した獣医と医師の緊張関係は、鳥インフルエンザによって新しい形態を獲得し、世界的な公衆衛生のあらゆる水準に広がっていったのである。

獣医業は当時、人間と動物の諸関係に関わる別の職業と同盟を結ぶ可能性があった。鳥類学者である。(28) 二〇〇五年四月に、渡り鳥の生殖地である中国の青海湖一帯で、Ｈ５Ｎ１鳥インフルエンザの発生が発見されると、アジアからヨーロッパへのウイルス伝播における渡り鳥の役割が議論された。(29) 常識的には、「病気の鳥は飛ばない」。しかし鴨や鵞鳥のような水禽は、消化管の中にウイルスを保存する特徴を持っているため、ニワトリのように気管でウイルスを増殖させ、それが原因ですぐに死んでしまうことがない。だから、こうした「無症候性キャリア」が長い距離を越えてウイルスを運搬し、糞便によってそれをばら撒くということがありうるのである。とはいえ、一つの疑問が生じざるをえなかった。　渡り鳥たちを制御コントロール不能な天来の脅威とみなすことによって、畜産業者や食肉販売業者の責任を、彼らに背負わせることになってしまったのではないだろうか？　実際のところ、ウイルス伝播の大道（中国からヨーロッパへシベリア横断鉄道の距離を越えてオランダからナイジェリアへ向かう道）が伸びているのは、（おそらくルーマニアやトルコやエジプトのあいだにある発生地に由来する）渡り鳥の循環経路であるより以上に、家禽製品（特に孵化した後に別の場所で育てられた「初生雛」）の流通経路なのだった。二〇〇七年五月に、イギリスとハンガリーにおいて、どちらもバーナード・マシューズ社に属する似たような二つの農場で、H5N1の症例が発見された。そこで、すでに鳥類保護地域において存在していた獣医と鳥類観察者との共同作業が、リスク評価機関というフレームの中で再組織化されねばならなかったし、それによってH5N1ウイルスの転移と伝染のリスクにおける農業畜産業と移動経路の負担分をはっきりとさせなければならなかった。

だからといって鳥インフルエンザは、動物を専門とする専門家たちの中に新しい同盟関係を生み出しただけではない。同時に、特に動物疾病に対応する古典的な予防措置（殺処分による発生地の隔離）の支持者と、病そのものの出現を予防しうる新しい措置（マスクや手袋の着用、長靴やトラックの車輪を洗浄するための水槽の使用）の擁護者とのあいだに対立関係が導入されることにもなったのである。古典的予防措置の支持者は、正体の分かっている敵に対する古典的戦争というフレームの中で、殺処分が正当化される範囲を定めるために畜産業者と共同作業を行っていた。新しい予防措置の擁護者は、別のセクターに由来する措置、とりわけテロリズム対策に由来する措置を押しつけているようにみなされかねなかった。この新しい措置は、危険なウイルスを潜在的に含んでいる場所（農場、市場、実験室、病院など）であれば総じてどこにでも見られるものであり、「バイオセキュリティ」

38

というラベルの下に整理されていた。[七]私が最初にこの概念を耳にしたのは、ＡＦＳＳＡにおける鳥インフルエンザの専門家グループで、この新しい措置を熱烈に擁護していた獣医の口からだった。「私はバイオセキュリティに夢中です！」彼女がその後打ち明けてくれたところによれば、彼女は専門家としてある訴訟に参与していたが、そこでは、ウイルスを持ち込んだ可能性がある当事者全員（畜産業者、納入業者、販売業者など）の中で、いったい誰が飼育場の汚染の責任を負うべきかを明らかにしなければならなかったという。たとえば、二〇〇六年二月にアン県で、ある農場が感染したとき、隔離の範囲が発生地の周囲に定められたが、感染源への非難が急速に高まり、現地に赴いた記者や政治家が告発されるまでになった。[30]専門鑑定の科学的論理が、ここでは司法の論理、さらには軍事上の論理と混ざり合っていた。病原体が伝播するまさにその前に阻むことができなかった人々の落ち度を報告することが問題だったのである。病の防止に関する古典的展望は、安定した空間的秩序を想定し、その中で病を根絶する範囲を定めようとするのだが、こうした展望においては、新しい論理は理解不可能だった。しかしこの論理は、新しいテクノロジーに関するリスク評価を含む予防的なフレームにおいても、同じくらい理解不可能だったのである。Ｈ５Ｎ１ウイルスが鳥から畜産業者に伝染するリスクは、ヒト間の転移という破局的な地平の中で知覚されていたのだが、この地平自体は完全に潜在的なものに留まっていたのである。そこには、一見すると両立不可能なリスク評価とリスク管理の三つの様式が存在していたというわけである。私は、形成されつつある〔第三の〕様式をもっと分析せねばならなかった。

「グラウンド・ゼロ」の近くのアトリエ

鳥インフルエンザの専門家グループの会に作用していたものについて、私が理解することになったのは、もっぱら、バイオセキュリティ概念を巡ってある人類学者チームが結成されたおかげであった。ポール・ラビノウの発案によって、この概念の中で連関し合っている専門鑑定と計画立案の諸形態の複数性を分析し、生物政策における一つの変形を把握することを、人類学者たちが提案したのだった。[31] とりわけ彼らは、バイオセキュリティに対して寄せられている関心が、それまで軍事的分野で（特に原爆の攻撃に備えるために）有効だった措置を、保健の分野に移転させた結果として引き起こされたものだということを明らかにした。これによって「生命的セキュリティシステム」を、攻撃に対する脆弱性という角度から分析するようになったのである。冷戦の終結とバイオテロの恐怖が、こうした装置を強化した。バイオテロの恐怖は、二〇〇一年九月以降、「炭疽菌入りの手紙」にまつわる挿話《エピソード》によって活性化した。[八] この新しいフレームにおいては、政治的な敵と自然の脅威が混ぜこぜになる傾向があった。テロリストの攻撃、自然災害、生物的病は、破局的効果をもたらしそうにない出来事として、同じように扱われていたのである。だからこそジョージ・ブッシュは、ハリケーン・カトリーナ[九]への対応が不十分だったという批判に応じて、タミフルの備蓄を命じることにしたのだ（この抗ウイルス剤は、インフルエンザ感染を抑えるために製薬会社ロッシュが製造していたものである[32]）。脅威が意図的に引き起こされる側面を排除することによって、バイオセキュリティは、社会を構成するさまざまな存在、特にバイオテクノロジーによって作り出された存在を評価する際に、破局に至る可能性を秘めた使用法という角度から、そして不測の事態が起きた場合の効果を制限することを目的として評価することを可能にした。「問うべきなのは『それは起きるのか？』ではなく、『私たちに備えはあるか？』である」といった言い回しが、当時しばしば繰り返されたが、その表面上のプラグマティズムは新しい合理性を秘めていた。「備え」という概念が指しているのは、もはや「防止」のように、統計学的系列の空間内に発生地を画定することではないし[33]、「予防」のように、行動の時間においてリスク評価することでもない[34]。「備え」の概念がカバーしていたのは、あたかも破局が現に現れているかのように振る舞い、その効果を制限しようとする諸実践の総体であった[35]。それはもはや限界確定の交渉という経験的作業でもなければ、リスク評価という知的作業でもなく、むしろ想像力を駆使して、集団で、破局的地平の中に身を置くという作業だったのである。

二〇〇五年の四月、件《くだん》の人類学者チームはニューヨークに「アトリエ」を設立し、私を招待してくれた。私にとっては五年ぶりにアメリカ合衆国に戻る機会となったのだが、五年というこの期間に、アメリカという名は私にとって夢のようなものであることをやめ、むしろ恐怖と綯交《ないま》ぜになった不安を生み出すようになっていた。初日からニューヨークの通りを歩き回った末に、私はグラウンド・ゼロにたどり着いた。世界貿易センターのツインタワー倒壊によって残された巨大な穴である。それはどこにでもあるような工事現場に似ていた。しかし、都市全体を覆うようなその激しい活気には驚嘆せざるをえない。「アトリエ」は、ここから遠くない七番街に、社会科学研究会議の援助のもとで召集された。社会科学研究会議は民間の非営利組織であり、一九二三年に、知的革新と社会正義という二重の目的において、国際的水準の社会科学研究を支援するために設立された。ある共同文書を起草するための準備的議論を続ける中で、私は「新興感染症」に関する膨大な文献を発見した。この文献は、一九八〇年代初頭の世界的な天然痘根絶キャンペーンの成功とＡＩＤＳの出現を受けて、発展途上国を、もはや現代医学が適用される最後の場所としてではなく、新しい病の出現地として見ることを求めていた[36]。こうした医学的言説が、冷戦終結という文脈の中で、さらには二〇〇一年の九月一一日直後に、バイオテロリズムに関する軍事的言説と出会ったとき、「新しさ」や「出現」は、バイオテクノロジーを寿《ことほ》いでいた世界のようにポジティヴな価値に関係づけられることをやめて脅威の徴候《サイン》となり、新たな監視テクノロジーの準備を正当化した[37]。あらゆる病は、「新興」疾患となるや否や、重大な政治的投資の対象となった。そしてコレラや結核といった昔の病であっても、それらが免疫戦略の裏をかいて新しい形態を獲得し、公共政治の関心を呼び戻した場合には、「再興」疾患と紹介される可能性があったのである。(38)

「アトリエ」は、情報を交換したり演説し合ったりする場所であるだけではなく、活発に議論する場でもあった。特に対決的構図がはっきり描かれたのは、アメリカの政策を分析する際に、政策同士の連関性の脆さと再編の頻繁さを細かく追及する人類学者と、これらの政策が塊になって、ときに暴力的に押しつけられている社会の方を観察する人類学者とのあいだであった。あるインドネシア専門家は、鳥インフルエンザに対抗する国際的な動員の際の〔インドネシア政府の〕独特な姿勢を紹介してくれた。大多数がイスラム教徒であるこの国では、豚を消費しないので、養鶏が主な資源になっており、H5N1が例外的なほど蔓延した。〔例外的と言ったのは、〕世界におけるウイルス被害者の三分の一がインドネシアで暮らしていたからである。ヒト間の感染症例も疑われた。(39) インドネシア諸島が散らばっているせいで、監視を一本化することができず、局地的な応対に任せるしかなかった。そしてこの応対は、保健当局が殺処分された鳥を畜産業者に補償する能力に応じてさまざまだったのだ。(40) そところがインドネシア政府は、国際的水準からすると強硬な姿勢を採用した。領土内の感染者から採取されたウイルス株を差し出すのは、多国籍製薬会社がこのウイルス株から製造したワクチンとそれを交換する場合だけだ、と彼らは告げたというのである。(41) こう語る人類学者が聞かせてくれたのは、ワクチンが生産される国々と、病の被害者が暮らす国々とのあいだにある甚だしい不均衡から発せられる、危機的で批判的な声だったのである。

〔インドネシア政府の〕この姿勢を目の当たりにして、他の人類学者たちは、一九七六年のアメリカ合衆国における豚インフルエンザに対するワクチン接種のケースを持ち出した。フォートディクス基地のアメリカ兵が感染したH1N1の症例を受けて、当時の政府は国民全員のワクチン接種を企画したが、接種を受けた人々に神経変性症候群（「ギラン・バレー症候群」）が発生する事態となった。[一〇] 政府はワクチン接種を中止するしかなかったが、H1N1の株は自然にヒト個体群のもとを去っていった。[42] このケースでは、危機的で批判的な声が上がったのは、アメリカの保健制度の内部からだった。この声が求めたのは、ワクチン接種の無益な副作用を防ぐために、誤った警告と本当にパンデミック的なウイルス株とを早急に見分けることを可能にする監視装置を準備することであった。［インドネシアのケースとアメリカ合衆国のケースにおいて］危機から発せられた批判について、このように二つの考え方が対立していた。一方の考え方は、当事者間のマクロ政治的な不平等をより多く気にかけており、もう一方の考え方は、細かなテクノロジー装置やプラグマティックな再設定により多くの注意を払っていたのである。

この「アトリエ」は、シンポジウムや学会のような、研究を共有する比較的伝統的な諸形態とはまったく違っていた。新しい主題に関する著作物を刊行するというはっきりとした目的を指向し、聴衆をまったく介入させないことで、この「アトリエ」は参与者同士の直接的な意見交換を可能にしていた。また民間組織の支持という恩恵を受けることで、この「アトリエ」はアカデミックな圧力を免れ、持続可能な集団を準備するための強固なフレームを提供していた。フランスに戻ったとき、私自身にもそのような作業グループを設立するチャンスがあった。フィッセン財団は、自然と社会の両側に分かれた人類学的研究を再び結び合わせることを目的として三〇年前に設立されたが、この財団が、私が委託した人獣共通感染症の人類学的諸側面に関する共同研究のプロジェクトを支援してくれたのだ。私たちの作業グループは、医学に関係する人類学者や歴史家をパリと香港に召集して、「動物に病む人間たち」という題目の下に会合を開き、人間と動物を結ぶ感染の鎖が有する多様な側面について専門家たちと議論した。〔「アトリエ」での〕専門家たちの会合を観察した後で、私自身もこうして同じような会合を主催してみたというわけである。しかし結局のところ、それぞれ論文の公刊やリスク評価を目指している専門家たちが議論する場合には、その周辺に留まっている諸問題を取り扱う方法を発明する必要があった。聴衆がいないか制限されていたのは、仲間同士でコード化された厳密さや、利益相反が起きないことを保証するためではなく、むしろ議論に不慣れなパートナー同士が自由に意見交換することを保証するためであり、行き違いや不一致がどの水準にあるのかを絞り込むためだったのだ。

　こうして私は、バイオセキュリティに関する〔「アトリエ」での〕共同作業によって、当初は民族誌的驚きにすぎなかったものを、科学的仮説に変換することができるようになった。医学の新しい合理性が関わっていたのだ。そしてこの合理性が、病原保有動物における新興感染症の制御《コントロール》〔という問題〕の周囲に、異なる由来を持つ専門家たちを取り集めていたのである。〔AFSSAの鳥インフルエンザ専門家グループで耳にした「バイオセキュリティ」という〕出発点に帰ってきた。フランスで人類学的な問いを立てるためにアメリカ合衆国を離れ、それまでにアメリカの保健装置の中で発展していたより一般的な合理性によって、私はフランスのケースを明らかにした。しかしまさにその鳥インフルエンザという問題に関して、私には一抹の不満が残っていた。バイオセキュリティ的措置は、フランスではあまりに新しすぎるせいで行き過ぎたものとして現れ、アメリカ合衆国では首尾一貫した合理性の支配下に置かれていた。後者においては、現実に対するいかなる影響力も持たずに構成されてきた発想の一部をなしていたのである。バイオセキュリティ措置が、たんに自らの合理性を発展させるだけでなく、環境を変形することにもなった社会を観察することはできなかったのだろうか[43]？その場合にバイオセキュリティの概念は、それを現実からかけ離れた方向に向けてしまうバイオテロリズムという地平の外部で思考されえただろうか？　まさにここで、中国フレーム、中でも香港フレームが釣り合いを取る役に立つかもしれなかった。中国主権下に回帰して以来、香港がバイオセキュリティのために実験室を利用してきたやり方を理解することによって、私は、あまりに支配的になってしまったアメリカ的装置に対するオルタナティヴを発見したのである。「中国的心性」という観念を、自然に対して適用される監視装置のある種の傾向性と理解したとき、この観念は新たな妥当性を持つようになった。だから私は香港に旅立った。バイオセキュリティ装置の出現を辿るためだ。私がこのときまで追跡していたのは、この装置をめぐるさまざまな回り道だったのである。

第二章　自然に面した衛生前哨地

SARS以後の香港

二〇〇七年九月一一日に香港に到着したとき、空港と街を繋ぐ地下鉄の出口で私の目を釘づけにしたのは、午後の終わりの黄色い光の下で天高く聳える、国際金融中心《センター》の高層ビルだった。ヴィクトリアハーバーには島々に向かう数多くのフェリーと遠方を目指すコンテナ船が浮かび、対岸には、国際金融中心の高層ビルの双子のように、環球貿易広場〔世界貿易センター〕が建築中だったが、すでに三〇階まで活動中を示す光が点っていた。一方は頭部を獅子の爪で飾り、もう一方は基底部を竜の鱗が覆っているという、二つの高層ビルの対称性[2]は、一九九〇年代に注目を浴びた二つの銀行本店のライバル関係を取るに足りないものに思わせた。ノーマン・フォスターによってレゴブロックのような形に設計された香港上海銀行（ＨＳＢＣ）と、イオ・ミン・ペイによって一本の竹として構想された中国銀行である[1]。一九八〇年代の株式市場のユーフォリア〔多幸感〕の中で、これら二つの銀行は境を接するようにして建設されたが、最終的には、一九九七年の香港返還前夜のイギリス植民地と中華人民共和国との緊張関係を象徴するものとなっていた。それとは反対に、国際金融中心は一九九八年の経済危機の時期に計画され、二〇〇三年のＳＡＲＳ危機[3]の真っ只中に完成式典を迎えた。利用開始の瞬間にこの都市にあまりに人がいなかったため、建設業者たちは、八八の階にある数百もの事務所を埋めることなど絶対にできないと考えたものだった。現在、港に接して広がる国際金融中心のショッピングモールは、活気に溢れかえっている。その衛生管理された透明性は、市場と寺院に縁取られた伝統的地区との対照をなしており、こちらは中環《セントラル》地域を形成している。二〇〇七年九月一一日に香港に到着したとき、私の目前に広がっていたのは、歴史的転機となった中国への返還から一〇年、そして多くの点でニューヨークにおける九・一一のアジア版となったSARSから四年を経た、この類まれなる領土であった。私は香港を生き残った者たちの都市として理解していたのであり、彼らは一連の危機を免れ、次なる危機に備えれば備えるだけ活気づいていたのである。

私は、フランス現代中国研究センター〔CEFC〕に迎えられた。このセンターは、さまざまな学問分野から中国の専門家を取り集めていた、海外におけるCNRS〔フランス国立科学研究センター〕[三]の研究ユニットの一つであった。このセンターは、一九九二年にミシェル・ボナンによって、香港でしか手に入らない中国関連情報を収集するために設立された。中国の知識人たちはイギリス植民地に公共空間を見出し、特に一九八九年の抑圧的な転機[四]以降、人民共和国内で流通させるには危険になった意見を香港で表明していた。フランス人研究者たちは反対向きに、香港を拠点にして、ときに中国というフィールドを調査したり、ときに英語圏の大学の図書館に滞在したりしていた。そこで実践されていたのは、冷戦中にアメリカ人が実施していた「中国観察〔China Watching〕」、つまり体制が揺れ動く危機の予感の中で、注意深く人民共和国の領土を監視することであった。フィールド調査は当時、スパイ行為の実践と地続きだったのだ。それは体制が秘密にしておきたい真実を、中国大陸から抜き取ることだったのである。ミシェル・ボナンの語るところによれば、彼が設立した研究センターの後見人の一人だったフランス総領事と始めて会ったとき、この総領事は、香港のアメリカ領事館が中国専門の秘密情報部員をつねに多数招き入れていることを指摘したそうだ。そして総領事は、きっとフランスも同じようなことをしているに違いないが、自分はよく知らないと付け加え、しばし沈黙した後、彼にこう尋ねたらしい。「もしかして、あなたが秘密情報部員なのではないでしょうね？」私の作業もまた、ある種のスパイ行為に似ていた。香港で入手できる情報の量と、中国大陸で実際に起きていることの不明瞭さとの対照はあまりに強烈で、それが研究の強力な推進力となったほどだ。鳥インフルエンザは、人々が境界上で待ち受けている徴候《サイン》の一つだった。民衆の暴動や経済危機のように、この徴候は、中国という巨大な隣人が転覆するかもしれないと告げ知らせていた。それだけではない。鳥インフルエンザは実際に、香港が現在はその一部に含まれている〔中国という〕領土の内部に、〔香港と大陸との〕排他的な区別を培養することを可能にしたのである。

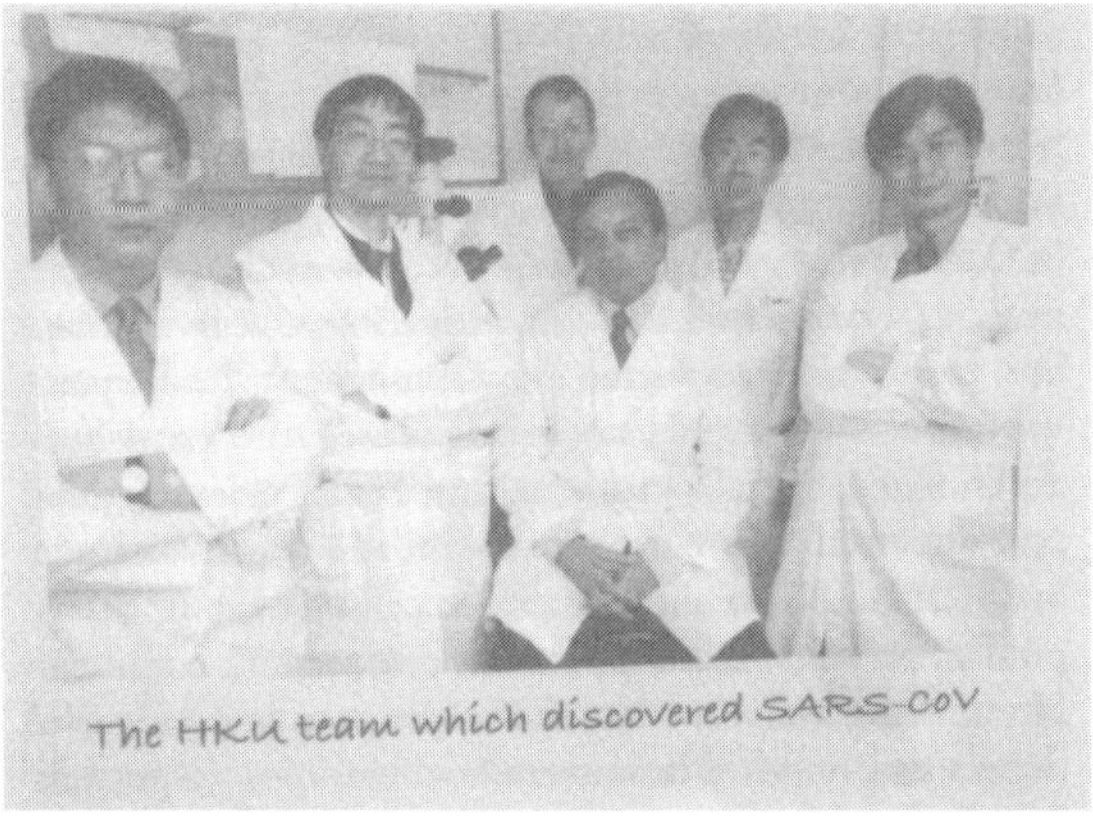

香港大学微生物学部門チーム（左から，グアン・イ，ユエン・コクユン，ジョン・ニコル，マリク・ペイリス，ホンリン・チェン，レオ・プーン）。

　香港の街を散策すると、衛生管理に認められている重要性に衝撃を受けることになる。地下鉄の通路内に貼られた広告ポスターは、パリやニューヨークでは文化的な見世物《スペクタクル》や流行のテクノロジー製品を告知しているが、ここでは主に、手を洗うこと、唾を飛ばさないこと、蚊に触れないこと、農村の動物を保護することの重要性を扱っている。モニターには、こんなメッセージが流れている。「みなさんの健康が気がかりです」。しかし最も驚くべきなのは、外科用マスクを着用している人の多さである。こうしたマスクは、広東の工業地帯の空気が風に運ばれてくると時おり息苦しいほどになる空気汚染に対する保護にもなっていないし、マスクの細かいネットを通り抜けることができる微生物に対する保護にもなっていないが、通行人の咳やくしゃみがばら撒く唾から通行人自身を護ることを狙っているのだ。こうして礼儀正しさを示すことは、発熱状態の指標になると同時に、公共空間を占める他人に自分が負わせているリスクに自覚的であることの指標となっている。大きな音を出して咳をすることは、香港では無作法の極みであり、健康と道徳という二つの意味において自己への気配りが欠如していることを明らかにするものなのである。こうした衛生学的配慮は、「公衆衛生（「卫生」）」という現代的命法を誇示することによって、不潔さと結びついた中国的伝統と縁を切ることを可能にしているのだが、この配慮はまた、二〇〇三年のSARS危機の際に確立された中国大陸との区別を呼び起こすことによって、香港の集団的アイデンティティ[五]を構成してもいるのである[2]。

　香港でSARS危機が始まったのは、二〇〇三年の二月二一日であった。このときリ・ジャンルン[3]博士は、数カ月前に出現して以来激しい呼吸障害を引き起こしていた謎の疾患を広州で治療していた。彼は、香港で最も人口の多い九龍地区にいる家族を訪れた。彼は、滞在していたメトロポールホテルで、突然病に倒れた。このホテルにいた一〇人ほどの人間が感染した。そして彼は、旺角の病院で息を引き取ったのだった。たった一人の人間がどうやってこれほど多くの人間に病気を移したのか、すぐにたくさんの仮説が提示された。このウイルスの潜伏期間は四日間から五日間と非常に長く、このことによって症状が発現する前にウイルスが拡散することが可能になる。さらに「スーパー・スプレッダー[六]」という概念が提唱され、ウイルスが特殊な仕方で宿主をすぐには殺さず、内的に発達するような生体を記述することができるようになった。

しかしながら、リ・ジャンルンがホテルの廊下で出会った人々が、その翌日に北京や台北やハノイやシンガポールやトロントに旅立ち、一日で地球全体に病原体を拡散させるということがなければ、彼の症例が後世に名を残すことはなかっただろう。歴史の偶然によって「九一一」という番号が付された部屋に泊まっていたリ・ジャンルンは、こうしてSARSの「患者ゼロ号」となり、香港は、数カ月で八〇〇〇人以上に感染して八〇〇人以上を死に至らしめることになる疫病の「グラウンド・ゼロ」となったのだった。実際に謎の病は、続く数週間にいろいろな病院に広まり、特に医療スタッフに食指を伸ばした。世界貿易センターの瓦礫の中に倒れていったニューヨークの消防士たちがそう見えたように、香港の看護師たちも、見えざる敵との新たな戦争における英雄のように見えた。マスクと防護服を身につけた医師たちが呼吸困難の患者たちに身をかがめている写真や、彼らが接触を禁じられていた家族のもとへ帰還する物語がメディアを駆け巡った。

五月、九龍西部に建つ中流階級のための巨大住宅アモイガーデンに、同じ呼吸器症候群が出現したとき、医療危機は社会的ドラマとなった。今回は、症状を示した人々は互いに接触していなかった。ネズミやカラスのせいだという噂も立ったが、その後の疫学的調査によって、病原体は給排水設備を結ぶ管路を通っていたことが判明した。この高層ビル住宅に暮らしている人々の生活状況が、こうして一般大衆に曝け出された。疫学の報告書は、給排水設備の出口にフィルターを設置することを推奨した。こうした調査が実施されているあいだ、アモイガーデンの住人たちは隔離されていた。かつて植民地だったこの都市では、あくまで人々の権利を尊重しながらも、病を制御《コントロール》するこうした強制的な手段に訴える可能性について議論が持ち上がった(4)。最終的には、まさに香港の領土全体が、病原体の被害者のような様相を呈することになった。人々の基本的権利と、自由な商品流通への愛着が侵害されたのだ。街には人気がなくなり、商店は活気を失い、航空会社はフライトをキャンセルした。

世界保健機関は、この危機に際して中心的な役割を演じた。この機関は二〇〇三年四月二日に香港や中国他地域への渡航の中止を勧告したが（「渡航自粛勧告」）、これによって香港経済がまずは弱体化した。しかしこの機関が研究活動の連携を組織することによって、早急に病原体を認識し制御《コントロール》することが可能になったのである。ＷＨＯの職員たちが病の深刻さに関する情報を得たのは、〔二〇〇三年三月に〕カルロ・ウルバニ[七]が死去したときであった。彼はハノイで病の被害者を数多く治療していたが、医学会議に出席しにバンコクに赴いた際に〔発症し〕この世を去った。いくつかのサンプルが彼の遺体から採取され、その後も今日に至るまで世界中の研究所が「ウルバニウイルス」を調査しているのである。ＷＨＯの指導部は、病が出現して急速に広まっていた中国の状況に関する情報を得ようと試みた。しかし北京政府は、広州の医師たちから受け取った情報を譲り渡すことを拒否した。ＷＨＯの代表団が中国首都に訪れたときには、患者たちは軍用トラックに乗せられ、外環状道路を使って移送させられた。こうした文脈において香港は、第一線の情報にアクセスすることができる唯一の都市だった。ＷＨＯの専門家たちは、激しい議論を一晩中続け、謎の病に名前を付けなければならなかった。彼らは「香港病」を避けたいと思ったので、「重症急性呼吸器症候群」という名前を選択したのだった。ところがこの名前に対応する英語の頭字語（ＳＡＲＳ）は、中国の領土編成における香港の名前（「特別行政区（ＳＡＲ）」）を強く呼び起こすものだった。中国メディアは、直ちに英語の頭字語を採用した。並んだ四つの文字はその中の三文字を際立たせ、読む者にこの病が出現した場所の特異性を呼び起こさせるからだ[5]。

　香港大学の周囲に集められた専門家共同体がＷＨＯと連携し、最重要の役割を担うことになった。香港大学は、一八八七年にイギリス使節団によって香港島の西部に設立された。まさにこの場所で、中華民国の初代大統領である孫文は医学を修めたのだった。新界の丘の上に立つ香港中文大学は、香港返還以来、香港大学と競い合って、特に伝統的な中国医学の研究を発展させた。ＳＡＲＳ危機に際しては、クイーンメアリー病院とプリンセスマーガレット病院という、両大学に付属する二つの病院に、呼吸困難に苦しむ患者たちが押し寄せた。伝染に関しては、おそらく医療スタッフがより慎重を期したおかげで、イギリス系大学〔香港大学〕の方が、中国系大学〔中文大学〕よりも重大な事態には至らなかったが、逆に病の副作用に関しては、〔中文大学で〕伝統的な中国医学の治療を受けた患者の方が、〔香港大学で〕抗生物質を処方された患者よりも少なかったように思われる。[6]

　とりわけ香港大学の研究者は、中文大学の競争相手よりも、ウイルスの特定においてははるかに有能だった。ＷＨＯとの連携のための努力や新しいコミュニケーション技術のおかげで、先行する他のいかなる病よりも、ＳＡＲＳに関する研究は激しい情報交換の的になったのだが、それだけでなく、さまざまな国々の微生物学者間で過熱する競争の対象ともなっていた。病はクラミジア菌に起因するものだと中国の研究者が告げる一方で、アメリカの疾病管理センター（ＣＤＣ）[八]の責任者はパラミクソウイルスを引き合いに出した。最終的には香港大学の研究者たちが、〔二〇〇三年〕四月に、ＳＡＲＳの被害者のサンプル中に初めてコロナウイルスを発見した。これは通常はほとんど危険性がないウイルス科であって、遺伝子情報を囲んでいるタンパク質の分厚い冠が特徴的である。この発見はその後、コッホの原則[九]に基づいて確証された。ロッテルダム大学の研究者がコロナウイルスを動物に接種し、次いでＣＤＣの研究者が、シンガポールの研究者と連携してウイルスの遺伝子の塩基配列決定《シークエンシング》を行った。こうした国際的専門家同士のあいだに通常見られる競争関係にもかかわらず、あるいはむしろ、新たな破滅的病原体の切迫がこの競争関係を突如先鋭化したおかげで、ＳＡＲＳウイルスの特定が、彼らのあいだに共同性を芽生えさせたのだった。

ＳＡＲＳに関する研究は、〔同年〕五月にウイルスが動物起源であることが発見されたことで、新たな挿話《エピソード》に足を踏み入れることになった。香港大学の微生物学者チームは、中国の国境を越えて、深圳と広州の動物市場からのサンプル採取を実行した。彼らは「マスクを付けたジャコウネコ〔ハクビシン〕」に大量のウイルスを発見したが、この小動物は発熱に対する治癒力があるとされ、伝統的な中国医学で食されていた。ここには二重の皮肉がある。ジャコウネコは、自分を追い詰めにやって来た専門家たちと同じように「マスクを付けて」いた。ジャコウネコは、〔人間を〕病から護ってくれると思われていたが、〔人間に〕病を伝染させたのである。その後の研究によって、コロナウイルスの生態環境全体が、華南のコウモリたちの中に存在することが発見された。コウモリは数多くの亜種を持ち、多様な土地に移動することから、ウイルス転移に特に適した動物種である。こうして、ＳＡＲＳ出現のシナリオが明らかになった。通常は人間に対して攻撃性を持たないコロナウイルスが、どうやって近年で最も電撃的な疫病の一つを引き起こしたのかが説明されたのだ。コロナウイルスは、まずコウモリという「病原保有動物」に転移し、「中間的媒体」となったジャコウネコを通過して、動物販売業者（彼らからはたくさんのＳＡＲＳの抗体が発見された）、周辺部の巨大都市（広州、深圳、香港）、そして最後に世界全体へと移っていったのである。

ＳＡＲＳウイルスに関して生理学的・遺伝学的・生態学的な諸決定が下された瞬間に、偶然の巡り合わせか、病は消え去った。ヒトの世界に身の毛もよだつような闖入を果たした後で、ウイルスは「病原保有動物」に戻って行った。秋に第二波が台湾に到来したが、これはある実験室から漏洩したウイルスに起因するものであると考えられた。その結果ウイルスに関する生物学的研究は、例外的な加速を経て、すぐに減速したのだった。〔同年〕六月二三日、ＷＨＯは香港の「ＳＡＲＳからの解放〔free of SARS〕」を宣言し、香港行きの渡航自粛勧告を解除した。危うく香港経済を破壊しかねなかった危機が終息し、住民全員に安堵感が漂った。それと同時に強まったのは、六年前に香港がその主権下に回帰した中国政府は、香港人の安全を保証するものではないという意見だった。なぜなら中国政府は、この疫病に関する情報の遮断や、人々の隔離や、野生動物の市場販売などといった、あまりに前近代的な政治的実践をいまだに許容していたからである。こうした二重の感情が鮮明に表れたのが、中国への香港返還を記念する二〇〇三年七月一日のデモ〔七・一デモ〕だった。五〇万人が行進し、特別行政区の基本法〔第二三条〕の修正案に抗議した。この修正案は、北京の安全保障に関する統制《コントロール》を強めるものであり、とりわけ出版の自由や結社の自由への介入を許すものだった。一九八九年六月四日〔六四天安門事件〕直後も、学生の虐殺への非難と民主化運動の支持のために香港住民が大規模に動員されたが、今回のデモはそれ以来最も強力なものとなった。

このように香港住民にとってSARS危機は、北京政府当局に対する異議申し立てと結びついていた。疫病が、この政府の非常に危険な諸側面を明らかにしたのだ。自分たちは、中国という巨大な大陸に繋ぎ留められていながらも、果敢にもそれ以外の世界に目を向けている宙ぶらりんの領土なのだという集団的アイデンティティの感情が、この危機によって強まったのである。香港は、今や中国第一の経済都市ではなくなっていたが——その役割は上海に取って代わられつつある——、中国大陸に出現しつつある破局に対する衛生前哨地となった。「前哨」という言葉をしばしば当事者たちが用いたのは、門や境界より以上の場所であるこの領土を描写するためだった。この領土は、境界上に現れるさまざまな脅威の被害者である住民を収容していた。前哨地は、ただ見張番を上にあげて危険を連絡させるだけではなく、警告を発しながら最初に崩れ落ちる場所である。前哨地は、まさに境界上に位置している。それも、たんに二つの国の政治的境界上だけではなく、人間と動物との自然的境界上に位置しているのである。前哨地は、線で引かれた境界を、生命の脆弱性によって塗り固めているのである。[7]

事実、ウイルス発見の発端にいた香港の専門家共同体は、SARS危機に際して、中国との新たな関係様式を打ち立てることができた。実際この危機は、一九八九年の民主化運動鎮圧という不穏な影というよりも、むしろ疫病対策をめぐる〔SARS危機に〕先立つ挿話の方に関係していた。つまり、一九九七年の鳥インフルエンザの発生である。一九九七年五月に、三歳の子供が謎のインフルエンザウイルスによって死亡した。このウイルスは、同じときに、ある農場で五〇〇〇羽のニワトリを死に至らしめた。これは、インフルエンザウイルスが鳥から人間に、豚を仲介させることなく直接的に通過した最初の症例であると考えられている。香港大学微生物学部門は、当時WHOの援助を受け、二人のオーストラリア人科学者の指揮下に、鳥と人間におけるウイルスの監視チームを設置した。[8] 一人目はロバート・ウェブスターである。彼は、インフルエンザウイルスが病原保有動物である鳥に転移し、豚を中間宿主にして、人間に感染することを明らかにした。こうした転移を研究するために、彼はテネシー州の聖ジュード病院に巨大なウイルスバンクを作った。二人目はケネディ・ショートリッジである。彼は、インフルエンザ・パンデミックが華南で起こったのは、家禽と豚と人間が温暖な密集地帯で近接していたためではないかという仮説を世に問うた。動物レベルでインフルエンザの出現を監視するべく、彼は医師と獣医と公衆衛生担当者のネットワークを作った。ウェブスターは「インフルエンザの法王」として、ショートリッジは「インフルエンザの皇帝」として振舞った。前者はウイルス転移という見えざる道を追跡し、世界中にインフルエンザの警告を発した。後者は、ウイルスが世界中に移動する前に立ち向かえるように最前線に留まった。二人とも、一九九七年以降香港に出現したインフルエンザウイルス（H5N1とH9N2）を注意深く観察した。ウイルスは二〇人ほどに感染し、その三分の二は死亡していた。中国への香港返還直後の数年という文脈において、こうしたインフルエンザ発生地は、中国の内情について香港住民が抱えていた散漫な不安が集中する場所となった。二〇〇五年以前は、国境の外〔大陸側〕におけるインフルエンザの発生に関する情報がいっさい与えられなかっただけに、なおさらそうなったのである[一〇]。

　つまりＳＡＲＳは、華南の病原保有動物から新たな感染症が出現して世界中に広がるという香港の専門家共同体の予言を立証したというわけである。しかしＳＡＲＳは同時に、それまでのインフルエンザ発生と違って、中国政府当局がもはや隠すことのできないほど大きな疫病の火を燃え上がらせることにもなった。二〇〇二年一二月に、広州で激しい呼吸器疾患が広まっているという噂を香港の微生物学者たちが聞きつけたとき、彼らは、それまで鳥からヒトにしか移っていなかった鳥インフルエンザのＨ５Ｎ１ウイルスが、ついに人間から人間に移ったのだと考えた。Ｈ５Ｎ１によって死亡したニワトリがペンフォールドパークで発見されたことで、この仮説は裏づけを得たと思われた。この公園は沙田馬場内の設備であり、そこでは鳥と馬とヒトが危険な条件下に行き交う可能性があった。しかしＳＡＲＳに罹った最初の人間たちは、症状は非常に似通っていたにもかかわらず、Ｈ５Ｎ１のスクリーニング検査の結果は陽性ではなかった。香港の微生物学者たちは、鳥インフルエンザ仮説に基づくＳＡＲＳウイルスの特定作業によって、二週間を棒に振ったと思った。彼らは細胞系統を検査してコロナウイルスを特定したが、そのための十分な数のサンプルを手に入れることができたのは、もっぱら広州にいた中国人の同僚と協力したおかげであった。中でも広州市第八病院の医院長である钟南山は、法を破る危険を冒して、香港人の同僚がヒトの採取見本を実験室に持ち帰ることを許可した。このことによって彼は、「ＳＡＲＳの英雄」の一人と見なされることになった。こうした評価は、北京三〇一病院の軍医だった蒋彦永の運命と比較されねばならない。彼は『タイム』誌アジア版に、北京市長がＳＡＲＳ被害者をＷＨＯの職員から隠していたことを暴露した。そして彼は投獄された。公開書簡の中で、SARS被害者と、自分が世話した天安門事件の学生を並べて語ったからである。部分的には蒋彦永の告発の影響を受けたのか、中国政府は政策を変更し、WHOにSARSの症例数を伝え、人民を動員して患者を大量に隔離し、積極的に患者の世話を引き受けたが、钟南山が優れた公衆衛生の危機管理モデルとして登場したのはこのときだったのだ。それによって香港の専門家と広州の専門家のあいだに持続的な信頼ムードが生まれ、それまで以上の友好関係が芽生えたが、一方で香港と北京のあいだには、不信の痕が刻み込まれたのだった。[9]

香港と中国の間のこうした医学的共同作業は、西洋的モデルに基づいた新しい保健制度の創設に至った。SARS危機によって、一九九七年に設定された保健行政に対する強い批判精神が芽生えた。この保健行政は、イギリス行政府の伝統的精神と董建華政府の権威主義的な新モデルとを混ぜ合わせてできていた。一九九四年以来衛生署の署長を勤めていたマーガレット・チャンは、SARS危機の管理が十分に警戒的ではなかったと評価され、強く批判されたが、中国政府の支持によって、二〇〇六年にWHOの事務局長に選出された。香港の公衆衛生管理から国際的共同体へのこの移動は、中国と西洋の諸関係を再定義する上で、SARS危機の衝撃を示している。二〇〇三年に行われた大変革によって、香港衛生署は分割され、病院の管理を受け持つ部局（醫院管理局）と、衛生防護中心《センター》や食物安全中心《センター》などに分かれた。これら二つのセンターは、保健と食品という重なり合った領域において、現状に関する問題についての意見を述べる専門家委員会に支えられている。香港大学微生物学部門の専門家たちは、こうした専門家委員会の準備に深く関わっていた。たとえば彼らのうちの一人は、「新興感染症と人獣共通感染症《ズーノーシス》」［というプロジェクト］に携わっていた。

中国と香港の間の新しい医学的連続性は、衛生防護中心の緊急応答担当部署（緊急応答部）が企画した疫病警告シミュレーションにおいても、同じように演出された。さまざまなシミュレーションを通して、患者役は、インフルエンザを治療するために「指定された診療所」に到着し、「選別センター」を通って、季節性インフルエンザに罹っているのか、パンデミックの可能性をもつウイルスに冒されているのか区別される。この訓練は、公衆に向けられている。患者の権利を守る諸団体も参加しており、訓練前に行われる記者会見では、マスクを付けた公衆衛生担当者が、公衆を不安にさせる感染症に関する記者の質問に答えることになっている。患者団体とは異なる委任を受けて、広州や北京にいる中国人の衛生担当者も参加している。二〇〇七年一二月には、「万里の長城」の名の下に大規模な訓練が行われたが、テレビ電話会議を通じて、中国の保健当局が全て集合した。そうした訓練が、現在では中国各地で催されている。いずれの訓練においても、虚構の患者が、広州と香港、広東と広西の境界を越え、関係するサービスの中の脆弱性を明らかにしている。しかしながら、訓練の狙いは、脆弱性そのものを特定するというよりは、むしろ――破局は予想通りにはけっして現れないことが知られているのだから――当事者たちを取り集め、来るべき危険に直面しつつ連帯を作り上げることにある。訓練という儀式的装置によって、SARS危機の推移が反復される。そして、この危機によって明らかになった緊張関係が場所を変えたり、新たな当事者が関係することになったりする。つまり、ウイルスの破局的出現によって露わになった中国史における不連続性は、地理的空間の連続性によって徐々に打ち消されているということである。鄧小平の夢――二〇〇〇年の帝国主義的な歴史を逆転して香港を統合する一つの中国〔「一国二制度」〕――は、こうしてSARSによって果たされたのだ。経済的発展が長い時間をかけて確信させねばならなかったものを、保健への配慮が突如として生み出してしまったのだ。

二つの人獣共通感染症《ズーノーシス》に三人の専門家《エキスパート》

ＳＡＲＳ危機と、続く数年間に行われた数多くの〔訓練による〕仮想的反復を経て、香港の微生物学者の共同体がそれまで沈黙のうちに行っていた作業が、一般大衆が実際に知るところとなった。香港大学の研究者は数多くの記者会見を行ったが、その中に、時には保護マスクを付けて頻繁に現れる三つの顔があった。オーストラリアから来た偉大な精神的権威たち〔「法王」ウェブスターと「皇帝」ショートリッジ〕は去り、代わって香港の新しいエリート階級を代弁する探偵トリオが登場した。新しく〔衛生署の〕署長になったユエン・コクユンは、愛想のよい顔で、イギリス風の礼儀正しさと孔子風の警句が入り交じった柔らかい英語を話した。香港と広州を跨ぐ医学共同体に巨大な人脈を築いたことと、特に钟南山と親交を結んだことによって、彼はＳＡＲＳウイルスのサンプルを数多く手に入れることができたし、それをもとにしてデータバンクを作ることができた。金融界との結びつきや、不動産群、スーパーマーケットチェーンなどを所有する大物タイクーン〔実力者〕たちとの繋がりが噂の的になったこともある。香港警察と、地下経済をコントロールする秘密結社である三合会との闘いの中で、彼が外科医として連座していたことに関してさまざまな話が流布した。[10] 彼は、衛生署における複数の専門家委員会のトップの地位を占めていたので、定期的に紙面に登場した。科学者会議に主賓として招かれるたびに、彼は、香港の新界の低地に生息しているコウモリや、広州のレストランの食卓に供されているコウモリの映像を提示した。彼の眼から見ると、香港の専門家たちは中国に対する責任を担っているのだった。つまり彼らは、病や後進性の原因となる伝統的慣習を変化させねばならないが、あくまで北京当局との議論を通して、そして経済的な優遇措置を利用しながら、それを達成する必要があるというのだった。[11]

マリク・ペイリスは、スリランカで生まれ、オックスフォード大学で医学を修めた後[12]、スリランカに戻って日本脳炎に関する研究を始めた。彼は非常に集中した顔をしており、口数は少なかった。彼の言葉には軽いインド風のアクセントがあった。しかし彼の調査はつねに正確で、考察能力の大きさを示していた。SARSの特定に関する論文を最初に書いた著者として、彼はこの発見がもたらす権威の大部分を受け取った[13]。つまり、莫大な仕事を抱える能力を与えられたわけである。そして責任と警戒の感覚が、彼を突き動かしていた。こうした感覚が、感染症の最近の動向に関する情報通であり続けるように強いていた。香港人の同僚たちは、SARS危機の中で主役を演じていることに苛立っているように見えたし、信用が失墜するような過ちでも起こさないかと待ち望んでいるように思われたが、そのせいで、おそらく彼はさらなる警戒心を奮い起こしていたのである。「マリク・ペイリスは一つの事件なのです」と、香港中文大学の感染症センターの担当者は言った――「事件」という語は、一九八九年以降の中国においては、〔天安門事件のように、〕確かに起きたのだが、それについては語らない方が好まれるような出来事を指すものである。インド大陸出身のこの研究者に与えられた権威は、植民地的伝統の一環をなしている。イギリス人は、かつてインド人に警察の役割を担当させていたのだった[14]。しかしこの権威は、〔今日では〕はるかに包括的な形態をとっている。WHOの先導のもとにグローバル化した専門家たちのネットワークに組み込まれているからである。このネットワークに属する専門家たちは、旧本国と旧植民地の対立や、開発途上国と先進国の対立を超えて、新興感染症に対する継続的な監視を実行しているのである。

三つ目は、グアン・イの顔であった。難解な英語の中に現れる、張りつめたような顔だ。江西省の貧しい家庭の出身で、アメリカ合衆国で医学を学ぶために一九八九年頃中国を離れたが、香港に戻って、外国の公衆に向けて情報発信しつつ、母国を間近で監視するのに十分な自由を与えてくれる場所を見出した。大富豪実業家であった李嘉誠の支援によって、福建省沿岸地方にある汕頭に実験室を開設した。そこでは、現地で採取されたサンプルを直接分析することができた。しかし中国政府がサンプル採取の許可を定期的に撤回したため、彼は香港大学の実験室に撤退することを余儀なくされた。二〇〇三年にユエンは、彼に、ヒトのSARS被害者からサンプルを集めるために広州に行くよう委任した。彼は投獄の危険を冒して、ヒトの採取見本でいっぱいのカバンを手に〔香港広州間の〕国境を越えた。マリク・ペイリスによるコロナウイルスの特定によって、第一段階では目立たなかったかもしれないが、そこからの巻き返しとして、彼は、もう一度国境を跨いで、ウイルスの動物起源に関する研究チームを〔広州に〕連れて行き、SARSの生態環境についての基準となる諸論文を発表したのだった(14)。続いて彼は論文集を出版し、ワクチン接種と養鶏場の鳥の隔離という中国の政策が、H5N1ウイルスをアジアの北部や南部に拡散させた原因の一つであることを明らかにした(15)。ペイリスとグアンは――ユエン・コクユンの委任ネットワークによる利権含みの保護のもとで――、前者が、どちらかと言えば感染症の人間病理学に目を向けているのに対して、後者は、むしろ病原保有動物に関する遺伝学的分析に注力しているという点において、ウェブスターとショートリッジの権威を分け合っているように思われた。以上が、人間と動物の境界の両側から人獣共通感染症を監視している前哨兵の三つの顔であった。この境界が科学的に首尾一貫した形態を獲得し、鳥インフルエンザやSARSによって侵犯された適切な距離感が再確認されるためには、おそらくこうした分業が必要だったのである。

この三人の人柄は、一般大衆によく知られていた。彼らの発見にまつわる物語は、書籍や新聞の形で何度も出版されていた。香港に着いたとき、私はその情報を調べて自分自身の物語《レシ》に統合するだけでよかった。しかし私は、やはり三人の鳥インフルエンザの専門家たちに連絡を取ることにした。公衆をSARSに対して動員するために、彼らがどのように自分たちの科学的実践を変形したのかを理解したかったのだ。私の連絡に応じてくれた最初の人物は、ユエンだった。「私にとって、キーワードはバイオセキュリティです」と、彼は語ってくれた。この語は私の中で、同じ語を耳にしたパリやニューヨークの場面と奇妙に短絡した。しかしこの語が香港で帯びている意味に、私はまだ気づいていなかったのだ。ユエンは中国の諺《ことわざ》を引用した。「北京の人はいつも話し、上海の人はいつも買い物し、広州の人はいつも食べている」。中国における食品生産は、市場を統制《コントロール》せねばならぬほど増大したのだということを、彼は説明しようとしたのだ。彼はこう考えていたのだろう。もしもバイオセキュリティ的措置が厳格に適用されていたなら、H5N1ウイルスは一九九七年に阻止されえただろう。それに、ワクチン接種は高価で、しかもウイルスが不断に転移するせいで役に立っていないではないか。「私たちに必要なのは、監視すること（モニタリング）です。つまり毎年領土全体を洗浄し、信頼できる新しいニワトリを運び入れることです」。その後、彼はインタビューの依頼にはもう応えてくれなかった。誰かが説明してくれた。香港人は、外国人の最初の頼みにはいつも応えてくれるが、その外国人と意見を一致させることができないと見るや、もう近況を知らせてくることはないという。しかしながら、私が企画した香港大学における鳥インフルエンザについての討論会の円卓会議の司会を、ユエンは引き受けてくれたのだった。彼はそこで、愛想のよさと意志の固さを混ぜ合わせ、いまだに香港市場で売りに出されている生の家禽は、徐々に冷凍の家禽に置き換えられねばならないという政府の政策を擁護した。「政府が私たちに方向性を示しているのだから、私たちはそちらへ段階的に向かって行かねばならないのです」。彼の権威のもと、一つの国際的規範〔冷凍のニワトリの導入によるリスク抑制〕が華南のローカルな文脈の中に侵入してきたが、諸々のネットワークが働いて、その不躾さを和らげていたのだった。

マリク・ペイリスへのインタビューは、いつも短いものではあったが、もっと頻繁に行われた。彼との連絡は、彼が科学部長を勤めていたパスツールセンターを介して行われた。彼は月曜日の朝の会合にやって来て、研究者の作業に目を配っていた。このセンターは、中国とのパートナーシップのもとで細菌ゲノム学を行うことを目的として、一九九九年にアントワーヌ・ダンシャンによって設立された。しかしSARS危機のせいではっきりとした政策転換を余儀なくされ、東南アジアのパスツール研究所が有する巨大なネットワークを拠り所としながら、新興感染症の方へと目を向けていたのだった。所属する研究者は、フランス人と中国人が半々で、パリのパスツール研究所直属の総務部長ロベルト・ブルツォーネを除く全員が、香港大学に雇われていた。つまりパスツールセンターは、二〇〇二年に［香港大学の］医学部が移転した薄扶林の丘の上に立っていたことから、規約的にも物理的にも香港大学と結ばれていたのである。山腹に広がり、海に面し、青々とした植生に囲まれたキャンパスの中で、パスツールセンターは、一八九四年に香港にやって来てパスツールの手法でペスト菌を特定したアレクサンドル・イェルサンの記憶を誇らしげに呼び起こしていた。イェルサンは木の小屋の中に自分の研究室を設え、そこでペストによるリンパ節腫を顕微鏡で試験し、馬にワクチンを接種することによって最初の血清を作り上げたのだ。今日の科学的研究は、もはや彼が独力で成し遂げたことに満足しているわけにはいかない。香港大学のパスツールセンターは、SARS発見の栄光に包まれた、ローカルであると同時にグローバルな一人の研究者の指揮の下に、最良の設備を揃えなければならなかったのだ。

マリク・ペイリスが［パスツールセンターにおける］フランス人との同盟関係の中に見出したのは、たんに香港人の入り組んだ戦略からの逃げ道でもなければ、自分の演説家としての才能を発揮するための教育的プラットフォームでもなかった。なにしろパスツールセンターは、そこで行われる講義ゆえに中国全土に知られた教養形成の場なのだ。フランス人との同盟関係はむしろ、数多くの科学的出版物の背後に仄《ほの》見えているような、彼が長年にわたって練り上げている新興感染症についての全般的考察を、さらに延長することを意味していたのである。マリク・ペイリスは、しばしばルネ・デュボス[二]を引用する。デュボスは、アメリカ合衆国で経歴を積み上げたパスツール派の学者であり、新興感染症という概念の生みの親と見なされている。彼によれば、新しい細菌の出現は、人間が押しつけた変形に対する「自然の復讐」と解釈することができるのであり、このことは、人間と自然の新しいバランスを思考することを強いている[16]。ペイリスの考察は、諸科学の政治的配置の中に働いている力関係を考慮に入れつつ、デュボスが述べるところの新しいバランスのあらゆるレベル（遺伝学的レベル、生理学的レベル、免疫学的レベル、生態学的レベル、経済学的レベルなど）をまとめて思考することを目指している。さらに一人の人類学者がやって来たことで、すでに入り組んでいるこの知的構築物に、一つの階を付け加えることができたことだろう。とはいえ彼へのインタビューは、最初の頃は期待はずれなものだった。彼はほとんどしゃべらず、話した内容を文章化することに主眼を置いた〔人類学的〕方法に対して警戒しているようだった。彼の眼から見ると、それはあまりにジャーナリスト的な方法に近かったのだ。しかし私がフィールドで得た経験的データと、それに関する概念を提供することができるようになるにつれて、インタビューはより興味深いものとなった。彼は私の二つの分析道具を尊重してくれたのだ。

　眼が眩むような速さと正確さで自分の研究を説明している途中で、彼は私に尋ねた。「細胞系統という概念をご存知ですか？」〔逆に、〕たとえば「論争」のような、私が提示した社会科学的概念は、彼にとってあまりに平凡なものに思われた。「もちろんいつだって論争はあるでしょうけれど……」。

そこで私は、「〔認知的〕不協和[17]」のような認知科学由来の概念や、「ケイパビリティ〔アプローチ[18]〕」のような経済学由来の概念を試してみたが、こちらの方がより多くの賛同を得ることになった。ペイリスは、同僚たちを突き動かしている隠された動機〔科学的論争の帰趨〕を知ることなど望んでいなかったのだ。そんなことは、あまりに明らかだったのだ。彼が知りたがったのは、スリランカやカンボジアの養鶏業者が、自分の家族全員を殺傷しかねないウイルスに感染した家禽を見つけたとき、どのように対処するかということだった。経済的合理性はとにかく病んだ鳥を隠すことを促すが、グローバルな衛生当局による教育や、国家による経済優遇措置が育んでいるより大きな合理性は、その件を報告することを促すかもしれない。「自然の復讐」という一見すると曖昧なテーマによって、彼は香港人と中国人の日常的な緊張関係を超え、たとえば地球温暖化のような話題に関して、グローバルなレベルで他の研究者と議論し合うことができた。そしてこのテーマはまた、研究者が行動する際のローカルな生態学的条件を認識することも含意していたのである。

グアン・イとの接触は、もっと混乱したものだった。彼が動物市場を視察するために中国政府とやり合ったという物語に夢中になっていたので、私は、動物を通して人間の過ちを見抜くこの「SARSの英雄」との面談を心待ちにしていた。そもそも中国に家禽が持ち込まれたのは、食品として利用する前に占いのためだったらしいということを、私は本で読んでいた[19]。グアン・イが行ったのは、〔動物を通じて徴候《サイン》を受け取るという〕占いの古代的振舞いを、遺伝学という最も近代的な方法によって再演することだったように思われたのだった。ところがこの前近代の神は、研究室の専門性の背後に身を隠してしまっており、面会の約束を取り付けることは困難だった。自己紹介するとき、私は中国語ではっきりと発音しようとしたのだが、グアン・イは荒々しくこう言った。「中国語はダメ。英語で」。そして私の素朴な質問に耳を傾け、苛立って言った。「あなたは私の論文を読んでいませんね。会いたいと言って私のオフィスにやって来て、私の時間を奪うなんて！ あなたの質問には答えられません。話している言語が違います！」不用意にも、今もH5N1について作業しているのかと尋ねると、彼はこう応じた。「私はインフルエンザに関しては最も生産的な科学者です。そんな私に、『H5N1について作業しているんですか？』とはね！」インタビューは長い沈黙で中断された。すると彼は立ち上がり、癇癪を起こしながら部屋を歩き回った。ついに彼は一〇編ほどの論文をプリントアウトして、もう一度会いに来る前にそれらを読むようにと言ったのだった。彼は、華南のウィルスの全生態系を描き直したのだから、自分は生物学におけるダーウィン革命の遂行者なのだと述べた。彼の眼には基礎科学的研究こそが重要なのであって、ヒトへのワクチン接種や動物の殺処分に関する私の質問は表面的なものにすぎないとされた。

だから二度目のインタビューのとき、私は、たった今教授の怒りを浴びた学生の後に課題を提出しにやってきた学生のような気分だった。しかし私の質問はより明確になっており、彼はそれに答えることを承諾してくれたのだった。

最後に彼は、私の役割は、科学者と政府のあいだの「中間的媒体」になることだ、と言った。この語は、インフルエンザにおける豚やSARSにおけるジャコウネコ〔ハクビシン〕の役割を指すものだったが、それが示唆していたのは、万事を進化論的に見る彼の視覚の中に私が入っているということだった。「とにかく中国を悪く言わないでくれ！」と彼は締めくくった。最後のインタビューのときには、彼は特に緊張しているように見えた。彼は同僚に糾弾されていた習慣を取り戻し、オフィスの裏で隠れて煙草を吸っていた。彼は、汕頭でサンプル採取する権限を再び奪い取った中国政府を非難した。「彼らは自分で自分の首を絞めている。私には真実を語る責任がある。しかし、自殺しようとする者を止めることはできないものだ。だから悲しいし、罪を犯している気分になるのだ」。グアン・イが話していたのは、彼自身の健康のことでもあった。国際的な科学雑誌に何本も論文を発表すると

67　　自然に面した衛生前哨地

いう仕事に「忙殺されていた」からこそ、自国政府が彼の発見から何も引き出していないことが受け入れがたかったのである。

二人のスタイルや方針こそ違えども、マリク・ペイリスとグアン・イの研究によって、私は、ユエン・コクユンの言説の中では一つの規範にすぎなかったバイオセキュリティの概念が秘めている問題を絞り込むことができるようになった。香港がまさに戸口であり、商品や人間と一緒に新興ウイルスがそこを通って全世界へ広がっていくのだとすれば、バイオセキュリティの概念によって早期に警告を発し、将来的なパンデミック効果を制限することができるのである。グアンとペイリスとショートリッジが二〇〇三年に共同で発表した論文は、その点をはっきりと述べている。今初めて、「インフルエンザの流行を鳥個体群のレベルで予告すること」が可能になったというのだ。[20] 別の出版物では、SARSに対する闘いによって、香港という前哨地の立場から衛生装置を見つめ、この装置に関する新しい「観点」を展開することができたのだと彼らは断言している。「自然は、最も大きなバイオテロリズム的脅威であり続けている[21]」。このような言い回しは、二〇〇一年九月一一日の攻撃直後の文脈においてみると、テロリストの襲撃に対して生物兵器を使用することに関するアメリカ保健当局の不安と共鳴するものだった。[22] しかしこの言い回しはまた、別の生態学的な関心事と合流することで、さらに大きな意味を持つことになった。ここで提案されているのは、「自然」に対して監視装置や警告装置を適用するということだったが、この「自然」なるものは、敵ではなく、むしろ制御されたシステムとみなされているのであって、このシステムが支障をきたせば人間を破局に導くことになるのだ。その意味では、自然に意図があると認める必要はない。ヒト間を通過し、免疫系を混乱させる可能性のある新たなウイルスの出現を思い描くこと、そしてこの進行性の現象に対して、それが通るすべての道に目を配りながら備えることで十分なのである。マリク・ペイリスが、そのことをあるインタビューで極めて明瞭に説明してくれた。「自然はバイオテロリズム的脅威だと言うとき、私が言いたいのは、自然が意図を持っているなどということではなく、ただたんに、進化という盲目的な力は、同じ瞬間に人間的能力がいかほどか高度化されようとも、それよりもはるかに力強いということなのです。もしもSARSウイルスが行ったこと（高い死亡率と人間への伝染など）をすべて行うようなウイルスを作り出したいと望んでも、そのウイルスは、自然ほどは成功を収めないでしょう。このことが意味しているのは、自然には悪しき意図があるということではなくて、自然はあらゆる可能性を試しているということなのです」。自然はバイオテロリズム的脅威であると言うことは、ある種の緊張感を招き入れることである。バイオセキュリティの概念は、この緊張感が生み出す不安定な産物なのである。というのも、自然に関する研究を実際的な恐怖のスペクトルに向け、それを担うことの正しさを立証するなら、それはまた、新しい病原体に対処する身体の諸戦略の総体の中にテロリズムを登録することであり、〔自然をテロリストとみなすことではなく〕テロリズムを自然化することだからだ。このときなおも思考すべきなのは、自然的水準におけるこうした脅威を、社会的水準における政治的当事者の動員と繋げるような媒介物の総体である。おそらくグアンの激しい怒りは、そうした中間媒介のすべてを見尽くすことができないことから来ていた。しかしペイリスはそれらを辛抱強く互いに連関させてきたのだった。グアンは中国人の権力者たちが国境に建てた仮想的な壁とぶつかり合い、ペイリスは海外の専門家たちのネットワークに依拠しながら、この壁を遠くから眺めていたというわけである。

鳥インフルエンザの当事者たち

そこで私は、ウイルスの自然な出現とウイルスの医学的・社会的受け入れのあいだにある中間媒介に関する地図を作成しようとした。しかしまたも私の面前に、数多くの障害が立ちはだかった。ユエンとペイリスとグアンが関与している専門家委員会に出席することを要請したとき、私は丁重な拒絶に遭遇したのである。政府農業当局や政府衛生当局は、私をさまざまな交渉相手のもとへ差し向けたが、私はついに責任者が誰なのかを特定することができなかった。このメカニズムを香港人はこう表現している。決定は「後ろにどんどん落ちていく」。マリク・ペイリスが私に引き合わせてくれたのは、ガブリエル・リヨンという若い公衆衛生の教授であった。彼は、衛生担当政務長官という政府で最上位のポストに近々就くことになっていた。香港大学のオフィスで少しだけ面会したのだが、彼は微笑みながらこう言った。「香港に鳥インフルエンザは存在しません」。専門家たちは、個人的研究については講演のように大ぴらに話したがるのに、自分の仕事の政治利用に関しては、正式な調査の対象にすることはありえないのだった。

障害が取り除かれたのは、私が香港バードウォッチング協会に問い合わせたときだった。この協会は現在バードライフ・インターナショナル(二三)のネットワークに統合されているが、もともとは一九五七年にイギリス人将校たちによって創設された組織であって、現会員の大多数は中国人である。残り少ないイギリス人会員であるマイク・キルバーンが、私が協会のサイトに送ったメッセージに即答してくれたので、翌日、中心街のベジタリアンカフェで落ち合うことにした。マイク・キルバーンは広報活動の知識を持っており、特に大気汚染などの環境問題に関する情報を政府向けに提示するシンクタンクであるシビック・エクスチェンジで働いていた。彼は、自分が所属する協会の鳥インフルエンザに対する姿勢が、政府に対してはっきり批判的であることを、率直かつ明確に述べてくれた。

領土上でH5N1を保有する鳥が一羽発見されるやいなや、香港政府は米埔自然保護区を全面的に封鎖したが、この事実に彼は怒りを抱いていた。この地区は渡り鳥の保護地域であり、管理こそ世界自然保護基金〔WWF〕[一四]に委ねられているものの、所有権は政府が握っていたのだ。マイク・キルバーンは政府の対応にバランスの悪さを感じ、保護地区内では感染した鳥が一羽も見つかっていないことを示す科学的研究を拠り所にした[23]。それでは、なぜ政府は保護地区を封鎖したのだろうか？　それが「イギリスの王冠」制度に結びついた植民地〔王冠植民地〕の古い伝統だったからだ。それにこの保護地区は、教育的グループによって見学が仕切られていて、個別にやって来る見学者には開かれていなかったため、まったく収入をもたらさなかったからだ。「公衆衛生の問題ではなく、広報活動の問題なのです。ほとんど無人の米埔自然保護地区を封鎖することで、あまり多くの人の利益を損なうことなく、政府は何かしら対応したと思わせることができたのです」。

マイク・キルバーンからすると政府の決定は、実際に感染リスクを有する発生地である旺角の鳥市場から、公衆の注意を逸らすものだった。この市場は香港の中央に位置しており、監禁されてストレスを受けた状態の野鳥が持ち込まれていた。それは感染に好都合な条件であった。しかも、H5N1に感染した鳥がすぐ近くで多数見つかっていたのだった。マイク・キルバーンは病気の人間と病気の鳥を同一視しながら、マリク・ペイリスの権威を引き合いに出してこの現象を説明した。「高病原性のH5N1は、ニワトリであろうと野鳥であろうと、鳥を監禁することに由来していると思います。監禁されれば、鳥はストレスを感じます。人間と同じように、ストレスは鳥を病気にします。そしてウイルスが鳥から鳥へと移るとき、急激な転移が起こり、軽度の病原性しか持たなかったウイルスが、高病原性ウイルスに変形するのです。とにかくこれが、私がペイリス教授の分析から理解したことです」。それでは、なぜ政府は旺角市場を封鎖しなかったのだろうか？　マイク・キルバーンは、鳥市場をコントロールする秘密組織三合会の役割を持ち出した——私が調査したかぎりでは、この情報を裏づけることはまったくできなかったが。彼はまた、野鳥を放つために購入している仏教系団体にも言及した。その目的は「功徳」を得ることだという——このような実践を耳にするのは初めてのことだったが、私の人類学者としての好奇心をいたく刺激した。しかしながら、彼によれば、真の問題は政府レベルにある。まさに衛生署の医師たちが、見学者が感染した鳥に接触する危険がある地域〔米埔〕を封鎖するという決定を下し、その一方で農務署の獣医たちは、社会的制裁を目の当たりにして、医師たちの決定を実施することに甘んじたのである。こうして、鳥インフルエンザのおかげで、衛生署は自分たちがSARS危機のときに犯した過ちを挽回することになった。彼らは、パンデミックに対する準備が不十分だったという非難を、農務署や、鳥類保護を担う植民地的制度に振り向けたのだ。

つまり、動物起源の病によって生み出された保健行政と農業行政との緊張関係という、パリで私の出発点をなしていた問題が、香港に移動して来て姿を見せていたのだ。しかし香港の行政における農業の重要性は保健のそれに比して小さく、この問題は内的〔利益〕相反のきっかけにはなりえなかったため、私がこの問題を把握したのは、外部から政府に訴えかけていた環境団体を通してだったわけだ。マイク・キルバーンが代表していたのは、専門家たちの知識を占拠して、鳥インフルエンザの進路に関する入手可能な情報だといって政府の決定に異議を申し立てていた鳥類愛好家たちであった[24]。そしてまた彼が代表していたのは、返還後にも香港に留まり、かつて植民地を規定していた諸価値（情報の透明性、公衆衛生の保護、環境保護など）を掲げて、中国の主権に従う政府を批判していたイギリス人たちでもあった。「政府は非常に権威主義的なアプローチをします。我々はこうするが、お前たちに代償は払わない、というわけです。公衆の一員である私にとってこういうやり方は、政府の対応能力《コンピテンス》という点で非常に苛立たしいものです。政府が介入する領野の理解を推し進め、この問題がどれだけいい加減に扱われてきたかを知って以来、政府が公衆衛生とは別の主題のことを語っていても、私はもう政府を信頼することができないのです」。

マイク・キルバーンとの面談は、私にとっては、鳥インフルエンザの管理を担当しているさまざまな審級間の関係について、さらに正確な地図を描くことを可能にするものだったが、そうだとしても、この面談は彼の側の強い要望に応じるものでもあった。環境保護団体の活動家が人類学者と言葉を交わしたその理由は、政府によってもみ消されがちな異議申し立てを行っていく上で、公的な表現のプラットフォームを見つけ出したいと願っていたからなのである。彼は数カ月前に、マリク・ペイリスと共に記者会見を用意したのだが、この微生物学者は、彼の要求事項に完全に応じるにはあまりに慎重だった。私が香港大学で、鳥インフルエンザに関する討論会を執り行ったときのことだった。マイク・キルバーンは、この討論会を、市民社会そのもののような大観衆の前で関係する当事者を演出する機会として構想するように私を後押しした。一方マリク・ペイリスは、それよりむしろこの討論会を、生物学者が自分の研究の社会的側面について議論し合うアトリエのようなものと見なしていた。マイク・キルバーンは、衛生署の代表が一人出席していたことを利用して、米埔自然保護地区の封鎖に関する釈明を要求した。彼はこの訴訟に勝利した。保護地区は数日後に再開したのである。

しかし鳥インフルエンザを担当する他の当事者たちに対して香港で行ったインタビューでは、最初の頃、情報と引き換えに得られると期待していた反対意見は、しばしば引き受けることを望んでいなかったような立場に私を置くものだった。香港の獣医学会にインタビューを申し入れたところ、理事長は、この都市の最上級の高層ビルの二〇階に私を招き、茶を振る舞い、見事なバッジやメダルをくれた上で、香港のニワトリに投与されたオランダのワクチンを褒めちぎった。私が理解したのは、彼女が動物ワクチンの多国籍企業で働いていることと、彼女がフランス人の買い手との共同事業に着手したいと望んでいることだった。私は彼女の申し出を丁重に断った。私たちの会話の中には、私の調査を進展させてくれるようないかなる情報も介在していなかった。

別のインタビューでは、インターナショナルSOSというフランス企業で働いている医師たちと会った。この企業は、国外居住者の本国送還や外国における医療行為に対する医療扶助を提供している。そしてSARS危機以来、外国に拠点を設置している企業が、それぞれの設置地域のリスクに応じて「事業継続計画（BCP）」を適合させることを支援している。私はここに労働医学の新しい役割を発見した。労働医学は病気を患った従業員と対面することをやめて、高所から組織図を観察し、企業の経営陣と議論し、どの従業員が「業務上不可欠〔business critical〕」であるか、つまり企業の活動継続にとって必須であるかを決定しているのだ。企業のリスク性向や、企業が設置された土地や、特に財源についての知識に応じて、企業の気風に対する評価全体が導き出されるのだった。

こうした事業継続計画は、正当な研究対象を形成している。なぜならそれは、パンデミックのスペクトルを通して企業のメカニズムを暴くからである。フランス領事館主催の安全保障理事会の会合に私は出席したのだが、そこでは、香港に拠点を置いているフランスの大企業（トタル、カルフール、BNPなど）が、どの企業が一番よい事業継続計画を持っているか知ろうとしのぎを削っていた。このゲームでは、トタルが大きくリードしていた。トタルは社員全員のためにマスクとタミフルを買い与えただけでなく、深圳空港のためにパーマネントビザを購入したのだ。そうすることによって、パンデミック時にこの空港から離陸したいと望む国外居住者の数が少なくなると思われたのである。会合の主催者であるフランス領事館は、最も持たざるものといった様子だった。領事館が頼りにしていたのは、香港の領土を網の目に区分して警備している「区域担当警察官〔îlotier〕」のネットワークであり、彼らはパンデミック時にはフランス人の被害者数の情報を交換することができたが、自然的破局（パンデミックや台風）に対する準備が不十分な点と、保護したいという口実で国外移住者たちを「取り締まっている」という二つの点で批判に晒されていた。

しかし最良の「不測事態対応計画（CP）」はおそらく、香港最大の企業の一つであるキャセイパシフィック航空会社のものだった。この計画の責任者は温厚なオーストラリア人で、二時間にわたって私を企業危機室に招いてくれた。壁に掛かった時計はそれぞれ大都市の時間を指し、並んだ黒電話が世界中の通信と繋がっていた。彼の説明によると、SARS危機の四カ月間に、ほとんどすべてのフライトがキャンセルされたにもかかわらず、この企業が生き延びることができたのは、先立つ数年間に「軍資金」を積み立てておいたことと、危機の際に休暇をとることを受け入れてくれた従業員の善意のおかげであるらしい。WHOが香港への渡航自粛を解除するとすぐにフライトは正常化したが、このときの恐怖があまりに大きかったため、キャセイパシフィック社はその後、たとえばH5N1に感染した鳥が空港の滑走路状に落下することを含めて、どんなに小さな偶発事をも予測することを望むようになった。二年以内に鳥インフルエンザのパンデミックが起こりうるという予測を土台として、「不測事態対応計画」のために実施される諸手段が制定された。私がこの予測の信頼性について驚いていると、こうした〔リスク〕評価は疫病の状況に応じて修正されうるものだということを対談相手は明確にした。企業のゆとりある財政状態が、あらゆる偶発性を避けることを可能にしているように思われた。

企業の応接室や大きなホテルのレストランで行われたこうしたインタビューは、しばしば快適で興味深いものでもあったが、私は、競争相手を驚かせつつ従業員を安心させることを狙っている諸々の装置の前で、それを賛美する者の立場に立たされることになった。鳥インフルエンザは、この手の民間企業をすべて動員した。彼らは、SARS危機によって来るべきパンデミックの恐怖が増幅していたため、鳥にワクチン接種を受けさせるか、あるいは人間を退去させるかする計画を立てていた。しかしこういった当事者たちは、H5N1ウイルスが鳥の形態からヒト間の形態へと転移するという、まだ見ぬ出来事に投機する程度で満足していた。逆に〔専門家である〕ペイリスとグアンの仕事は、この出来事の間近に迫り、一人は人間側から、もう一人は動物側から、それを可能にする諸々のメカニズムを分析することだった。また〔動物保護の活動家である〕キルバーンと政府の対決は、これらのメカニズムが公的活動にどのような帰結をもたらすのかを明らかにするものであった。一貫した推論を称賛してみても、一度パンデミックが起これぱその対象自体が変形してしまうのだから、それよりも私は、人獣共通感染症が、いかなる点ですでに農業と保健、動物と人間の社会的関係を変形してしまっているかを理解したいと思った。しかしそのためには、パンデミックという破局的な地平を作り上げている専門家たちの知識に依拠しながらも、現に存在するさまざまな利害を政府がどのように調停しているのかを理解しなければならなかった。そこには、イギリスの旧植民地の官吏たちがどのように中国の新しい支配権力のやり方を統合して、農業と保健という潜在的に矛盾する利害に対処することができたのかを分析することが含まれていた。

人類学者の別人格《アルターエゴ》と思われている記者なる職業と遭遇するとき、潜在的破局を気にかけるのではなく、むしろ構造的な衝突に関心を向けることによって、私は居心地の悪い立場に立つことになった。『サウスチャイナ・モーニング・ポスト〔南華早報〕』紙を毎日読んでいたおかげで、私は、香港人が保健や環境の問題を気にかけているという知識を得ていた。この新聞は中国の時事問題を扱う範囲が広く、アジア大陸全体に言及していた。たとえそのイギリス風な古い体制が、近年、とりわけ北京オリンピックに際して、はっきりと民族主義的な方向へ舵を切っているとしても、たとえ実業界の影響力が巨大化して、誘惑的ではあるが質の悪い情報に高い価値が与えられがちであるとしても、この新聞は、民主主義の問題や生態学の問題が独立的な情報を優先させつつ厳密に扱われる、中国で唯一の新聞である。六年前から保健の問題を担当している記者が打ち明けたところによると、彼女にとって

SARSは「いい話」だったという。というのも、それは公衆の注意を再活性化し、領土上で鳥インフルエンザ症例が起きるたびに、それを新たな潜在的疫病の開始とみなすことを可能にしたからだ。しかし予告されたパンデミックが引き起こされなかったとき、自分の書いた記事が新聞の第一面からページをめくった中の方、つまり地方面まで押しやられたのだと、この記者は文句を言った。彼女はこの現象を「鳥インフルエンザ疲労〔Bird Flu Fatigue〕」と呼んでいた。[25]〔大学の〕微生物部門の専門家たちと一緒に仕事し、衛生署の訓練に参加している一人の人類学者がやって来たことは、彼女には興味を引く新しい挿話に思われた。私は彼女を通じて、鳥インフルエンザを扱う記事がどうやって作られるのかを理解しようと思った。というのも、渡り鳥を写した一枚の衝撃写真が、その鳥が危険ではないという専門家の意見を伝える記事のメッセージに反論しうるやり方であることに、私はかつて感銘を受けたことがあったからである。しかしむしろ彼女の方が、パスツールセンターや領事館との関係について私に質問してきたので、私は自分の番にそうした話を語らねばならなかった。中国に出張中だったり、中国に住んでいたりするフランス人記者と会う機会もあった。私は、彼らと時に親密な関係を築き上げ、情報の透明性や、民主化運動や、環境保護などに身を捧げる彼らの参加意識を賞賛した。しかし私は社会科学的方法を、ホットなテーマについての手早く有益な情報の側に捻じ曲げることによって、自分自身を道具として利用する危険を冒していたのだった。

香港に渡った最初の月が終わろうとする頃、鳥インフルエンザの当事者たちの総体が描き出され始めた。SARS危機が想像力に与えた衝撃は、今となってみれば、その感情的な力すべてを見せつけていたのだが、ここにはまた、この電撃的な疫病と、ヒトに移行せずに一〇年も動物個体群の中で脅威を揮っていた病との入り組んだ結びつきも現れていた。ヒトと動物の境界(「豚という中間的媒体」で埋められた人間と鳥のあいだの溝)が、どれほど人間たちの内部に口を開けている裂け目を暴き出しているかが分かったのだ。鳥類観察者《バードウォッチャー》と鳥類販売業者のあいだ、政府農務署と政府衛生署のあいだ、ウイルスの動物起源に関心を持つ生物学者とウイルスの人間病理学を研究している生物学者のあいだなどには、裂け目が開いていたのだ。こうした境界の一つに、中国と香港のあいだの裂け目も含まれていたのだ。中国は、野鳥や家禽がやって来たことからパンデミックの発生地と目されていたし、香港は、全世界のために衛生前哨地になっていた。そして香港には、金融システムによる保護のもとにいくつもの海外企業が拠点を置き、中国大陸を征服しようとしていたのである。

フランスに帰国する数日前、マイク・キルバーンの勧めで、私は米埔自然保護区を訪れた。湿地とマングローブでできたこの土地は、香港領の北部、ドラゴンズバックの山々が広州に続くパールリバーに通じる地点に位置している。ディープベイと呼ばれる平坦な広がりに、かつて漁師たちが小エビを養殖するための貯水池（「基圍」）を整備したのだが、これが、北アジアと南アジアのあいだで止まる場所を探していた渡り鳥を引きつけたのである。猟師たちは小エビを集め続けていたが、世界自然保護基金はこの貯水池を、観察ツアーと杭で支えられた歩道によって補完した。地下鉄とタクシーを乗り継いで一時間で到着できるこの保護地域の中で、人は香港の街の喧騒を忘れる。しかし国境の反対側には、厳重に監視された鉄条網の向こうに深圳市が立ちはだかり、都市を囲む警戒線が脅迫的な力を誇示しているように、この入り江を取り囲んでいた。返還前は、脅威は中国軍からやって来た。中国軍は、いつでもこの資本主義の島を侵略することができたし、この島にたどり着くためにしばしば命がけで海に飛び込む冒険者たちを処罰することもあった。現在、中国軍は完全に合法的に香港領に入っており、脅威は、むしろ鳥インフルエンザを保有する鳥からやって来るのである。そして、人民解放軍の到着が差し迫っていた英国王室《ロイヤルハイネス》の軍隊に代わって、今や、地平線に飛び立つシロサギの大群を写そうと最新のカメラを深圳市に向けて振りかざすバードウォッチャーたちと、シロサギの糞便の中にウイルスの痕跡を探している微生物学者たちがいるのだ。

こうした現象について考えながら、私は記念に持ち帰ろうとカタツムリの殻を拾った。すると黒っぽい液体が零れ落ちた。私は手を洗うための石鹸を探したが、掲示板が推奨しているにもかかわらず、どこにも見つけることができなかった。息詰まるような暑さのせいで、思わず手で顔を拭ってしまった。夕方自分の家に戻ると、震えが起きて熱が上がり始めた。一晩中、私は自分が西洋人で始めての鳥インフルエンザ被害者になったと思い、〔フランスに〕帰国すれば自分がきっと隔離されることになるという状況を想像した。翌日、熱は収まっていた。いったいこれは、この一カ月間、疫病ＳＡＲＳが回帰するのを待ち構えている者たちに問いを発し続けてきた疲れだったのだろうか？　Ｈ５Ｎ１ウイルスを発見した生物学者は誰もいなかったこの場所〔米埔自然保護地区〕で、それでも中国という魅力的であると同時に脅迫的な幻影に近づきすぎたのだろうか？　つまり私は一瞬こう信じ込んだのだ。ウイルス転移が起きてしまった、パンデミックがすぐに始まるだろう、そして、このときまで遠く離れた出来事に対する文化的反応として行ってきた衛生管理措置が、まとめて意味を持ち始めているのだ、と。香港はもはや、たんにマスクを付けた都市ではなくなった。汚れた手を顔に運んだとき、私は感染の恐怖を自分の身体の内部に経験してしまったのである。

第三章　家禽経営

国境を越えて中国へ

香港到着一週間後の二〇〇七年九月一八日、私は、〔広東省の〕広州に近い番禺区で鳥インフルエンザ発生の発見があったことを知った。三〇〇〇羽のアヒルがH5N1ウイルスで死亡し、一万五〇〇〇羽のニワトリが殺処分された。発生地の周囲二四キロメートル地帯が一カ月間隔離されたが、ヒトの被害者は一人も申告されなかった。香港の新聞各紙は、ウイルスに晒された中国人同胞の健康よりもむしろ、中秋節を祝う祭りのための家禽の調達が停止されることを懸念した[1]。伝統行事には、生きたニワトリを一羽購入して家族で分ける慣わしなのである。新鮮さこそ、消費される肉の品質を示すものなのだ。このように恒例となっている消費のため、一日に一万羽の生きたニワトリが中国から輸入され、そしてこの伝統が、香港を鳥インフルエンザのリスクに晒しているのである。他方アヒルは「無症候性キャリア」であるがゆえに、ヒトにとってさらに危険だと見なされており[2]、一九九七年以降、香港ではもはや生きたまま売り出されることはありえず、中国から輸入される場合には、予め屠殺されていなければならなかった。それゆえ政府は、ウイルスが番禺で出現したとき、消費者たちを安心させる必要があった。彼らは、広東省内の他区に〔家禽の〕調達を向け変えることにした。上水の国境検問所で働いていた獣医たちは、監視を強化することになった[2]。
私は人類学者の友人たちに、国境を越えて、発生地に急派されている記者の雑踏に紛れ込むことを勧められた。しかしフランス領事館は、フランス人研究者が高度セキュリティ地帯に近づくことは、中国政府当局からすれば慎重な行動には見えないだろうということを私に理解させた。一二月に二度目の香港滞在を果たし、私は領事館の支援のもとに広州訪問を企画した。訪問期間中に、政府の鳥インフルエンザ担当官と面談することになった。面談を依頼する際、私の調査のフレームはかなり変化した。香港では、簡単なEメールのメッセージで誰にでも個人的に連絡を取ることができた。そのおかげで、私は鳥インフルエンザに関係する当事者全員（政府の役人を除く）と面談することになったのだ。逆に中国大陸では、言語的な理由と政治的な理由によって、そんな風に個人的なインタビューを実現させることは難しかった。しかし私は外交上の委任という形式によって、政府の責任者に辿り着いたのである。

　形式的フレームに従ったからといって、私は、香港の生活様式と広州の生活様式の違いを自分自身で知覚しなかったわけではない。紅磡駅で列車に乗り込んだとき、私は、グアン・イがSARSウイルスのサンプルを求めて広州に向かった行程を辿り直すのだと想像した。深圳市[二]を通過するとき、初めて人民解放軍を目にした[三]。彼らは香港では完全に身を潜めていたが、国境付近では重々しい存在感を放っていた。彼らはまた、竹の足場と黒いビニールで覆われたいくつもの高層ビルの建築現場を監視していた。そこでは内地から移住してきた民工たちが働いていた。彼らのパスポート（「戸口」[四]）は、彼らが都市に住むことを禁じているのだった。〔列車を降りて、〕広州の街を歩いていた。すると、人民が行き交う中国の好ましいイメージが目に映ってきた。街中を駆け巡る自転車、公園で体操する老人たち、のんびりと抱き合う恋人たち、咥えタバコなど。しかしこうした印象は群衆の密度を通して過剰に増殖していき、ほとんど耐え難いものになった。猿回しが動物を叩いて通行人を笑わせていたが、動物の方は自分の番が来ても参加することを拒み、反抗的な目つきで猿回しを睨んでいた。バイクが何台も鳥籠を運んでいたが、ニワトリの羽根が飛び散り、道端の埃と交じり合っていた。清平市場は、かつては医療用の野生動物の市場として名を馳せていたが、SARS危機を受けて閉鎖され、今は悲しげな有り様だった。それでも周囲には露店がたくさん開かれていて、なおも蛇、蠍、亀、ウサギ、ニワトリといった動物が生きたまま提供されていた。動物たちは檻や盥《たらい》の中に詰め込まれ、じたばたと暴れていた。広州に着いたこの日の晩、私は、何かの建物が崩れ、動物たちの群れが地下室から地上に登って来る夢を見た。アンソン・チャンは、香港民主化運動を代表する中心人物の一人で、新中派政党に対する地方選挙〔行政長官選挙〕に勝ったばかりだった。彼女は、〔鳥インフルエンザの〕被害を確認するため現地にやって来ていた。そして彼女は、人民の不満の声が地上に登って来るようにしていたならば、このような破局は起こらなかったであろうと述べたのだった。彼女は晴れやかな顔で、動物たちの急激な繁殖をせき止めていた。

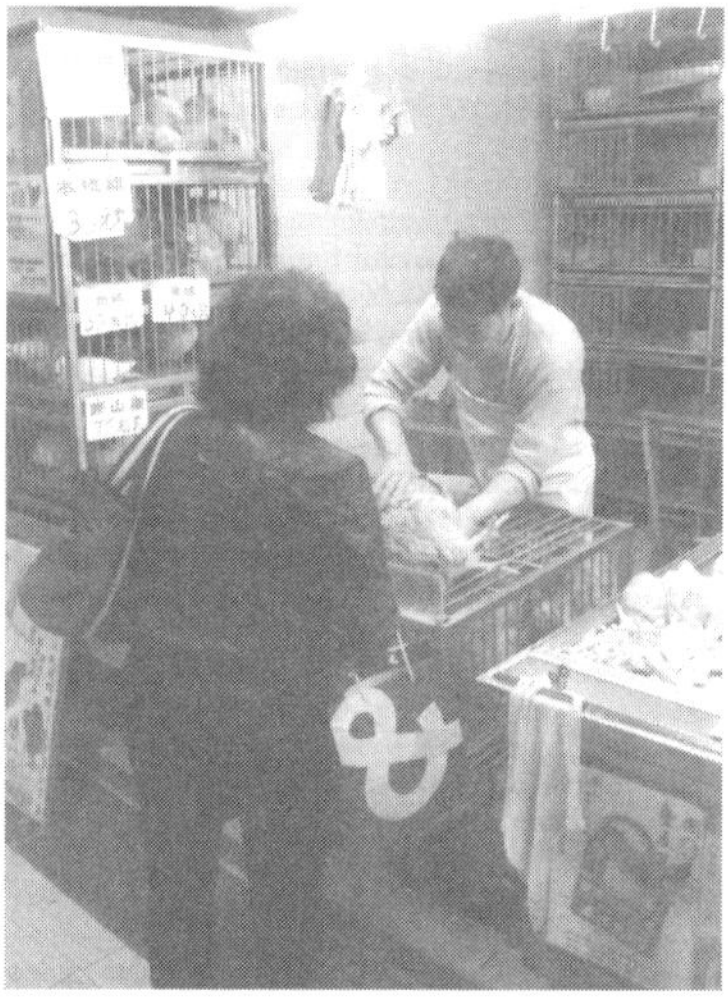

家禽の売り子。大埔の小売市場にて。

　翌日私は、鳥インフルエンザが宣告された市轄区の番禺に行くために地下鉄に乗った。この巨大な商業街は、広州よりも歴史が古く、アヘン倉庫や革命的行動に結びついており、農業生産量の増加以降に経済的な復活を経験していた。[3]

九月のH5N1発生の中心である思賢の村にたどり着くためには、ここからタクシーに乗って、牛に引かせた鋤を使って農民たちが働いているような、荒涼とした農村地帯を通過せねばならなかった。村に着いたが、住民の主要な活動である木材加工用の建物ばかりで、その中から養鶏場を見つけ出すことは難しかった。一人の若者が、不信感も露わに、バイクに乗って付いてきた。おそらく彼はここ数カ月間で、何人もの記者が通り過ぎて行くのを見ていたのだろう。すると孤立したこの村にやって来た一人の「老外〔欧米系の外国人〕」は、この悲惨な鎖を継続する者だったのだ。ある中庭を囲んでいる壁からこっそり覗き込んだとき、私は世界中の記者が書いていた「一触即発の混合物《カクテル》」を肌で感じることができた。豚や家禽がごみの山の上をうろうろ彷徨っていた。バイクに乗った若者が気づく前に、私は一枚写真を撮った。この調査で何か重大な発見ができたわけではなかったが、関西地方の他の中国村落を訪れたとき、私はいつもこの村で見た人間と動物の近さを再発見することになった——同時に、思賢村の住民に比べれば、他の村落の住民ははるかに笑顔で、愛想がよいという違いもはっきりした。

フランス領事館が〔中華人民共和国〕農業部の代表者とのインタビューをセッティングしてくれたおかげで、私は思賢村で起きていたことについて、公式見解ではあったにせよ、さらなる情報を獲得した。ユ氏という人物が、領事館の科学顧問とその中国人アシスタントと私を、農業局の豪華なオフィスに招いてくれた。慣習に逆らって、彼は自分の名刺を私たちに差し出す素振りは見せなかった。そんなに頻繁に仕事の邪魔をされるのは御免だというわけだった。彼はスーツ姿で、ギラギラと輝くネクタイを付けていた。髪の毛は、五〇年代の映画スターのように艶《つや》光りしていた。フランスを訪れたことがあるのだ、と彼は言った。「とても美しい国です」。彼は、地元村民の受け身な態度に対する地方政府当局の働きかけを、力強くはっきりと、不正な措置に対する怒りに言及するときには声を膨らませたりしながら（「措施不行！」）、芝居気たっぷりに話した。

彼が番禺区当局から連絡を受けたのは、九月一三日の晩だった。電話は、死んだアヒルが数千羽、思賢村で発見されたことを告げるものだった。一四日朝、彼は現地に赴き、アヒルたちが、死亡原因も特定されぬまま埋められてしまったことを確認した。そこでアヒルを掘り出させてみた。するとその皮膚は奇妙に乾燥していた。農業局の実験室にそれらのサンプルを送った。そこでは中国政府特有の蛍光追跡法が用いられていた。一日経つとＨ５Ｎ１の存在が検知された。彼はそれを北京の農業部に知らせた。農業部は確認のため、血液サンプルを国立リファレンス研究所に送った。彼はその後で国立のテレビ局であるＣＣＴＶに連絡を取り、鳥インフルエンザの発生を発見したこと、発生地周辺の半径三キロメートルにいる全ての家禽を殺処分すること、村民を隔離すること、発生地周辺の半径一三キロメートルにある市場を三週間封鎖することなどを宣言した。この緊急措置を実行するために、番禺区当局によって九〇〇名が動員されることになった。

ユ氏が語ったのは、厳格な中国的行政の階級を尊重しつつ、保健問題に関する透明性という国際的目標にも適合した、優れた危機管理の物語であった。二〇〇四年に中国政府がこの問題に関する意志疎通を行うと決めて以来、彼は広州地方における九件の鳥インフルエンザ症例に対処していた。そして彼は見るからに実行力を持っていた。しかしながら、彼の話にはある要素が欠けていた。アヒルを埋め、掘り出し、殺処分した人々は、鳥インフルエンザに罹っていないかどうか検査を受けただろうか？　地元の政府当局に対するユ氏の怒りは、サンプルも採取せずに鳥を埋めてしまったことに対してであって、埋める際に慎重さを欠いていたことに対してではなかった。そして自分が鳥を掘り出したとき、見たところ彼は疾病控制中心《センター》には連絡しなかった[4]。しかしこの施設は、現地で人々を検査することができる可搬式実験室を所有していたのである。ユ氏が気を揉んでいたのはもっぱら農業問題に対してであり、付随する問題〔保健問題〕については〔中華人民共和国〕衛生部に丸投げしていたのである。

彼にとって特別厄介だったのは、感染していたのがアヒルであるという事実だった。というのもアヒルは、肉がより新鮮な生後四〇日で売られていたが、そもそもアヒルに接種されるワクチンはニワトリ用のものであり、ニワトリはそれを生後三〇日と生後六〇日の二度にわたって服用することになっている。そうすると〔アヒルの〕H5N1ウイルス感染は、おそらく〔ニワトリ用の〕ワクチンがアヒルの生存期間に適合していなかったという事実に起因することになる。ユ氏は、「この問題を解決すること」(「解決問題」は現代中国の官僚的言語における重要表現の一つである)を目的とした北京中央政府の会合に出席した。彼が提案したのは、より即効性のワクチンを製造するか、あるいはアヒルの飼育期間を長くすることであった――飼育場の清潔さを保証することができないのであれば。そして彼は、アヒルが二度目のワクチン接種を受けていなかったという情報をメディアが広めたことを批判した。というのもこの噂のせいで、農民たちは、自分たちが高い代金を支払ったワクチンには効果がなかったのだと考えてしまったからだ。おそらく農民たちのこうした怒りを鎮めるためか、あるいはまた前年にこの方法が良い結果を出していたからか、番禺の農業局は、殺処分された家禽ごとに一〇人民元という彼らからすれば多額の補償金を支払った。ユ氏は笑いながら付け加えた。補償金がこんなにも気前がよいものだったせいで、発生地の外の農民たちがそれを貰えないことに不満を抱き、感染の可能性があることを示すため、自ら家禽を殺処分し始めたのだ、と。この農業部代表は、技術的であると同時に社会的なこれらの問題について、非常に明晰に語ってくれた。しかしここでもやはり、微生物学者の目には最も重要に見える事実について、彼は言及しなかった。アヒルはH5N1ウイルスの無症候性キャリアであり、ニワトリは感染直後に死亡するのだから、アヒルにおける〔ウイルスの〕発生が宣言された場合には、ニワトリにおける発生の場合よりもはるかに大規模なウイルスの拡散を推測させざるをえないのである。

ユ氏へのインタビューは、香港で農業部の代表たちと行ったものとはまったく違っていた。後者の人々が、評判の悪い措置を限られた資金で引き受けねばならず、荒れた場所で、悲しげな様子で私の前に現れたのに対して、ユ氏はといえば、中国政府の野心的な農業政策に棹差す当局の措置が上手く適用されたことを喜んでいたのである。〔ユ氏へのインタビューと〕インフルエンザ担当の医師たちとの面談との違いも衝撃的だった。医師たちは、謙虚に小さな病院（中国の用語体系に従って簡潔に「第八〔人民病院〕」と呼ばれていた）に私を招いてくれた。SARSに晒されて以来、そこは呼吸器疾患のリファレンスセンターに指定されていたのだ。香港と広州を分断する境界を越えたとき私が気づいたのは、鳥インフルエンザを担当する際に農業と保健に認められている公衆の支持が逆転したことだった。

件《くだん》の会合は、病院長の唐小平という人物によって、英語で執り行われた。名前もさることながら、彼は偉大なる中国の改革者に奇妙なほど似ていた。(五)同じように小柄で、同じように精力的に笑い、同じように外交官的手腕を持っていた。彼の傍には、見たところ知的ではあるがより控えめな副院長と、SARSを生き延びた医師がいた。この医師は、今にも倒れそうな巨人といった風貌だった。体格は重厚なものの、会話に付いていくのは難しそうで、たった一度だけ会話に入ってきて、引きずるような声で病についての自分の経験を話した。「はじめ苦痛は激しく、しばらくするともう何も感じませんでした」。唐小平は笑いながら、自分は「SARSの殺し屋(六)」であり、二人の子分は「将軍」と「司令官」なのだと言った。この病院は、二〇〇三年二月にSARSに罹った一一〇人の患者を受け入れたのだが、二〇人の医療スタッフが感染し、そのうち三分の一が死亡していた。最初の公式発表では、呼吸器障害の原因は細菌であるとされたため、病は抗生物質によって処置されることになり、ネガティヴな副作用を引き起こした。「司令官」の証言によれば、時には伝統的な中国医学によって病を軽減することができたが、それでも重い後遺症が残ったのだった。

唐小平は、自分のところの医療チームが、極度に貧しい患者には無償で手当てを行い、そのことで犠牲を払うことになったという点を強調した。彼に言わせれば、台湾の医師たちは、病人を病院に閉じ込めて自分たちは家に籠ってしまったのである。「彼らは窓から飛び出すべきだったのです！」ウイルスは病院内の空気を循環させる換気システムによって拡散するのであり、窓を開けて外気を入れるだけで十分なのだということに気づいたとき、自分の病院の症例数が減ったのだと彼は誇らしげに報告した。この良識的な措置は、彼にとってマスクの購入よりも有効に思われた。彼はこれを、WHOの推奨に従って行っていた。これによって、彼はSARS以後の病院再編成の専門家となることができた。香港では高価で危険な空調システムを腐し、華北の吉林では情報周知キャンペーンに参与した。つまりSARSは、広州の医師たちのプラグマティズムを中国全土に広め、香港の富裕な医師から田舎の小さな医師にまで伝える機会として姿を現したのだ。鄧小平が経済改革を実験するための実験室に広州を選んだのが一九七〇年代であったが、同様に、幾年月を経て今度はSARSが、公衆衛生を計画的な革新の領域にしたのであり、そのモデルが唐小平の小病院だったのである。このように見れば、鳥インフルエンザの脅威とは、SARSによって推進された努力を継続することを可能にするものだったのである。唐医師はうれしそうに、二〇〇九年に公立病院が開設する予定だと言った。そこにはベッドが一〇〇〇台備わっており、そのうちの二〇〇台は呼吸器疾患の治療に当てられることになっていた。

同じようなプラグマティズムを、私は数年来中国に居住しているあるフランス人起業家のうちに見出した。私と彼の連絡を取り持ってくれたのは領事館だった。彼は「区域担当責任者〔chef d'îlot〕」だから、保健問題に関しては、国外移住した共同体に相当するというのだ。ここでも香港との対照は大きかったのである。彼が私と会う約束をしたのが、誰もいない豪華ホテルの巨大ホールであったにせよ――「そこなら、少なくとも会いそびれることはありません」――、私が招かれたのは、陰気で混雑したビルの六階にある彼の会社の事務室だった。彼はまさに、解放以後の中国領で、若い頃中国に感じた魅惑を企業家活動に変換した一世代の代表者だった。彼の話によれば、一九六八年に一八歳で学業を離れ、彼は〔フランスの〕エピネー゠シュル゠セーヌにある工場に働きに出たのだが、まさにそこで「香港風邪(七)」に罹り、四二度の熱で一週間寝たきりになったという――彼はおそらく暗示的(八)な仕方で、本当のところ非常に中国的な仕方で、フランス仕込みの毛沢東思想を私に語っていたのだ。よく分からない回り道を経て、彼は中国に帰り、中国人女性と結婚し、今では中国人の従業員に囲まれていた。そして従業員相手には、高圧的な口調で話をしていた。ちょうどSARSの時期に、彼は華中の巨大工業都市である武漢で、自動車の革製シートの工場を起業した。彼は危機という機会を利用して、自分の職員に衛生措置一式を課した。手を洗うこと、白衣を着ること、シャワーを浴びること、殺菌された箸を使うこと、ドアノブや電話機やパソコンのキーボードを消毒剤で一日数回拭くことなどである。彼はまたビデオ会議室を作り、フランス人技術者を中国まで呼ばずに彼らと仕事ができるようにしたが、移動費を節約した分は通信コストによって直ちに埋め合わされてしまった。「〔工場を〕始めたばかりのときに、清潔さと整理整頓のシステムを準備しなければなりませんでした。SARSのせいで強化されていたのです。私はこんな風に、すべての労働者に白衣を着せました。人が汚れるような持ち場があれば、すぐに分かるようになりました。二週間後も、私の工場には塵一つ落ちていませんでした。

――従業員に不満はなかったのですか？

――ありませんでした。みんな理解していたのです。

――それらの措置は今でも実施されているのですか？

――継続しているものもいくつかあります。しかしみんなの熱を測ることは、もうしていません。

――すると手洗いは続けているのですね？

――それこそまさに幾度となく要求していることです。革製のシートを製造しているわけですから。革製のシートに染みがあったら大変です。なんと言っても、数千ユーロするシートですからね。まさにそのために、私はすべての人間に白衣を着せているのです。そうすれば清潔さに慣れますから。これは非常に上手くいっています」。


最も目を引く措置《スペクタクルな》は、銃型温度計の使用であった。これはSARS以降保留されていたが、インフルエンザ・パンデミック時に再び採用されたのだ。この銃型機器をこめかみに当てると、数秒で熱があるかどうか表示される。これを使うと、最も数多くの死刑執行を積み上げている国の、最も暗い行為の数々が思い起こされる。(5) 対談相手が、私にこの銃型機器の起源を説明してくれた。「私はプラスチック製品の工場を監督していました。それ〔銃型機器〕は、〔製品を造形する〕鋳型のサーモグラフィを取るための道具でした。鋳型を開けるとき、非常に熱せられているので、何をするにせよ遠くから作業しなければならないのです」。彼によれば、この措置はマスクの使用などよりはるかに有効だったが、加工するのが厄介で、値段も高価なのだった。そこで彼は、中国政府当局と進んで協力することにしたという。彼は当局の措置に納得していたのだ。「その時期、私はシトロエンの工業地帯にいました。すると、武漢の外からの訪問客は必ず申告する義務があると、警察が直接言いに来ました。訪問客の受け入れが禁止されたわけではありませんでしたが、それを申告せねばならなかったのです。彼らは何も禁止しませんでしたが、情報を入手して、追跡可能性《トレーサビリティ》を持とうとしていたのです。空港でも、他の何処でも、彼らが実施していたのは、「どこから来たのか？　何処へ行くのか？　電話の連絡先を書いていけ」といった類の申告でした。それは真面目な気持ちから発するもので、論理的で、それについて何も言うことはありません。その代わり、それは強硬な言葉を含んでいました。もしもＳＡＲＳ症例が宣言されるかもしれないときに命令を遵守しなければ、〔他人に感染病を移すことになるという意味で、〕毒殺の罪があるとみなされることになるでしょう。私たちには、中国の法律がのしかかっていました。中国には民法典はなく、刑法典しかありません。罪名は『毒殺』でした。私は武漢にいて、警察とも税関とも関係は良好でした。警察は話をよく聞いてくれました。ＳＡＲＳの件で私たちのところに来たとき、彼らはとても親切で、私たちに何かを強いることに困惑していました。それに、自分たちのせいではないのだということを理解してもらおうとしていました」。つまり〔人民が〕中国の監視システムを擁護することに、〔警察が〕人民の連帯の側に立つことが伴っていたのである。

　このフランス人起業家が表明した批判は、華南の世論に棹差しつつ、もっぱら北京政府当局に向けられることになった。ＳＡＲＳの症例を首都に隠し、たくさんの病院にそれをばら撒いた点において、彼らは「馬鹿な真似をしている」というのである。「中国人は問題を隠したのだと言われますが、私にとってそれは本当ではありません。というのも、私が湖南の妻の実家にいたとき、中国政府は『広東病』〔鳥インフルエンザ〕について毎日報じていたのです。何人もの人々が死亡しましたが、病の起源にラベルを貼ることはできませんでした。広東では酢の値段が四倍になりました。人々が石を使って酢を蒸発させたのです――部屋を除染するための中国医学です。すべて明白でした。隠れた何かなどではありませんでした。既成事実だったのです。彼らはそれについて、テレビや新聞で毎日報じていたのです。大きな問題が生じたのは、北京で症例が出現したときなのです」。

この企業家は自分と共に働く中国人エリートたちの意見を表明しているのであって、だからこそ彼にとってSARS危機は、国民を衛生管理にむけて教育し、この新しい管理様式を理解するのに最も適した方法を選択するための良い機会だったのである。「仲間の一人が言ったように、SARSに関して良いことは、彼には子供がいたのですが、子供たちが一日に何度も手を洗うようになったことです。私のところでもそうでした。たとえば、昼になると食堂に食事を届けてくれる従業員が一人いました。ところが、その従業員は交替させられました。彼は能力不足で、危険だと判断されたからです。つまり、至るところで物事は改善されていたわけです」。とはいえ、こうした措置は鳥インフルエンザに対しては役に立たないと彼は考えていた。なぜならヒト間の転移が、依然として予測不可能だったからである。SARSの潜伏期間が非常に長い（四日から五日）のに対して、H5N1による感染は、あらゆる瞬間に予告なしに訪れうるのだ。「SARSは拡散する前に予告してくれる行儀のよい病でしたから、措置を講ずることもできました。しかしインフルエンザは、周知のように、転移が起きていないうちは保護してくれるワクチンもないのです。（……）私としては、もし本当にパンデミックが起きたら非常に深刻なことになります。メカニズムが確かでないわけですから。とてつもなく毒性が強くて、伝染力が強くて、インフルエンザというやつはすべてを兼ね備えているのです。スペイン風邪では五〇〇〇万人の死者が出ましたが、当時の交通手段では五〇〇〇万人しか死ななかったというだけです。現在どうなるかは考えも及びませんが、一〇倍か二〇倍は悪化するでしょう」。

鳥インフルエンザの脅威に直面して、この企業家は良識あるプラグマティズムを前面に押し出していた。香港で準備されていた不測事態対応計画の有効性を、彼は疑っていた。タミフルは、感染してから病が宣言されるまでのあいだに投与されねばならなかった。それに、副作用は抑えられていなかった。強制退去に関しても、それは国外居住者にとって危険であると同時に、彼らが引き上げる先の本国にとっても危険であった。家禽に触れる際には衛生管理措置を講じるべきだと、彼はしきりに勧めた。卵は調理すること、動物を切ったまな板は洗うこと、鳥市場に近づくのを避けることなど。調理の詳細を語りながら、人間と人間が食べる動物が同一視される場合に乗じて、彼はこう言った。「私には友達がいるのですが、彼は中国暦では酉《とり》年生まれで、番禺に住んでいるので、ニワトリの殺処分が行われたときに、私は彼に電話してこう言ったのです。『気をつけろよ！』」香港が祝祭行事のために家禽を生きたまま輸入し続けようとしたという事実は、彼には馬鹿げたものに思われた。彼は冷凍されたニワトリしか食べなかった。「彼らは便通のないニワトリを輸入しなければなりませんでした。危険なのは糞だからです」。

ＳＡＲＳと鳥インフルエンザに関して私がその後に集めた数多くの「普通の人々」の話の中に、この企業家が描いた特徴の大半が見出される。しかし率直さと善良さにおいて、そして威厳を持って科学的情報を把握して具体的措置の言葉に翻訳する点において、彼の話は他から抜きん出ていた。私が広州で行った他の個人的インタビューは、これほど興味深いものにはならなかった。大学界隈の人物たちと会う機会もあったが、彼らはアカデミックな偽りの冷静さと隠された政治的権力の圧力との中間に留まっていた。中山大学公衆衛生学部の学部長と華南農業大学の鳥インフルエンザ研究室の室長が、丁寧に私を迎えてくれたので、私はひどい英語とひどい中国語を織り交ぜながら長いこと話をした。そして彼らが所属する建物に招いてくれたので、学生たちと会ってみたが、いかなる情報も交換し合うことができなかった。いつか自分の階級が許す場合には協力することを見据えて連絡を取っておくことが、彼らの目には大事だったのである。香港では、まさに大学の教員たちのおかげで、政治的権力が見せるのを拒み、企業家には知られていない情報を得ることができたのだが、広州の大学教員たちが与えてくれたのは、政治的権力が公式の委任として交付し、企業家が直ちに実行に移しているような情報でしかなかったのである。

販売業者と検査員

その後の数カ月間に、私は広州の大学教員に連絡を取り、思賢の畜産業者に関する研究チームを設置することを提案した。私が知りたかったのは、九月の危機から彼らがどのような教訓を引き出したのか、彼らはどのような措置を採用したのか、彼らが保証金をどのように利用したのか、といったことだった。これはかなり直接的な要求だったので、あらゆる階級の助言を経由した上で、丁寧な返事が来た。学生たちは、共同で練り上げた質問表を携えて村に赴くことができるが、私はその質問表の結果を手にするだけであり、村民自身との接触は叶わないとのことだった。この方法は――二〇世紀初頭の人類学者には相応しいものかもしれないが――、民族誌的調査を行うという私の考えに適うものではなかった。中国における鳥インフルエンザの統制《コントロール》装置を研究するための迂回路を求めて、私は対談相手たちに、自分を家禽の市場に連れて行って伝統的実践の変形について研究することを提案した。[6] 実際のところ、市場とは公共の場所なのだから、簡単に配置について、鳥や犬と接触する人々を観察することができるのである。外国人も群集に紛れ込んでいる。彼は客かもしれない。時間があれば話しかけてくるが、買いに来たのでないことが分かれば仕事に戻るものだ。この要求は受け入れられた。そして私は難なく通訳を見つけ、中国の四つの都市（香港、広州、北京、杭州）の市場に連れて行ったのだ。[7]

中国の家禽市場への私の最初の接触は、香港の農務署によって企画された。「小売市場」と「卸市場」が区別されていることに私が驚いていると、家禽飼育場の検査《コントロール》を担当する獣医が後者の市場を訪れてみてはどうかと提案してくれた。長沙湾の市場は、一九九七年の鳥インフルエンザ症例が最初に現れた直後に建設された。当時、生産業者から直接家禽を購入することは、保健上の理由から禁じられていた。それは九龍北部に広がる巨大な敷地で、山を背にした高層住宅ビルが立ち並ぶ中に建てられていた。一枚の壁が「ニワトリが並んでいる」諸々のスタンドを外界から隔てており、そこに小売業者がやって来て、家禽が入った鳥籠を卸業者から購入することになっていた。彼らのトラックは、遮断機と車両殺菌槽《ロトリューブ》（動物の汚れがついた車輪を洗うための水槽）を通らないと、そこには入れなかった。一本の通りが市場を二分していた。一方には香港で飼育されたニワトリ、もう一方には中国から輸入されたニワトリが並べられていた。香港で飼育されたニワトリは赤い鳥籠に入れられ、スタンドの上に直接置かれていたが、中国から輸入されたニワトリは黄色い鳥籠に詰め込まれ、すでにたくさんの検査管理を受けていた。まず国境で、獣医がサンプルを採取して血液にウイルスが含まれていないかを確認し、次に市場の入り口で、警備員が養鶏地を保証する登録番号を点検していた。黄色い鳥籠に入った中国のニワトリは、ようやく赤い鳥籠に移され、最終的には香港のニワトリと一緒にスタンドに並べられるのだが、その前に全長約一〇メートルの機械の中で、何列ものウォータージェットを浴びて洗浄されるのだった。つまり籠の色によって現地のニワトリと輸入されたニワトリを区別し、もっと言えば、現地のニワトリと疑惑のニワトリを区別することができたのである。

小売業者は夜な夜な長沙湾へやって来て、卸業者から家禽を購入するのだった。交渉は露店ごとに、小さな灯りのもとで行われていた。値段が掲示される中央広場のような場所が無かったからだ。トラックが夜の一一時頃に来て、交渉は午前一時から四時のあいだに行われ、そして小売市場が八時に開く頃、卸売市場の大掃除が始まるのだった。二〇〇一年に香港の市場で生きたニワトリにＨ５Ｎ１が発見された後、政府は月に一回、市場を閉鎖して普段以上に根本的に清掃することを義務とした（「一日休暇」)。そしてその後の二〇〇三年には、これが月に二回になった。にもかかわらず、二〇〇八年六月に再び市場でウイルスが現れたため、新たな措置が講じられることになった。小売業者は生きた家禽を夜に保管することができなくなり、客に生きた家禽を提供したいならば、そのたびに長沙湾の市場に来なければならなくなった。このため卸売業の方は、たいへん繁盛する仕事となった。困難な労働条件を課されていたとしても、この仕事は政府の措置の恩恵に浴し、市場の検査担当官たちと難なく協力することになったのである。たとえば一日に五〇〇羽から一〇〇〇羽のニワトリを売っていた卸売業者夫婦は、自分たちの子供がフランスかアメリカの大学で勉強するにはどうすればよいか私に聞いてきた。これは「中流階級」の典型的な関心事を示していた。彼らは避けて通ることのできない中間媒介という立場に立つことで、保健措置の恩恵に浴していたのである。

逆に小売業者は、それまで以上に「庶民階級」に属することになった。夜明けに生きたニワトリを買った後、彼らは昼間にそのうちの五〇羽から一五〇羽を売り、残った分を夕方に屠殺し、細切れにして、翌日に半額で売っていた。だから彼らの〔スタンドの〕テーブル上には、生きたニワトリと細切れのニワトリが並んで置いてあり、死と生が奇妙な仕方で接続していたのである。鳥籠から肉切台まで移動するあいだに、販売業者は店の小さな奥の間を通るのだが、そこで彼らは人目につかぬように家禽を屠殺していた。まさに彼らこそが、鳥インフルエンザに対する措置が引き起こした結果を最も大きく被っていた。というのも、一九九七年以降、消費者が自宅でニワトリを屠殺するのを政府が禁じてから、生きたままニワトリを売るという伝統的な活動が危険視されるようになったからだ。この活動を管理《コントロール》するのは、今や農務署ではなく、食品と環境の衛生に関する部署(食物環境衛生署)となった。実際小売市場に対する措置は、卸市場よりも厳格であるように思われた。卸売市場は高さ一メートルの壁で通りから隔てられているが、雀でも他の家禽でも簡単に通り抜けることができた。

それに対して家禽の小売市場は、覆いを被せられ、市場の他のスタンドからも分厚い壁で隔てられていた。他の場所から家禽のスタンドに続いている通路には、鳥インフルエンザの危険性を警告するポスターが何枚も貼られていた。それらは、家禽に触れないことや、家禽を生きたまま家に持ち帰らないことを推奨していた。制服を着た検査員たちがそこを休みなく通過して、通路を掃除したり、スタンドの状態を確認したりしていた。多くのスタンドは、こうした新しい規範に順応することができずに閉まっていた。三分の二ほどのスタンドが、空っぽだったり、白と赤の大きな横断幕で塞がれたりしていた。

ある六〇代の販売業者が、香港北部の住宅街にある、非常に年配客の多い大埔の市場で働いていた。彼女は、次のようにコメントしてくれた。「市場は立ち入り禁止区域みたいでした。要求が多すぎるのです。いつもストレスを感じています。つらいです。白髪になってしまいましたよ」。彼女の両親は飼育業者から家禽を直接買ってそれを売っていたのだが、販売業者にとっては、政府が課した規範は非常に困難な状況を引き起こすものだった。卸市場で買った家禽は、プラスチック製の黄色い鳥籠から、直ちにそれぞれのスタンドにある金属製の鳥籠へ移されなければならなかったし、同じ鳥籠に異なる種類の家禽を入れることも禁じられていた。売れ残った家禽が屠殺されていなかった場合、小売販売を許可するライセンスが政府に取り上げられてしまうことになっていた。「道路で運転を過ったら、罰金が課せられます。でも私たちは、免許証を奪われるのです。政府は一片の寛容さも見せてはくれないのです」。鶏肉販売業者の労働組合は、こうした売り上げを低くするような管理《コントロール》措置を非難するために、これまで数多くのデモを組織してきたが[8]、この販売業者はそこに加わることを望まなかった。「海に飛び込みに行くような人たちもいましたが、やり過ぎです。あなたのような人々が、私たちの話を聴いてくれるなら、助けになるでしょう。そうすれば、海に飛び込む必要ももうなくなるのです」。家禽販売業者の労働組合によるデモは、実際警察に対する暴力行為に成り果てていたのだが、「海に飛び込む（「下海」）」という言葉は、公用中国語《マンダリン》においては政府による統制《コントロール》を逃れるような私的営利活動を意味しているため、両義的な意味を帯びている。[9]「私たちは普通に働いています。泥棒もしません。私たちの仕事は、みんなが生きたニワトリを食べれるようにすることです」。彼女の息子は、彼女を助けてスタンドを支えていた。しかし彼は、ダイビングの指導員になりたいと言ってもいたのだ。

この女性販売業者は、香港だけで飼育されているカメイ品種の「有機」鶏を提供していたが、彼女の隣家が所有していたのは、半分は中国産のニワトリで、もう半分は香港の工業飼育場産のニワトリであった。この女性販売業者は、一日にそのうちの五〇羽を一二〇ドル（約一二ユーロ）で販売していたので、品質の向上によって消費の低下を補うことができていたが、彼女の隣家は、一五〇羽を六〇ドルで売っていたので、〔消費の〕制限によるコストをさらに大きく被ってしまった。この女性販売業者が客と長く言葉を交わし、息子に頼んで店の奥の間でニワトリを屠殺させていたのに対して、隣家の販売業者は、家禽を客に見せることと、彼らの前でそれを屠殺することを両方請け負っていた。彼はほとんど口を利かなかったが、熟練した手つきで家禽を握り、重さを量り、嗉嚢《そのう》〔鳥の消化管の一部〕のあたりの羽毛をむしりとって肉の品質の良さを示し、そして頭部を立て直して、それを素早くナイフで切り落とした。このニワトリは桶に投げ込まれ、一〇分間ほど血液を絞り出した後、さらに湯通しされ、羽根をむしられ、まな板の上で切り分けられた。すべての臓器が回収され、ばらばらに売られた。心臓や、肝臓や、砂肝だけでなく、脚や腸までも売られていたのだ。

隣家の販売業者は、手つきも言葉遣いも、先の女性販売業者に比べて伝統的な販売業者に近かったため、つまるところ、より大きな悲観論に苛まれつつ、労働条件の変化を受け入れていたのである。

彼は三〇年来家禽を販売してきた。二〇歳になる息子は、時には手助けしてくれるが、自分の仕事を継いでくれるかどうかは疑わしかった。この販売業者に言わせれば、鳥インフルエンザに対する措置は厳しかったが、公平なものでもあった。なぜなら、誰もが責任の一端を担っていたからだ。彼は生きたニワトリの値段を上げ、細切れの鶏肉の値段を下げた。措置を受け入れる代わりに、政府が給料を支払う労働者が毎日スタンドを清掃した。さらに専門家（「専家」）が定期的にやって来て、彼の血液を採取した。彼は何も言わずに血液を与えた。政府が彼のライセンスを買い取るために一〇〇万ドル（約一〇万ユーロ）を提示したが、彼は拒絶した。しかしながら彼は、若い世代の心性は変化しているので、人々は生きたニワトリの購入を控える方向に向かうだろうと思ったという。「次にあなたたちが来るときは」と、彼は立ち去りながら言った。「生きたニワトリはもう置いていないでしょう。『鳥インフルエンザ』という言葉が発明されたのは香港だということをお忘れなく！」

　国境を越えると、生きたニワトリを売る市場の様相が変わった[10]。広州の東山口中心地区では、家禽販売業は二〇年ほど前から営まれていた。若い女性が家禽を選ばせ、壮年の男性が店の奥の間でそれを屠殺していた。そして若い男性が煙草をふかしながら伝票を切って、赤く照明された鉤《かぎ》に細切れ肉を引っ掛けるのだった。彼らは家族で、朝の三時から、ジャン・クン・ファンの卸市場に家禽を探しに出かけ、一七時まで働いていた。彼らは一日に一〇〇羽ほどの家禽を、約三〇人民元（三ユーロ）で売っていた。香港では禁じられていたが、ここではアヒルがニワトリと同様に生きたまま売られていた。アヒルの鳥籠は隔離され、床の上の兎の檻の近くに置かれてはいたが。家禽の販売業者自体も、豊富な緑の野菜の傍らで亀や鰐を売っている他の販売業者から離れて営業しているわけはなかった。時にはニワトリが鳥籠から逃げ出して、販売業者がそれを追って他の陳列台の中に飛び込んでいくこともあったのだ。

生きた家禽の店が五軒集まって、地区委員会を組織していた。彼らは同じ制服を着て、各自が週に一回消毒のために店を閉める交代制を敷いていた。この措置は、政府に命じられたものではなかった。政府は消毒剤の配給すらしていなかったのだ。しかし単に石鹸と水を使うことで、消費者は安心するのだった。販売業者は口を揃えて、経済発展の話を繰り返していた。かつては路上で家禽を売っていたが、政府に強いられて一つにまとまり、以後は清潔さや衛生に関する消費者の要求を考慮に入れざるをえなくなったという。その代わりに値段は上がったが、消費も増大したらしい。「この仕事を守るには、生命《いのち》を削らなければなりません」と、一人の販売業者は語った。しかし彼女は、これが将来性のある仕事だということを疑っていなかった。

北京では、あちこちの地区市場を探し回り、一日中タクシーで走り回ったにもかかわらず、生きたニワトリの市場を一つも見つけることができなかった。人民共和国の首都は、ＳＡＲＳ危機後の二〇〇三年に、この厄介な商売を禁止することによって模範を示そうとしていたのである。タクシーの運転手も、私たちを市場から市場に連れ回しているうちに笑ってしまい、鳥インフルエンザを食べるつもりなのか（「喫禽流感」）と訊いてきたほどだ。北京はあまりに大気汚染がひどく、あまりに人が多い、中国人は自然を破壊したが、その点フランス人は「ロマンチック（「浪漫」）」なままだ、と彼は言った。天壇〔寺院〕のそばにある虹橋市場は大きな食品市場だったものの、二〇〇三年以降に西洋人観光客向けの衣服と家電の市場に置き換えられてしまっていた。

北京鼓楼〔寺院〕の北の就鼓楼外大街にある大きな食品市場は、三つの部門に分けられていた。一つは果物と野菜、もう一つは豚肉と鶏肉、最後の一つは羊肉と牛肉を扱っていた。分けられている理由は、この地区には、豚肉を食さない回族〔フェイ族〕（北方の中国ムスリム）のコミュニティが存在したからである。(11) 宗教上の禁忌が、ここでは保健的要請によって二重化されていた。回族が売る羊肉と牛肉は冷蔵庫に保存されていたが、豚肉と鶏肉は野晒しになっていた。実際に市場の中央部には、豚肉と鶏肉の細切れが同じように雑然と陳列されていた。息詰まるような暑さは扇風機で弱まる気配もなく、鈍い赤色の光がそこを息苦しい場所にしていた。市場の他の二箇所とは対照的だった。そちらは風通しも良く、すっきりと明るかった。ニワトリを売っていたのは三〇代から五〇代の比較的若い女性たちだったが、品物の少ない陳列台を前にして退屈している様子だった。生きたニワトリ（「火鶏」）はあるかと尋ねると、彼女たちは最初のうち無いと答えたが、北京の北西にある常平の卸市場で入手することはできると付け加えた。彼女たちに電話番号を渡すだけでよかった。翌日には生きたニワトリが手に入るとのことだった。細切れのニワトリが一キロで六から八人民元するのに対して、生きたニワトリは一キロ二〇人民元で販売されていた。だから政府による禁止を何とか潜り抜け、ちょっとした密輸入を行うだけの価値があったのだ。

杭州は中国の沿岸地帯の中心に位置する中規模の都市であるが、そこの小売市場は、周囲の農村部で飼育されている生きたニワトリを提供していた。販売業者たちは主として安徽《あんき》の農村地帯からやって来ており、北京との違いを際立たせるために、彼らは農村部との近さを力説した。広州の市場とは違い、五軒並んだ家禽販売業者と市場のその他のスタンドを、プラスチックの透明なパネルが仕切っていた。家禽販売業者の列の両脇には屠殺人が立っていた。客がパネル越しにニワトリや、アヒルや、鶉《うずら》を選ぶと、販売業者の方はそれを内側から〔屠殺人のいる〕列の両脇に、文字通り飛び出させる。そうすると客は、〔屠殺されて〕細切れになった肉を、残りの買い物を終えた後に回収することができるというわけだ。私が訪れた中で、唯一ここでだけ、屠殺が〔奥の間ではなく〕明るい中で行われていた。客は屠殺されたばかりの新鮮な家禽の卵や血液を回収することもできるが、大多数はそうしなかった。不潔だと思われていたからだ。買っている人もいたが、それは犬にやるためだった。広州では血液の販売は禁じられていた。なぜなら屠殺の際に羽根が混ざることが多々あり、そうやってウイルスを伝染させる可能性があったからだ。しかし杭州では、こうした禁止を取り仕切るものが誰もいなかったのである。おそらく農村部に近い中規模都市という性格のせいで、杭州の市場は、私が訪れたどの市場よりも統制《コントロール》が行き届いていなかったのだ。

しかしながら通訳に連れられて街の北の卸市場に行ったとき、私は奇妙な検査員たちと出会った。この市場は工業地帯の真ん中に位置しており、開けた場所に三つの建物が建っていた。そこには数千のアヒルやニワトリが、金網の奥ですし詰めになっていた。市場の出口と入り口に、横長の建物が二つ設置されていた。一方の中には販売業者たちが滞在し、他方の中には検査員たちが居住していた。卸業者は一日に一〇〇〇羽ほどの家禽を一羽三人民元で売り、小売業者は彼らから一〇〇羽ほど購入していた。そしてレストラン経営者や近所の個人客がやって来て、家禽を五人民元で買っていった。女性や子供たちが、二、三羽のニワトリを手に、市場に沿って通りを歩いているのが見えた。生きた家禽の喧騒の最中、死んだ家禽が地面にたくさん散らばっていた。販売業者は、それはこれから焼くのだと言った。冬ならまだ個人客に売れるが、夏になると誰も欲しがらないらしい。検査員の建物の中では、四人の男性と一人の女性がテレビを観て、扇風機で涼を取っていた。建物の入り口の掲示板を見ると、中国語と英語で「動物保健監査所」と書かれていた。ここの所長と会うことはできるかと尋ねると、彼らのうちの一人が、記者なのかと尋ね返してきた。彼は、私たちが質問するたびに長い沈黙を漂わせた。そして最後にこう言った。この市場で病人は出ていないし、すべては別のレベルで統制《コントロール》されている。ここはたんなる「中間的市場（「转手市场」）」なのだ、と。そう言うと彼は、背を向けてテレビ画面の方に向き直ったのだった。

汚染ミルク騒動《スキャンダル》

鶏肉市場の管《コントロール》理を調査することは、明らかに不可能だった。検査員の存在は完全に隠蔽されており、販売業者たちもそれについては間接的な仕方でしか話すことができなかったのである。しかしながら、二〇〇七年九月に勃発したミルクにまつわる騒《スキャンダル》動[九]の折に、食品の衛生安全の管《コントロール》理システムを研究する機会が舞い込んできた。香港の新聞各紙を通じて、私はこの騒動の推移を追うことができた。[12]この騒動では、国家質量監督検験検疫総局（ＡＱＳＩＯ）が槍玉に挙げられた。これは、〔中国〕全土に散らばる三五の事務局に一八万人が働く国務院直属機構であり、安全保障の規範を練り上げたり、工業施設を視察したり、商業製品の出入を許可する証明書を発行したりすることを担当していた。総局の局長である李長江が九月二三日に辞任することになり、危機の後でこの機構は根本的な再編成を経験することになった。私が最初に総局の名前を聞いたのはＡＦＳＳＡを調査しているときであり、そのときには、アメリカ合衆国で犬が毒物のメラミンを含むドッグフードを食べて中毒症状を起こしたことを受けて、局長だった郑筱萸が二〇〇六年〔二〇〇七年の誤り〕に死刑判決を受けていた。死刑執行の理由は、この局長がアメリカ合衆国から「適正製造基準（ＧＭＰ）」を導入する一方で、特定の薬品を認可することで不正な利益を得ていたことだったのだが、とりわけ合衆国の犬の飼い主たちによって引き起こされた悪評が彼の失脚に結びついたのだった。私が再びこの機構の名前を耳にしたのは、香港食物環境衛生署の獣医と会っているときで、私が彼に、香港に輸入された家禽は同じように中国でも検《コントロール》査を受けているのかと尋ねると、彼は爆笑したのだった。「行政的検疫もあるかと思いますが、もう名前も思い出せませんね……」。[一〇]二〇〇七年〔二〇〇八年の誤り〕に汚染ミルクの騒動が中国の新聞各紙を賑わせたとき、アメリカ合衆国で起きた〔ペットの〕中毒事件と、中国から輸入された製品にたいする香港人の恐怖とが結びついて、中国の生産ラインにおける管理《コントロール》の脆弱性をさらけ出した。この騒動は、とりわけ中国人が「東向きの窓（「東窓事発」）」と呼ぶものを開いたのである。それはシステムの脆弱点であって、さまざまな批判がここを通って表明され、政府の責任を問い、最高位レベルにまで異議を唱えたのである。(13)

騒動が始まったのは、〔二〇〇八年〕九月五日、ニュージーランドのフォンテラ社が、三鹿の粉ミルクを飲んだ中国人の乳児二人が腎不全で死亡し、一〇〇〇人以上の子供がすでに腎結石を進行させている、と自国政府に報告したときである。中国乳製品加工業の柱の一つをなす三鹿社の資本のうち四三パーセントを所有していたフォンテラ社は、この騒動で「内部告発者」(14)の役割を演じたのである。ニュージーランド首相のヘレン・クラークは、当時中国政府に対して、欠陥商品を市場から引き上げるよう要請した。この最高位レベルの公的な暴露がなされるまえに、聞き届けられることのなかった一連の警告があった。すでに二〇〇八年の三月から、消費者たちが三鹿の粉ミルクを飲んだ後に子供たちが病気になったと苦情を訴えていたし、数多くのブログが情報を伝えていたのだ。また八月二日にフォンテラ社は、三鹿社が拠点を置く河北省の石家荘市の政府に、販売された製品を回収する必要性について注意を促していた。しかし騒動が中国に何らかの効果を生み出したのは、ようやくそれが海外の世論の前に勃発してからだった。九月八日に、河北省政府はこの問題に関する情報を得た。九月一〇日、病気の乳児たちに関するルポルタージュを中国官報各紙が発表した。九月一三日、衛生部の命を受けて、三鹿は粉ミルクを主成分とする全製品を市場から引き上げた。

当時中国のメディアと世界のメディアは、粉ミルクに含まれている毒性因子についてあれこれ考えをめぐらせた。メラミンは尿素から作られる化合物（C3H6N6）である。一九三〇年代に〔メラミン樹脂に合成される成分として〕注目されたメラミンは、工業分野において、特にプラスチック製造のためには必要不可欠な特性を多数持っている。容器から中身に移るため、少量ではあるが、メラミンは現在消費されているあらゆる飲み物に含まれている。少量のメラミンであれば難なく排泄することができるが、定期的に大量に摂取すると、泌尿器系に障害が発生することがある。中国は世界最大のメラミン生産国であり、行き過ぎた生産が乳製品加工業に都合の良い捌け口を見つけ出したのだと想像される。なぜならメラミンは、製品の検査時に〔投入すれば〕、実際の栄養価は増やさぬまま蛋白質レベルを上昇させるという効果を持っているからだ。こうして作られるのは「とても栄養がある」乳製品であるため、栄養失調に苦しむ子供たちに推奨されていたのだが、逆説的なことに、そのせいで子供たちは中毒症状に陥ったのである。

メラミンを不正にミルクに混入させていたのは三鹿一社だけではなく、中国の乳製品加工業全体だったことが、調査の結果直ちに明らかになった。中国の乳製品加工業は、内モンゴルで生産されたミルクを購入し、それを滋養強壮に効く現代的な製品に昇格させることで、過去一〇年間に台頭してきていた。ミルクは中国では伝統的に飲まれないのだが、それには生物学的理由もあれば（中国人はラクターゼ〔乳糖分解酵素〕、つまり離乳期以後にミルクの消化を抑える酵素を持っていない〔乳糖不耐症〕）、文化的な理由もある（雌牛は食用ではなく耕作用に飼育されており、北方の遊牧民たちと関係づけられている）[15]。したがって汚染ミルク騒動は、飛躍的発展を遂げていた一つの産業を襲ったのだが、そもそもこの産業が慌しく生産量を増やしたのは、提供されるミルクの品質を犠牲にした上でのことだったし[16]、こうした栄養面での低品質を隠すことができたのは、メラミンの使用のおかげだったのである。締めくくりとして、乳製品加工業における中国系大企業（蒙牛、伊利）の幹部たちは、消費者の信頼を取り戻すため、公的に〔ＡＱＳＩＱの局長が〕ミルクを飲むという儀式的振る舞いを実現する一方で、彼らの目から逃れて不誠実な部下たちが犯していた不正行為に対する許しを請うたのだった。しかし重要なのは、とりわけ「中国産［Made in China］」というラベルの信用を復活させることだった。鉛を含んだ塗料が原因で子供が中毒症状を起こした、玩具会社マテルの騒動によって、このラベルはすでに剥がされていたのだ。中国のミルクは、公式には〔マテルの玩具のようには〕輸出されていなかったが（バングラディシュ、ビルマ、イエメンは除く）、スターバックスやキャドバリーのような海外企業は、中国のミルクを含んでいる自社製品を店舗から引き上げたと発表した。つまり外国に対して「面子を保つ」必要があったのであり、それによって、国内の係争と対峙することを避けることもできるというわけだった。

汚染ミルク騒動は実際、中華人民共和国内の社会的不平等と腐敗の問題の広がりを明らかにするものだった。二〇〇六年〔二〇〇七年の誤り〕にアメリカで犬が中毒症状を起こした後、二〇〇八年一二月の公式報告によれば、メラミンが中国で三〇万人の子供たちの腎臓障害を引き起こし、そのうちの六名が死亡した。死亡した子供たちは、多くの場合民工の子供たちであり、両親は都市で働き、農村にいる祖父母が子供たちに粉ミルクを与えていた。苦しむ子供を診察してもらおうと、祖父母たちは患者で溢れ返った病院に殺到したが、概して医師たちの抵抗に遭遇した。湖北省の医師たちは、三鹿のミルクを飲んだ子供の死亡原因を心臓の炎症と判断し、出稼ぎ労働者である子供の両親には費用を負担することができないとして、検死することを拒んだ。「国務院の食料品特別配給センター」のおかげで、中国の高級官吏はあらゆる汚染から保護された製品を消費することができるのだ、という噂がインターネットを駆け巡った。(17) つまり、共産主義的で平等主義的であるとされているこの社会の中には、二つの速度を持つシステムが設置されており、中国の経済成長の成果を配分・管理しているのだということが白日の下に晒されることになった。「腐敗問題」は、こうした構造的矛盾を示す決まり文句である。政治改革を企てずに経済活動の増大を決定する社会は、経済成長の成果を不平等な仕方で配分することしかできず、それは最も弱い者にとってはリスクのあるやり方なのである。

　この衛生危機において、香港は前哨地という役割を取り戻した。自らが依存している製品を告発する西洋諸国と、自らの社会問題と対峙することを拒む中国国家を、香港が繋いだのである。香港衛生署署長だったマーガレット・チャンは、北京の支援を得てＷＨＯの事務局長に選出されていたが、国境なき記者団の事務局長ロベール・メナールは、彼女が中国をかばって保健上の規範を厳格に課することを拒んでいると非難した。実際マーガレット・チャンは、最初の段階では、一見すると保守的な医学的合理性に従って、授乳という慣行を再開することを訴えるだけにとどまっていた[18]。ところが彼女は次の段階で、中国の食品衛生安全システムの前近代性を批判し、香港に中国製品全般の監視体制を敷くことを支援したのである。食物安全中心《センター》は、中国から輸入されたすべての乳製品を検査して、〔メラミンの〕含有量が、危機が訪れてから政府が制度化した二・五ppmの限度を超えていないかどうかを調べた。腎臓機能の専門家たちも協力した。彼らはそれまで、マウスにおけるメラミン摂取効果しか分析したことがなかった。調査の結果メラミンの超過が判明したのは、マキシムグループ〔美心集団〕が販売していた庶民的デザートのマイライと、伊利が製造していたヨーグルトアイスであった。しかしこうして調査を進めながら、香港政府は新たな警告を発した。一〇月二五日に食物安全中心が、大連産の鶏卵がメラミン検査において陽性だったと発表したのだ。ここにおいて、動物性の食料品に対する不信を通じて、鳥インフルエンザの統制《コントロール》との結びつきが生じたわけである。家禽市場を検査してメラミンが含まれていないことを点検する必要性を巡って、北京政府と香港政府のあいだで意見がぶつかり合った。魚と豚の市場は検査の結果陰性であったが、汚染が一般化しているという噂が瞬《またた》く間に広がった。香港では、外国（特にオーストラリアとニュージーランド）から乳製品を輸入している店が売り上げの増加を記録した。

香港が専門鑑定に訴えて危機を乗り越えたのに対して、中国が選んだのはむしろ司法の道だった。一二月二六日、石家荘で三鹿社代表であった田文華とその他責任者多数に対する訴訟が開始された。中国メディアは、田文華を模範的な女性として描き出した。子を持つ六七歳の母親で、親切で謙虚だと評判の高いこの女性は、かつて獣医であったが、二〇歳のときに小さな農場を大企業に変えて利益を生み出し、中国の乳製品工業組合の議長にまで上り詰めたのである。検事は、二〇〇七年以降に企業が受け取ったさまざまな警告を再現した。まず五月二〇日に内部調査チームが設置されたが、経営陣は八月一三日、メラミンが検出されていた製品の販売を決定した。田文華は罪状を認知したが、地方当局に情報は伝えていたと主張した。確かに八月二日の石家荘市長との会合で、北京を訪れている世界各国のアスリートたちに不安を与えないように、オリンピックが終わるまで危険製品の回収を延期することが話し合われていた。「毒性のある危険な食料品の製造と販売」という当初の容疑は、最終的に「低品質製品の製造と販売」に置き換えられ、それによって死刑が終身禁錮重労働刑に減刑されたため、田文華と経営陣チームは死の苦痛を免れることになった。逆に、メラミンを加えているところを現行犯逮捕された二人の小規模乳製品製造業者は処刑された。そして石家荘市における「党」の責任者は、誰も取調べを受けなかった。

しかしながら石家荘の訴訟は、訴訟に立ち会うことを許されなかった家族たちの怒りに終止符を打つものではなかった。危機が始まって以来、地方当局によって、弁護士たちは中毒症状を起こした子供たちの親を弁護する気力を削がれていた。三鹿社は彼らの怒りを鎮めるため、公式にメラミン被害者認定された子供の親に対する補償を提案した。二〇〇九年一月一四日、甘粛省の村民夫婦が、訴追を断念する代わりに三鹿から二〇万人民元を受け取った。彼らの子供は、二〇〇八年五月一日に死亡した、最初の公式メラミン被害者認定者だった。彼らは二〇〇八年五月五日に三鹿を起訴して、一〇〇万人民元を要求していたのだが、訴えは聞き入れられていなかったのだ。その他の粉ミルクを飲んで死亡した子供の親たちにも、三鹿は同じように二〇万人民元を提案し、重症の子供の親には三万人民元、軽い症状を呈している子供の親には二万人民元を提案した。しかし一二月二四日に企業の破産が発表され、これらの補償金を手に入れる可能性が危ぶまれた。そこで、汚染ミルクを飲んだ子供の家族五〇〇世帯以上は、北京の最高人民法院の前で訴えを述べ、即時的な補償の代わりに、子供たちに対する長期的な手当てを要求した。天安門広場における学生デモから二〇年が経とうとしていたが、こうした法的な手続きは、やはり警察によって厳しく阻止されることになった(19)。

そして［中国における］司法の道は、制御不能な逸脱を生み出し、立法府の変革に引き継がれることになったのである。温家宝首相は、二〇〇八年一〇月一七日に国際誌『サイエンス』誌上で、次のように宣言した。「問題が表れたのが企業内部であったにせよ、政府にはやはり責任があります。一時的な経済発展のために人々の生命を犠牲にすることは、まったく受け入れがたいことです。食糧、それもすべての食糧は、国際的な規範に一致するものでなければいけません」。つまり首相は、五年前から食品の衛生安全に関する法律（「食品安全法」）を準備していた立法委員会の仕事を加速化させたのである(20)。この法律は、二〇〇九年一月二八日に中華人民共和国議会［全国人民代表大会］によって採択され、二〇〇九年六月一日に発効された。この法律によって食品安全委員会が設立され、食品の管理《コントロール》を担当するさまざまな行政機関を監督する権限が衛生部にさらに付与されることになった。したがってこの法律は、一〇年前にフランスで議決され、フランス食品衛生安全庁を設立する機縁となった衛生安全に関する法律ととてもよく似ているのである。しかし西洋の解説者たちに従うならば、食品流通の細部に気を配る点では国際的規範と一致しているものの、この法律はリスク評価の方面に断固として向けられていたわけではない。彼ら観察者の目から見ると、中国の管理《コントロール》システムは、依然としてあまりに、「検査即制裁」式の政策と結びついたものであり、生産の全レベルにリスク予防の気風を導入するものではなかったのだ。[21]

さて汚染ミルク騒動は、私の中国滞在期間中ずっと続いていた。この時期、新聞各紙はもはや直接的には鳥インフルエンザを記事にしていなかったが、実際のところミルクという間接的方法で、そのことだけを話題にしていたのである――このときはまだ病気の鳥という話題が、最も死活に関わる物質［ウイルス］が流通しているのではないかという疑いを語る遠まわしの方法でしかなかったかもしれないが。実際、食品の安全に関する政策の変更は、鳥インフルエンザの諸症例を伝えるやり方に直ちに影響を与えたのである。中国の新しい衛生部長である陳竺は、フランスで学んだ医師であり、彼は新興感染症対策を優先事項の一つに掲げていた。しかし彼は、これを家禽経済の発展に対する妨害とみなす農業部と衝突することになった。ヒトのH5N1感染症例がこの年に数多く報告されたが、家禽における発生は一つも申告されなかった――ただ噂では、病気の鳥が一一月に江蘇省にやって来ていたらしい。[22]二〇〇八年一二月二四日に北京近郊で一九歳の少女が激しい呼吸器の苦しみを訴えて入院し、翌月一月五日に死亡した。彼女は河北省で生きたアヒルを購入して、調理するためにそれを家に持ち帰っていた。この症例は集団的感情を喚起したが、それはたんに被害者の年齢の若さに起因するものでもなければ、中国の新年が間近な時期に報じられたという事実を原因とするものでもなかった。この症例は、出稼ぎ労働者集団にとっての戒めにもなったのだ。こうした労働者は、首都郊外で生活しており、食品の値段が上がれば、周辺の農村地域に買い物に出るようになる。家禽の流通は、ミルクの流通と同じ結果をもたらしていたのだ。つまり数十年に及ぶ飢饉を脱したばかりの国において、出稼ぎ労働者集団の生活が不安定であったことに、粗悪な品質の食品を生産することが加わって、新たな災いが生じたのである。[23]

また不純ミルク騒動が、別の騒動を公にするための受け入れやすい迂回路を作り出したということもありうる。つまり感染血液騒動である。一九九二年、経済改革の第二波というフレームにおいて[二三]、中国政府はアメリカ市場に向けて血液を収集し商品化するという一大プロジェクトを発進させた。これには衛生部のあらゆるレベルが関わっていた。二年後、内部報告が、河南省の農民がＡＩＤＳウイルス（ＨＩＶ）に感染したと警告した。中国政府が、退廃的な未知の病として描かれていたこの病が自国領土内に存在していることを認知しなかったため、また河南省が田舎の貧しい地域であるため、感染は一〇年ものあいだ隠蔽されたのだが、この感染はまた国際的なキャンペーンが拡大するきっかけになり、婦人科医の高耀潔によるものなど、中国内部にも個別的な動員を引き起こすことになった。二〇〇三年のＳＡＲＳ危機の後で、新しい衛生部長の呉儀は江南省の農民の悲劇を公式に認め、「愛による病〔「愛滋病」〕」の手当てに関するキャンペーンを開始した。被害者の数は、五万人から二〇〇万人のあいだと見積もられた[24]。ところでフランスの場合、乳牛の飼育が主要な政治的投資の対象となっているこの国で、狂牛病危機の際に食品の管理《コントロール》システムを批判することができるようになったのは、感染血液事件のおかげだった[25]。中国では、身体的物質（血液だけでなく臓器も含む）が否認と隠蔽の様式に則って交換されているが、出来たばかりの怪しげな産業であるミルク〔生産業〕に関わる騒動のおかげで、政府が自国民の保健を保証する際に用いている管理《コントロール》システムの総体を問い質すことができるようになったというわけである。疑わしい物質と価値ある物質を対置するこれら二つの論理〔汚染ミルク事件と感染血液事件〕が交差する点に、家禽の流通が適度な媒介を提供し、平和的に、あらゆるレベルにおいて、諸々の監視の鎖を立て直すことを可能にしたのである。

第四章　仏教的批判

アジアの両極へ

沿岸地方のいくつかの大都市において、階層的に連鎖するさまざまなレベルを辿り、中国をめぐるこの遍歴も終わりにさしかかった頃、私は、この国が動物疾病と食品のリスクに対処するやり方を、どのように判断するべきかという問いを立てた。汚染ミルク騒動は、あらゆる階級の責任に光を当てたが、新しい規範を生み出すことには失敗していた。西洋の観察者たちが提案した判断方式は、民主的な透明性を体制的な不透明性に対置し、市民の主体的権利を国家の優先的関心の保護に対置するものだった。しかし、アジア内部からの批判を言葉にすることもできたのではないだろうか？　隠蔽（アジア的専制主義の現代的形態）という中国文化を引き合いに出すより、むしろアメリカで犬を中毒死させていた物質がさらにミルクにも投入され、中国の市民が鳥籠に詰め込まれたニワトリのように死んでいったとき、彼らが動物のように扱われたという事実に憤ってみることもできたのではないだろうか？　鳥インフルエンザの発生地がアジア大陸に位置していたせいで、中国という空間の政治的諸問題が暴かれることになった。私は日本とカンボジアを旅する機会を利用して、これまで自分が従事してきた香港と中国のあいだの諸問題について、もう少し遠くから、しかしアジア圏を離れることなしに考えてみることにした。アジアの両極へと向かうこの旅は、私にとって、生物の統治というものが突きつける問いについて、仏教が語る言葉のもとに集められた思考と実践の広大な領野に照らし合わせつつ考察することを可能にするものだった。したがって私は、仏教思想の中に生命の統治という問題に対する解決策を求めたのではなく、鳥インフルエンザが光を当てた諸々の社会現象に対する観点の変移《バリエーション》を探ったのである。

　こうした観点の変移は、香港の非常に独特な位置づけによって助長されていた。領土も狭く、旅行するのも容易なため、香港人は過密な環境から頻繁に逃れ、アジアの他の顔を探査しに出かける。アイデンティティが欠如しているせいだと言う人もいるが、このことが香港人の中に別の生き方への好奇心を生み出してもいるのであり、それはしばしば新たな商売関係を作るためでもあるが、時には自らの問題を別の仕方で立てるためでもあるのだ。香港から鳥インフルエンザの民族誌を作成するということは、境界上で構成された危機的で批判的なアイデンティティを通して、諸観点の変異を探査することである。こうした香港人の視線は、とりわけ映画監督のウォン・カーウァイ〔王家衛〕によって伝えられている。彼の作品は、破局的地平の中で諸々の境界を通過することを通じて、ローカルな描写をよりグローバルな歴史に連関させている[1]。彼の代表作である『花様年華』が描いているのは、日本とカンボジアという両極のあいだに置かれた香港で生きることの不可能性である。一九六〇年代はイギリス植民地と共産主義国家中国とのあいだの緊張が最大限に高まっていた時期であり、この映画は、その香港で互いに結婚の絆が中断された女性と男性が出会う様子を映し出している。女性の夫は、優れて現代的な空間である日本で働いているため留守にしている。しかし彼女は、同じく妻がいない隣人と関係を結ぶことができない。隣人関係の近しさは中国的社交に典型的なものだが、世間話の種にされる恐れもあるのだ。にわか雨が降ったり上がったりする中、街のレストランやバーで何度か顔を合わすことだけが、女性と男性の交わりを可能にする。つまり何かを食べるという行為が、集団的な喜びである以上に、孤独に直面する場となっていたのである。最後に男性はカンボジアに飛び立つ。そして紙切れに走り書きされるだけだった自分の愛を、アンコール遺跡の壁に向かって打ち明けるのである。ウォン・カーウァイは、最終段階で放棄されたバージョンにおいては、アンコール遺跡で男性と女性が再び出会うことをイメージしていた。独立を果たしたばかりのカンボジアに対するド・ゴール大統領の公式訪問を機に、彼女は付き添いとしてやって来るのだ。輝くばかりの顔で、新しい人生を始めたのだ、と彼女は言う。フランス大統領はこの場合、二人の恋人を一時的に結びつけるデウス・エクス・マキナ〔機械仕掛けの神〕として登場しているわけだ。最終的に選ばれたバージョンはより神秘的で、解決策を提示せずに観客を歴史の神秘の只中に沈めるものとなっている。この映画は、数多くの地理的な行先と数多くの歴史的な結末のあいだで逡巡しており、このことがこの映画を、香港人のアイデンティティの揺らぎに関する力強い考察たらしめている。

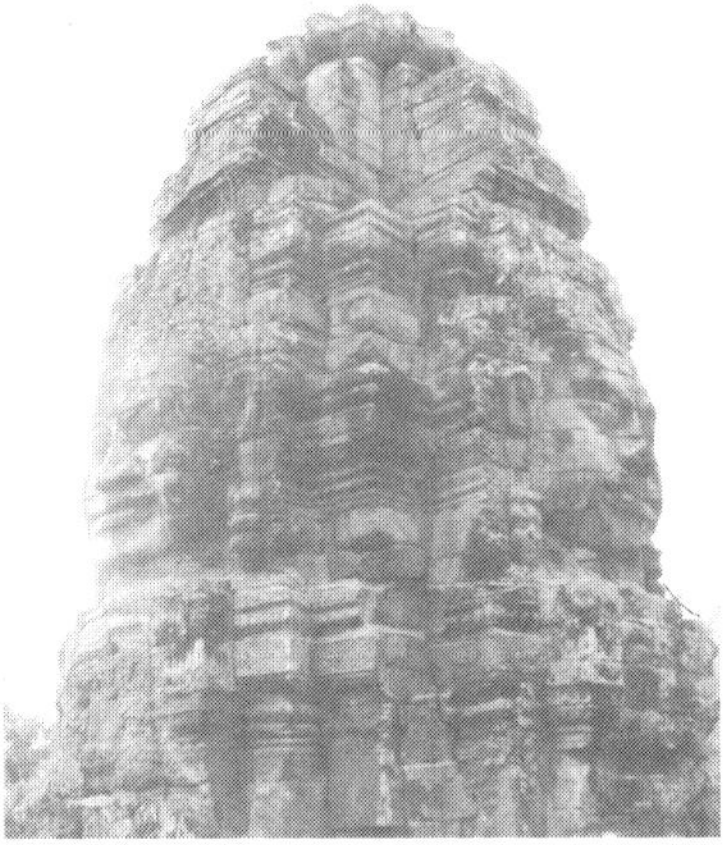
バイヨン寺院の塔。アンコール遺跡にて。

アジアの両極への旅において、同じく私に付き添っていたのは、クロード・レヴィ゠ストロースの思考であった。当時ニューデリー、上海、東京で行われた討論会では、彼の生誕百周年が祝われていた。以前プレイヤード叢書に入る彼の著作集の校訂を手伝ったことがあり、いくつかそうしたイベントに招待されていたので、私はそれを利用して、彼の著作をよく知るアジア人の対談相手と議論を重ねた。私はとりわけ『悲しき熱帯』の謎めいた一文のことを考えていた。レヴィ＝ストロースによれば、「仏教的批判」とマルクス主義的批判に共通の知恵は次のような教えの中に保たれている。すなわち、「理解するための一切の努力は、われわれが執着していた対象を打ち壊す。それは、その努力を無に帰するもう一つの努力のためなのだが、それはさらに第三の努力のためであり、以下同様にして、われわれが唯一の持続性ある存在に到達するまで続くのである。それは、意味と意味の不在との区別がそこでは消え失せてしまうような存在であり、われわれがそこから出発したのと同じものなのである」(2)。

私自身は、鳥インフルエンザに関して、「マルクス主義的批判」を言葉にしたことがあった。動物疾病が明らかにしているのは、食肉生産と食肉消費の矛盾であるという仮説を立てたのだ。しかしどうすればこの批判を「仏教的批判」と結びつけ、「対象を撤廃」し、「意味と意味の不在」の区別が極まる地点にまで至ることができるのだろうか？　動物の管理《コントロール》がもたらす極めて具体的な問題群から、生物の統治が引き起こすさらに抽象的な問題群まで通過することが必要だった。仏教思想は、動物と人間のあいだに断絶を置かず、両者を共に苦痛という地平の中で考えるかぎりで、そうした視線の転換を認めるものである。そしてこのタイプの要請は、動物からヒトに移る病原体の破局的転移と、人間同士のあいだに生み出される破局とを連絡させることを含意していた。前者からは特に保健的責任が生じ、後者は政治的共同体の意味と関わり合っている。それでは、〔農業によって〕自然のサイクルに介入し、一つの個体群を養うということは、いったい何を意味しているのか？　どのような政治的規範であればこうした介入を規制できるのか？　アジアの両極への旅は、たんに新しい疫学的データを私の調査に付け加えただけではなく、動物疾病が明らかにした人間的諸現象についての上位レベルの考察をもたらした。私の対象は拡大し、距離を置いて把握され、私はその意味を問うようになったのである。

アジアで鳥インフルエンザを研究する人類学者が、クロード・レヴィ＝ストロースの方法を拠り所にするのは、いかにも驚くべきことのように思えるかもしれない。彼の方法は、最大限に多様な文化的諸現象を不変的構造の研究に従属させ、この構造のモデルを人間的精神の中に見出そうとするものとして知られている。結果として彼は、批判というものに余地を与えていないと非難されてきた。つまり規則と実践のずれ、人間がすべきことと人間が行っていることのずれを考慮していないというわけだ。しかし昨今の人類学は批判を再定義しており、それを、当事者たちが社会的規則の正当性について問い質す働きであると同時に、他の諸規則を潜在状態で含んでいる環境的世界を掘り起こす働きとみなしている(3)。そうすると、昨今の人類学が行っているのは、人間的現象間には変換関係〔rapports de transformation〕があるというレヴィ＝ストロースの仮説の延長なのである。ちょうど、ある社会システムから別の社会システムに移動すると、見過ごされていた可能性が発見されるようなものだ。批判とは、個々の主体がシステムに対して行うものではなく、システムの変換可能性であり、それは他のシステムの中でしか現働化されえない。つまり批判は、閾《いき》の周囲に、ある現象が境界を越えるときに生み出されるのである(4)。

以上のような方法をアジアで試みるにあたって、私はレヴィ＝ストロース自身がすでに取り組んでいたある要請を継続することにした。実際、この人類学者がアジア大陸について書いたテクストを読むと衝撃を受けることになる。確かにレヴィ＝ストロースはアジアの専門家ではない。彼はむしろ、フランス社会学の伝統の中でオーストラリアのシステムを研究し、それをアメリカという豊かな素材の方へと向け、そこで民族誌家としての対応能力《コンピテンス》を発揮したのである。しかしこうした理論的行程の傍らに、彼をアジアの両端へと導く第二の行程が存在し、非常に多くの面で、私が自分の旅の途中で立てた問いの数々を先取りしていたのだった。

たとえば『悲しき熱帯』には、彼が三〇年代に探検したブラジルのアマゾン川流域における「空いた熱帯」から、一九五〇年代にユネスコの報告のために訪れたヒマラヤ山麓のアジアにおける「満員の熱帯」への移動が語られている。そこに浮かび上がるイメージは、民族誌的な価値を持つにはあまりにバランスを欠いている。曰く、「アジア全体が病んだ地帯の表情」をしている[5]。「労働者街と低所得者用集団住宅のアジア」は、「犠牲にされてきた大陸」である[6]。これは幻視者の先取りなのだろうか、それとも人間嫌いの紋切り型なのだろうか？　思い起こす必要があるのは、レヴィ＝ストロースがインドを訪れたことがあるということである。当時インドの大衆たちは、ヒンドゥー教徒とイスラム教徒の市民戦争を避け、パキスタンと完全に分離していた[二]。一九五四年に、彼自身が個人的にも職業的にも深刻な危機を乗り越えつつあったこのときに[三]、レヴィ＝ストロースがインドの光景《スペクタクル》を思い出しているのは、アルジェリアで紛争が始まるという見通しに促されたためであると同時に、一九三〇年代に訪れたアマゾン川流域の小さな共同体についての理想化されたイメージに、それを対置するためであった。「アジアで私を怖れさせたものは、アジアが先行して示している、われわれの未来の姿であった。インディオのアメリカでは、私は、人間という種がその世界に対してまだ節度を保っており、自由を行使することと自由を表す徴《しるし》とのあいだに適切な関係が存在していた一時代の残照、インディオのアメリカにおいてすら果敢《はか》ない残照を、慈しむのである[7]」。しかし『悲しき熱帯』では、満員の熱帯と空いた熱帯の対照性に、第二の対称性も付け加えられている。人口過剰の街々で惨禍を避けようとする大衆と、カラチ〔パキスタン南部の都市〕の海岸にいる「ターバンを巻いた老爺《ろうや》」や、チッタゴン〔バングラデシュ南部の都市〕の丘陵地帯の「チャウン〔僧院〕」にいる僧侶のような孤独に祈る人々とのあいだの対照性である[8]。レヴィ＝ストロースの面前に仏教思想が姿を現すのは、

「満員の熱帯」の内部そのものに満ちている大衆の密度に抵抗できる「無の知恵」[9]としてなのである。そしてこの知恵は、彼に言わせれば、「われわれと無とのあいだに場所をもたない」[10]私など必要としないのである。

ここで事態は、あたかも、アジアで西洋の先端〔インド〕に達し、アメリカ先住民に関する知識を使って西洋的主張を批判したレヴィ＝ストロースが、その後でこの大陸を飛び越え、まさに極東と呼ばれているもう一つの先端〔日本〕からこの大陸に着岸したかのように事態は進展する。[11]レヴィ＝ストロースは、著述の学術的認知の恩恵を受けて、一九七三年と一九八八年のあいだにブリティッシュコロンビア州と日本をめぐる一連の旅を実施した。[12]こうして彼が深めていったのは、フランスにおけるアメリカ民族学の創始者であるポール・リヴェ[三]がすでに表明していた、ベーリング海峡の両側地域の文明的統一性という中心的直観であった。レヴィ＝ストロースによれば、西洋的な自我の主張が批判されることがあるのは、たんに西洋的自我が面前に現れた新世界を荒廃させたからではなく、むしろアジアとアメリカのあいだで数千年来作り上げられていた豊かな文化的発生地を無視したからなのであって、彼の目には、仏教思想とはこの発生地を保全する試みだったのである。実際日本は、非常に早い段階で取り入れた仏教思想に保護されるかたちで、数千年の実践と信仰を保存しているように思われる。[13]『悲しき熱帯』の日本語版への序文において、レヴィ＝ストロースは、琉球諸島と九州を訪れた後、「日本で神話が保っている活力に深い感銘を受け」たと述べている。東京大阪間の都市集中に関しても、彼にはカルカッタやカラチの大衆と似たものには見えない。彼の目には、それは人口統計学的問題への解決策であり、「科学、産業、通商という領域と、昔ながらの考え方に依拠し続けている領域との、二つの精神世界」を並べて置くことに意義があるのだ。レヴィ＝ストロースが日本で関心を寄せているのは、伝統的な仕事の諸形態――織工、陶工、漆塗り師、人形職人などであるが、それはこうした仕事形態が、アメリカ北西海岸の仮面制作者たちの仕事形態と比較しうるような、「人間と自然のあいだにある親密な関係(14)」を利用するかぎりにおいてなのである。

このように人間が自分の環境と敬意のこもった関係を結ぶことを称賛したことで、日本ではレヴィ＝ストロースの構造主義に対する正真正銘の熱狂が巻き起こった。日本の思想家たちは、「事物への驚くべき回帰(15)」によってレヴィ＝ストロースの思想を解釈している。彼らは、レヴィ＝ストロースが提起した問題の中に、仏教思想の手前、つまり自然の哲学へと回帰する契機を見出しているのである。宗教歴史学者の中沢新一は、二〇〇五年に日本で開催された国際博覧会〔愛知万博〕のための準備として、自然についての写真カタログを出版したが、その冒頭には、ブルゴーニュにあるレヴィ＝ストロースの家で行われた対談が付されている(四)。中沢はそこで、構造の概念を熟考することを提案していた。「これが『自然の叡智』なのである。私たちの二一世紀をどう切り開いていくかという思想の鍵が、ここにある、と私は思う。（……）私たちは根本的に自分の思考のあり方を変えなくてはならないのであって、そのとき身体が重要な拠点になる。（……）たいせつなのは、身体の中で具体的に働いている、ある種の知的なものの働きを知ることである。その知性の働きのことを、レヴィ＝ストロースは『構造』と名づけたのである。仏教ではそれが『知恵』とよばれたことを考えても、彼の思想はまったくアジア人である私たちには近しいものに感じられるのである(16)」。

しかしながらこの「アジア的アイデンティティ」という概念は誤っている。レヴィ＝ストロースが仏教思想の中に求めているのは、西洋的諸問題の解決策ではなく、西洋的諸問題に対する観点を変更するための啓示なのだから。彼によれば、人類学が光を当てている諸々の変移は、同時代的な大問題を設定することを可能にするのだが、それは、この問題を別の仕方で思考する「好機」を保全してきた小さな社会の教えを鑑みたときなのである。たとえばレヴィ＝ストロースは、一九八六年に日本の石坂財団において、「現代世界の諸問題に直面する人類学」と題された連続講演を行い、感染症、人工生殖、経済発展といった話題について語った。彼がこの講演で特に思い起こさせたのは、原始社会は大きな社会よりも容易に感染症を排除していたが、それはウイルスが、繁殖するためにそれほど多くの人間を利用することができなかったからだ、ということだった。「したがって私たちが学ぶべきことは、これらの社会が私たちの遠い過去の諸段階を表わしているらしいということではありません」とレヴィ゠ストロースは言い切っている。「そうではなく、人間のありかたの一般的状況、共通の分母（公分母）というべきものを示している、ということなのです。この視点から見ると、西洋および東洋の高度に発達した文明こそ、むしろ例外なのです[17]」。

レヴィ゠ストロースが語った「原始社会」の位置づけと、香港が私自身の調査において示している位置づけが、非常によく似ていると私にはしばしば思われた（この仮説の逆説性は認めねばならないが）。この超近代的都市は、際立った領土を構成している。そこでは人間が絶えず自然に直面しており、住民の過密性によって、都市が感染症に対する極度の反応性を帯びていたのだった。つまり香港における鳥インフルエンザの知覚を研究することで、ヨーロッパにおける狂牛病の扱いに対する観点をずらし、それを異なる座標系の上で変移させることができたのである。レヴィ゠ストロースは、肉骨粉の使用がヨーロッパ雌牛を「共食い動物」にしたのではないかという非難についてコメントしながら、「生命の統一性を信じる仏教徒にとっては、あらゆる肉が、その出所を問わず、カニバリズム的な食べ物である」と指摘した[18]。すなわち彼の指摘によれば、共食いはそれ自体で存在するものではなく、人間と動物の変移可能な諸関係の総体を通して始めて存在するのであり、仏教思想は、両者のあいだに存在論的な連続性を措定する以上、そうした諸関係の限界を構成しているのである。いったい仏教思想は、同じような仕方で、鳥インフルエンザによって危険に晒された人間と動物の諸関係を啓示するものと思われていただろうか？　禁欲的食生活というそれ自体持ちこたえるのが難しい理想は、鳥インフルエンザに対する反応の複数性をどのように批判的な仕方で照らし出しているのだろうか？　つまり私はアジアへの旅の中で、レヴィ＝ストロースが行った仏教思想に関する思索を試験してみようと思ったのである。そしてこのことは、自分が通り抜ける国々〔日本とカンボジア〕を鳥インフルエンザというプリズムを通して見ることを含意していた。したがって以下に続く文章は、民族誌的状況の記述であると主張しているのではなく、香港で初めて措定された問題に関する諸観点の変移を望んでいるのである。

インフルエンザに直面する日本列島

二〇〇八年の一二月に日本に着いたとき、私が最初に気づいたのは、関西国際空港における温度表示画面の存在感であった。同じような画面は香港の空港〔香港国際空港〕にも備え付けられていたし、二〇〇三年のSARS危機の際にはおそらくシンガポールの空港にも導入されていた[19]。しかしこうした温度表示画面は、私が日本について思い描いていた景色と一致するものであり、中国で温度を検査《コントロール》する際に使用されていた銃型機器と対照をなしていた。実際、画面に温度三七度以上の表面が表示され、空港内を通過する数々の身体が視覚化されていた。色の付いたシルエットが移動する様子が映し出され、感染しているかもしれない人は記号《サイン》で示された。画面越しに見ているおかげで、身体との接触状態に入ることもなく、流れをそのままにして、過剰な熱源を捕獲していたのだ。マスクをした検査員たちの目に映るこうした幽霊的存在感は、日本という国の何事かを告知しているように私には思えた。つまり危機が切迫する中で、身体の無常性を大切にする近代的国家としての日本の姿である[20]。

日本に鳥インフルエンザの最初の症例群が現れたのは二〇〇四年初頭であり、韓国で二〇〇三年一二月一二日に動物間疫病の発生が宣言された後だった。H5N1ウイルスが発見されたのは、三箇所の家禽農場と一箇所の観賞用家禽飼育場において、および多数の野生のカラスからであった[21]。日本に高病因性の鳥インフルエンザウイルスが出現したのは、一九二五年以来始めてのことだった[22]。日本には生きた家禽の市場が存在しないことがヒトへの感染リスクを限定的なものにしたが、不安が広がったのは中国から輸入された鶏肉についてであり、これについては検査の結果が陽性だったのだ[23]。微生物学者たちは、ウイルス株が広東省のH5N1ウイルスから派生したことを明らかにした。このウイルス株は「V」と名付けられたが、それは同じ時期にタイとインドネシアで拡がっていた「Z」と区別するためであった[五]。こうして二〇〇四年に、かつての「大東亜共栄圏」が中国由来のウイルスに覆われたのであり、このことによって日本は、再び帝国然とした働きを遂行する機会を手にしたのであった。

　実際日本は、一九世紀初頭にヨーロッパで作り出された「公衆衛生」の発想と実践を、同じ世紀に〔アジアに〕紹介する際に大きな役割を果たしていたのだった。この言葉は日本語では「衛生」、中国語では「卫生」と翻訳された。このときまでこれらの語は、中国の伝統に従えば、生命的エネルギーに関する知見によって育まれる自己との関係を指していた[六]。しかしイギリスとドイツへの訪問から帰国したとき、日本人医師たちはそれを、行政的な国民の規制を目指す近代的国民国家の目標の一つに定めた。こうして公衆衛生は、不潔で迷信深い人々に合理的な衛生管理措置をもたらすという目標のもとで、日本によるアジアの植民地支配に正当性を与えたのだ。中国における最初の「保健事務局」(「衛生部」)は、天津[七]のような日本に支配された港町に作られた[24]。公衆衛生の諸規範に順応する能力は近代性の基準となり、この基準はその後中国人たち自身によって引き継がれた。今日なお台湾の中国人は、日本による植民地支配を彼らの生存条件が改善された時代のものとして思い浮かべる。私が香港の航空会社であるキャセイパシフィックの飛行機で台湾上空を飛んでいたとき、中国と島のあいだの軍事的バリケードラインを見て、私はこの島が、新しい中国経済に帰属しているのと同じくらい、かつての「大東亜共栄圏」[八]にも属しているのだということを思い起こした。

中国と日本の植民地戦争は、こうした公衆衛生のアジア的形象を変形してしまった。日本の生物学者は植民地住民に対する実験に没頭し、もはや彼らの衛生管理を発展させることではなく、むしろ依然として未知の病因に対して彼らがどう反応するか知ることを目指すようになった。石井四郎博士は、ヨーロッパの諸大学を巡った後の一九三二年に、植民地化されたばかりの満州国の首都哈爾浜《ハルビン》に実験室〔細菌兵器防衛研究所〕を開設し、その後の一九三九年に、巨大な研究センター〔関東軍防疫給水部本部〕を作り上げた。裏では「731部隊」と呼ばれていたこの研究センターで、彼は炭疽菌やコレラ菌やペスト菌を中国人の患者たちに接種していた[25]。満州国は、日本人の実験のために屋外実験室を提供していたわけだ。病原菌が、飛行機によって全住民の上に撒き散らされていた。それによって中国人は、生物兵器に対する猛烈な恐怖を抱いた。朝鮮戦争に際して彼らが非難したのは、アメリカ軍が、恩赦を受けた日本人の学者から得たノウハウを向け変えて、自らも生物兵器の使用に訴えたことだった[26]。一九九七年以降、中国政府は哈爾浜市内に鳥インフルエンザのリファレンスラボラトリーを指定した。そして今日、他ならぬこのかつてのバイオテロリズム研究の中心地に、高病原性H5N1ウイルス株が運ばれて来たのである——あたかも、インフルエンザの発生地は華南に認定されたが、それでも容疑の目はなおも日本との国境の方に向けられていたかのようである。

戦後の日本は、感染症に関する生物学的研究に向けられていた利益分配を、慢性疾患の方に方向転換した[27]。平均余命はかなり増大し、世界最高値に至るほどになった。しかしながら、生物学的研究の政治利用はなおも国民の不信を掻き立てている。東京には最高の安全レベル（〔バイオセーフティ〕レベル４）の実験室が二箇所あるが[九]、危険性に関する近隣住民の苦情のために使用されていない。SARS危機と鳥インフルエンザ危機直後の二〇〇四年に外薗昌也が発表した『エマージング』というマンガは、こうした事実をもとにしている。このマンガのあらすじは以下の通り。東京に新しいウイルスが出現し、出血性の熱病によるすさまじい症候を引き起こす。政府は国民を安心させようと、空気感染の噂を否定する。しかし科学者たちは、アメリカが作ったレベル４の実験室を使用することができない。科学者の森という女性は、この問題を説明する際、日本が自国の軍隊で自国を防衛することができないことを思い出させるような言い回しでこう言う。「本当になんのための設備なんだって感じよねっ／今はですね／海外から／生きている人間はもちろん／生きた植物資源に／違法の野生動物までが／大量に日本国内に流入してきている時代なんです／いつ国内に危険な感染症が入ってきてもおかしくないっていうのに〜〜!!／てゆーか／もー入ってるかもしれないとゆうのに〜〜〜〜[28]!!」この問題とまさに現実的に遭遇したのが、微生物学者の河岡義裕であった。彼は、一九一八年のインフルエンザウイルスの塩基配列決定《シークエンシング》チームの一員であった[29]。彼は、危険ウイルスの遺伝子組み換えを行い、安全原則を遵守していないという噂によって非難されたため、カナダの実験室に参加せねばならなくなった[30]。実際に病原体が使用されたのは、オウム〔真理教〕一派によるテロ目的の活動によってだった。彼らはエボラウイルスを入手しようと企てていたし、一九九〇年と一九九三年にはボツリヌス菌をばら撒いたのだ[一〇]（彼らが一九九四年と一九九五年に最大の成功を収めたのは、化学兵器によってであったにせよ[31]）。最後になるが、二〇〇七年に、研究者チームによってタミフルの副作用に関する最初の警告が発せられたのも日本であった[32]。当時日本人は、世界中で生産されたタミフルの六〇パーセントを消費していたのだが、神経障害や精神障害が起きたことにより、厚生省は一〇歳から一九歳までの患者のタミフル摂取を禁止せざるをえなくなった。

　鳥インフルエンザは日本人に、別の厄介な事実を思い起こさせた。中国に対する食品依存である。京都の立命館大学に私を迎えた渡辺公三[33]が、私を鶏肉の寿司屋に誘ってくれたことがあった。白い鶏肉が、魚の肉を真似たあらゆる形態で供された。特に鳥インフルエンザ以来、高齢の日本人はこういった発明を警戒するようになった、と彼は強調した。彼が言うには、日本列島は自家消費の理想の中に生きているのであって、出稼ぎ労働者には限定的にしか頼らないし、食料品の輸入も管理《コントロール》されたものである。東京の築地市場では寿司屋用に大量の魚が輸送されているが、一連の衛生危機以来、ここは非常に厳格な監視の対象となったのだ。一九五四年には、マグロ漁船〔第五福竜丸〕がマーシャル諸島沖で水素爆弾に出くわした。このときマグロ市場は四カ月間遮断され、ガイガーカウンターによる魚の調査後にようやく再開することができた。一九五六年には、水俣の猟師たちの神経疾患とチッソ社による水銀の排出との関連性を日本国が認め、保健に関する戦後最大の騒動の一つを巻き起こすことになった[34]。一九九六年と二〇〇一年には、別の衛生危機が訪れた。前者は大腸菌〔O157〕の感染、後者は汚染ミルクによるものであり、数万人が中毒症状を起こした[35]。今日、伝統的な日本料理が敬愛されてはいるが、保健に関する管理《コントロール》については国際的規範が取り入れられたのである。

　こうした衛生危機が明らかにしているのは、食生活は危険な活動であって、これによってヒトの身体は宇宙規模の力と関係し、これを撹乱するリスクを冒しているのだ、ということである――これは日本の伝統に根ざした考え方だ。フグ（テトロドン）を食べるということが、衝撃的な仕方でそれを例証している。この魚は、伝統的な美食においては洗練された料理と見なされているが、適切に内蔵が除去されていない場合には、高い毒性を有しているのである。一九七五年には、歌舞伎役者の坂東三津五郎〔八代目〕がフグの肝臓を四人前食べて死亡している。築地市場のフグ業者たちは、毎年、魚を放つ儀式（「放流」）を開催している。報復（「祟り」）を恐れて、フグが隅田川に解き放たれるのだ[36]。この儀式が意味しているのは、フグによる中毒が、美食的消費に対する意図的な復讐として知覚されているということではない。それはむしろ宇宙規模のサイクルの一環をなしているのであって、そこでは殺された動物がその献身によって感謝されているのである。謝罪しながら要求するという日本でよく見る現象〔「すみませんが」〕は、罪の意識ではなく、むしろ感謝の念を伴うものである。それによって、社会的関係を中断するリスクを冒すほどの暴力的行為の後でも、この行為を行ったのが誰であれ、この関係が回復されるのである[37]。上野のとある神社〔寛永寺の弁天堂か〕には、家禽、亀、魚、そして甲殻類などに捧げられたさまざまな石碑が建っていた。二〇〇五年に、鳥インフルエンザの発生を抑えるために三〇万羽のニワトリが殺処分された後も、農林水産省と家禽飼育業の労働組合によって、もっと現代的なバージョンではあるが、東京のホテルで似たような儀式が行われた[38]。人間と動物の関係が、動物の価値をその外見的な美しさによって評価するという伝統的実践の一環をなしているとするなら[39]、動物の大量殺処分に対するこのような道徳的反応は、人間と動物が義務と負債を交換し合うという宇宙論を提供する限りにおいて、仏教思想の上に支えられていたのかもしれない。このときアジアの反対側では、事情はどのようだったのだろうか？　日本滞在の一カ月後に行ったカンボジア訪問は、きっと観点の変更を約束してくれたことだろう。

カンボジア農村部をめぐる裁判

香港という「ハブ」を経由して日本からカンボジアへ移動したとき、私はアジアのさまざまな対照性を発見した。まず、一九四五年以降に奇跡のように再建され、ウルトラモダンと呼ばれた国と、陥ったばかりの破局から苦しげに身を起こしつつある、低開発と言われた国との対照性である。次に、長いこと他の諸文明から離れていて、半世紀にわたる近代化の中でエネルギーを蓄積し、大陸全体の盟主になることができた列島と、大々的に灌漑され、かつては支配的だった文明の発生地であり、今は力強い近隣諸国に悩まされている平原との対照性である。そして、近年鶏肉が入ってきた漁師たちの共同体と、ニワトリの家畜化の起源と目されている稲作農民たちの共同体との対照性である。最後に、レヴィ＝ストロースが西洋の先端で発見した、インド・ヨーロッパ語族の大宗教と闘う仏教の顔と、彼が極東で描き出した、依然としてアニミズム的祭礼と混ぜこぜになっている仏教の顔との対照性である。[40]

日本からカンボジアへの通過は、香港で発生したH5N1ウイルスの拡散を追うことでもあった。すなわち、アジア北部で制圧された弱毒性のV株から、あっという間に東南アジア全域に局地的流行を引き起こした非常に強毒性のZ株へと追跡していくことだった。二〇〇四年初頭に鳥インフルエンザが広がって以来、インドシナ半島三国の体制の違いが明らかになり、三国間の数世紀来の諸関係が再編される機会となった。タイでは、畜産は輸出を目的とする工業的形態を採っていた。たとえばCP〔チャルンポーカパン〕グループは、バンコク周辺地域で生産の八〇パーセントを掌握し、二万人の従業員を雇っている。[41] 当初政府は病気の鳥の発生を隠蔽したが、その後、ヒトの症例が報告されたときに、大規模な家禽の殺処分に取り掛かったのだった。二〇〇四年には、申告された一七の症例のうち一二人が死亡し、タイの動物園では二匹の虎と二匹の豹が生の鶏肉を食べて死亡した。六〇〇〇万羽以上の家禽が感染か殺処分によって死亡した。タイ政府は保健当局と協力して動物を監視する計画を立てたが、輸出の妨げになるという理由からワクチン接種には訴えなかった。[42] 逆にベトナムでは、家禽の飼育は一三〇〇万戸の家が共有する家族的伝統であった。ベトナム人が家族のもとに帰郷して伝統的な鶏料理を食べるテト〔旧正月〕の祭が疫病と重なったせいで起きた混乱期が過ぎた後、政府は力強く対処した。つまり政府は、関係するさまざまなサービスを連携させ、国民全員を対ウイルス戦争に動員し、家禽市場を厳格に検査《コントロール》した上で、大都市周辺に屠殺場を建設するプログラムまで推進したのだ。タイとは違い、ベトナムは、動物のワクチン接種――ワクチンは隣国の中国から購入した――と、殺処分に対する補償を政策として採用した。この政策は、鳥インフルエンザに携わる海外の保健当局に手本として引用された。そのため、国際舞台においてベトナムが孤立していた時代に終止符が打たれることになった。しかし、国内の家禽消費はかなり低下することになった[43]。Ｈ５Ｎ１ウイルスは、この国で特別に猛威を振るったからだ。二〇〇四年から二〇〇五年にかけてヒトの症例が九〇件、そのうち三九件が致死的なものだった。

　このようにカンボジアの二つの隣国であるタイとベトナムは、鳥インフルエンザの機会に自国の政治的位置づけを強化したのである。前者は、国内の伝統的な養鶏場を犠牲にして、多国籍的な工業的養鶏場を補強することによって、そして後者は、都市部の住民と海外の保健当局に対して国家の正当性を再び示すことによって。タイ国境にクメール・ルージュ[二一]を押し戻し、一九七九年以降はベトナムに接近していたカンボジア政府は、二つの国の狭間で鳥インフルエンザを優先事項とすることができなかった。自国の政治的再建に忙殺されていたのだ。ヒトの症例がベトナムとタイでは二〇〇五年に減少したのに対し、同じ時期のカンボジアでは慢性的に、しかも治癒の見込みがないほどの深刻さを伴って現れていた。平均年齢一六歳の患者八名が死亡した[44]。犠牲者の数が未だに議論の的になっている――一二〇〇万の人口のうち一〇〇万人から二〇〇万人のあいだ――市民戦争によって荒廃した国において、〔八名という〕この数字はほとんど意味をなさないように見えた。しかしウイルスが発見された被害者をすべて数えようとする疫学的意志によって、この数字は幾許《いくばく》かの意味を持つことになった。当座の死亡者数を超えて、鳥インフルエンザは、国家が国境を管理《コントロール》する能力や、自国民の暮らしを保証する能力を試験しているのである。鳥インフルエンザに関して告知された破局は、過去に起きた破局の後で国が再建されているかどうかの試験だったのである。

　私がこうした考察を行ったのは、タイの航空会社を使ってベトナムへと移動した後、アンコール遺跡に向かう観光客を受け入れるために建設されたシェムリアップ空港に着陸したときであった。飛行機を降りると陸路があり、そこでは到着した人々を中心街のホテルに連れて行こうとタクシーが競い合っていた。でこぼこ道の上を揺られる旅は、観光地訪問の提案について英語で交渉しているうちに過ぎていった。アンコール遺跡が、木々と蔓植物の中を散歩しながら贅沢に何日も過ごすことができるような、寺院の巨大な複合体を構成していたとすれば、シェムリアップは、一九〇七年にフランス人がタイ人から奪い取ったかつての植民都市であり（一二）、そこでは田舎に住む人々の貧しい暮らしが大勢の観光客と対照をなしていた。街を横断するストゥン川は、グランドホテルダンコールとフランス極東学院のあいだを流れているが、産業廃棄物によって完全に汚染されていた。この川はトンレサップ湖に流れ込んでいて、そこにチョンクニアという水上生活する漁師たちの村と、プレック・トアルという鳥類保護地域が開かれていた。つまりシェムリアップは、過去の文明の偉大さに思いを馳せたり、現在そこに住んでいる人間や動物を管理することの難しさについて熟考したりするのに適切な場所だったのである。

　アンコールの遺跡群に入り込んでいくとき、私は、ヨーロッパの歴史で言う中世における最大の都市の一つをめぐって人々が証言してきたことに実際のところ感動を覚えた。中国人の旅行家だった周達観が一三世紀にここに滞在したときには、アンコールには一〇〇万人の住民がいて、中国で最も大きな都市とも肩を並べるほどであったという。大きすぎる平原は今日では弱点だが、当時はこの都市の力の源であった。メコン川とトンレサップ湖によって水が循環し、水資源と米資源が保証されていたし、クメール王朝は巨大な灌漑事業を起こすことによって幅を利かせていたのである。[45] カンボジア史家たちが主張するところによれば、「統治する」という言葉は、クメール語では「食べる」という語と同じであるが[46]、このことは二通りに解釈できる。まず、君主の正当性は国民を養う能力によって測られるものだということ、そして、食べる側から食べられる側へ、搾取する側から搾取される側へ階級的関係性が向かっているということである。私がこうした考え方の遺産を強く感じたのは、寺院群の中にある土地を耕している農民たちを遠くから観察したり、褐色で痩せた大きな雌牛や黒くて足の長いニワトリが給餌を待ってふらふらと歩き回っているのをひそかに目で追ったり、あるいはまた、子供たちが観光客を「カモ」とみなして投げかけてくる微笑を礼儀正しく受け取っていたときだった。そしてアンコール・トムの城砦都市遺跡に入ると、「乳海攪拌」の場面やたくさんの半鳥半人の神ガルダの像が並んでいて[47]、繁栄と豊穣にまつわるヒンドゥー教の想像世界を呼び起こしていたのだった。

しかしながら旅が続くにつれて、はるかに不安な世界が知覚され始めた。一二世紀に王ジャヤーヴァルマン七世によって作られたバイヨン寺院は、謎めいた微笑を浮かべて塔を飾る人面像〔「クメールの微笑み」〕によって、アンコール遺跡の最も有名なイメージの一つとなっている。しかし、この人面像が五四ある塔の至るところに繰り返し浮かんでいるのを見ていると、私は一人の賢者の静穏さ以上に、君主のパノプチコン〔一望監視式監獄〕的権力のことを考えてしまった。考古学者たちは今も、この人面像が仏陀の顔を表現しているのか、あるいは国民全員を上座部仏教に回収させた王自身の顔を表現しているのか尋ね合っている。寺院の壁画が示しているのは、四年間にわたってアンコールを支配していたベトナムのチャム族との残酷な戦いと、釣り上げられた魚と犠牲に供された雄鶏が溢れる豊穣の場面である。[48] ここでの仏教思想は、生き物を尊重する自然哲学ではなかったのだ。それはむしろ、万物を君主の優しいまなざしに従わせるという、新しい世界観として迫ってきたのであり、人間と動物の連続性は、統治の及ぶ範囲をさらに拡大することを可能にする考え方となっていたのだ。私はこのとき、シハヌーク王やポル・ポトなど、二〇世紀におけるカンボジア人の大政治家たちが、仏陀の形象のもとに舞台に上がっていたということについて、そして彼らが、しばしば仏教僧に逆らって、まさに自国を鉄拳で指導する一方で、その優しさと威光によって対談者たちを驚かせることができたということについて、より深く理解したのだった[49]。日本では、仏教が自然的存在との原始的関係を保存する思想として提示されえたとすれば、カンボジアで、ヒンドゥー教の繁殖的世界に対抗して仏教が打ち出されたのは、外部からの侵攻に対応する能力を持った権力を押し出すためだったように思われた。

カンボジア史におけるさまざまな悲劇の責任を、ただ仏教思想にだけ負わせることはできないだろう。たとえ、インド圏と中国圏という二枚の地体構造的プレートに挟まれたカンボジア人のアイデンティティを維持するのに、この純潔のイデオロギーが長いあいだ役に立ってきたということが真実だとしても。タイの勢力とベトナムの勢力のあいだに置かれ、解体の危機に瀕していたカンボジアに、フランスの植民地政策が保護領を制定したとき、それは同じように「カンボジア人のアイデンティティを維持するという」この役割を果たすことになった。フランスは、旅行家アンリ・ムオを通じてアンコール遺跡を発見しただけではない。彼の手帳は一八六八年に出版され、このクメールの都市をヨーロッパの大衆に知らしめたが、同時に、植民地政府当局に鉱山の存在を教えることにもなったのだ[50]。フランスはまた、遺跡で生活していた僧たちを奨励し、口伝されていたテクストを書き写させることによって仏教思想を刷新した[51]。そして最後にフランスは、二〇世紀の政治的指導者たちを養成し、国家の偉大さという観念と社会的平等という観念が結びつくようにしたのである[52]。

アンコール・ワットは、ヒンドゥー教徒の王スーリヤヴァルマン二世の墓であり、一九三一年の植民地博覧会の折に、フランス植民地支配の威光を称えるためにパリで復元されたが、この模型によるコピーはカンボジアの国旗にも描かれているし、首都〔プノンペン〕のロータリーで〈独立〉の巨大記念碑〔独立記念塔〕を形成してもいる。植民地支配と独立を同時に意味するこれら二つの象徴を見ていたとき、かつてはそれぞれ大王朝の中心に位置していたこの二つの小国〔フランスとカンボジア〕を結びつけている運命をめぐって、私は思わず夢想し始めた。この運命は過去を作り直し、未来に向かって突き動かされていく。なぜなら、歴史的時間を二分するという革命の観念は、〔実際には〕国内の循環路を統御することによって本来の偉大さを見出すものであって、このことがフランスによってカンボジアに上手く移転され、アンコールの王たちの灌漑事業を再開するという途方もない計画の中で決定的な役割を演じたわけだが、それはまたクメール・ルージュの悲劇に繋がってもいたのである。[53] 私がカンボジアで出会ったのは、自分がその中で教育を受けてきた〔フランスの〕国家的計画の破局的バージョンだった。「私」と「他者」の差異〔という西洋的発想〕は、「仏教的批判」を媒介として、レヴィ＝ストロースの言葉を借りるならば、「意味と意味の不在の区別」に場所を譲ったのである――しかしこの区別は、万物の無常という叡智に導いてくれるどころか、重々しく存在する「無」を私に突きつけてきたのだった。日本では生物を保存することができた思考様式が、ここではかくも崩れ去っていることを、どのように説明すればよいだろうか?

アンコールの遺跡群を巡るこうした考察に見通しがついたのは、プノンペンに赴いたときだった。実のところ私はそこで、鳥インフルエンザの監視と、クメール・ルージュの責任者の裁判〔カンボジア特別法廷〕という、国際的監督下におけるカンボジア再建に関連する二つのプロジェクトにそれぞれ携わる二人の人物と、自分の調査のフレーム内で会うことになっていた。これら二つの非公式なインタビューによって、私は、鳥インフルエンザと政治的破局との結びつきに関する自分の仮説を確証することができたのだった。カンボジア国家の再建に関わるこれら二つのプロジェクトのあいだには、いったいいかなる共通点があったというのだろうか？

最初のインタビューは、プノンペンのパスツール研究所で行われた。一九五三年、カンボジア独立の時期に、牛ペストと闘うために作られたこの研究所は、鳥インフルエンザの活動を再開した。傍らに建つカルメット病院は、サイゴンのパスツール研究所の創設者〔アルベール・カルメット〕の名を冠していた。ベトナム政府が領土内の四つのパスツール研究所を国有化したとき、カンボジアはフランスの微生物学研究にとって戦略的な場所になった。カルメット病院はカンボジア人たちが列をなして集まってくるワクチン接種の中心地となったが、パスツール研究所は微生物学の基礎研究に捧げられたのだった。フランス政府は、H5N1のウイルス株の所有を目論むアメリカ合衆国に対する激しい敵対関係の果てに、バイオセーフティレベル3の研究所を建設するため、二〇〇六年から二〇〇八年までのあいだ、この研究所に一〇〇万ユーロを融資した。このウイルス株は、実際のところ貴重なものだった。というのも、カンボジアでは毎年鳥インフルエンザのヒトへの感染例が出現しているのに対して、タイとベトナムでは消滅していたし、流行病の発生地であるインドネシアは、このウイルス株を〔他国に〕渡すことを拒んでいたからである。このウイルス株があれば、最新のウイルス株が世界的に広まった場合でも、パンデミックに対するワクチンを製造することができるはずであった。そこで、香港のパスツールセンターの研究者たちが、カンボジアから来たH5N1のウイルス株を使って作業することになった。なぜなら、彼らはこのウイルス株の人間の細胞への侵入をモデル化し、複製することに成功していたからである。

しかしながら当時私の興味を引いていたのは、高度なセキュリティ条件内でなされたウイルス株の保存と循環の諸側面よりも——これについては後で立ち戻る——、カンボジアのヒトや動物の個体群

134

の管理に鳥インフルエンザがどのような帰結をもたらしたのかということであった。感染症の疫学的監視に携わるシレンダ・ヴォンへのインタビューの目的は、そこにあった。フランスで、クメール・ルージュ体制から逃れた家族のもとに生まれた彼は、医学を修めた後、アメリカ疾病管理センター〔CDC〕で働いた。二〇〇一年九月一一日が生み出した政策転換に立ち会ったとき、一つの目標に焦点を絞るアメリカ人の能力に強い印象を受けたと彼は語った。SARSに関するプロジェクトのために、彼は二〇〇四年にカンボジアに到着したが、ウイルスがヒトの個体群から消え去ったとき、このプロジェクトは直ちに放棄されることになった。そこで彼は、鳥インフルエンザの監視チームを結成し、ヒトの感染例から出発して、動物における発生を跡づけた。香港の研究者たちはカンボジアの人々と現地で接触する彼の能力を称賛し、それをパスツール的伝統に帰したものだが、彼自身はこの能力をアメリカでの修養に結びつけることを好んだ。「フランス人は建物を作って、その上に自分の名前を冠することが好きですが、これは彼らの『植民地の老婦人』的側面です」と、彼は笑いながら語った。「私に興味があるのは、チームを結成し、前哨的地帯の監視を行うことです」。

　シレンダ・ヴォンは、鳥インフルエンザ対策の主要な当事者たち（保健省、農業省、WHO、FAO〔食糧農業機関〕）と肩を並べて、いくつかの非公式の会合に参与していた。彼の論文には、彼の名前といっしょに政府の代表者たちの署名があった。彼らはパスツール研究所に対する「高位の後援」を行っていたのだ。つまり、出版物の中で表明されることになる内容について検査《コントロール》していたのである。しかし彼は自分の疫学的調査を、海外の保健当局が擁護する「証明された医学」の上に基礎づけていた。彼はカンボジアを「穴だらけのシステム」と表現した。鳥インフルエンザのような世界的な関心事のおかげで、そこには海外から金銭が大量に流れ込んでくるが、それが十分に強力な国家的ネットワークや、構造化された医師業によって引き継がれることがないのだという。[56] 彼が見積もるには、カンボジアにはＨ５Ｎ１に冒された人間がおよそ一万三〇〇〇人いて、その人々は病院に集められた呼吸疾患の一群と混同されたままだということだった。実際、ウイルスの保有が確認された八名の内、半数はベトナムの病院に、もう半数はカンボジアの中心部にある二つの「前哨的な」病院に収容されたが、これらはパスツール研究所が協力関係を作り上げていた施設であった。政府に家禽の殺処分に対する保証金を支払う能力がないので、シレンダ・ヴォンはパスツール研究所の基金を使って「前哨的な」養鶏場を購入せねばならなかった。Ｈ５Ｎ１ウイルスがそこで確認されたのは、一カ月後のことであった。「私たちは養鶏場全体を殺処分し、プログラムを終了させねばなりませんでした。すぐ近くに、アヒルが水を飲みにやって来る池があったのです。カンボジアに来て、一羽のアヒルが数週間ずっとウイルスを放出し続けることが分かりました。その池で泳いでいる子供たちみんなのことを考えると不安になりました……」本当の「ウイルス爆弾」とみなされる家禽そのものを研究する代わりに、シレンダ・ヴォンは、農民たちが飼育場の鳥と普段接する際の行動に関する調査を企画した。

プノンペンでの二つ目のインタビューは、クメール・ルージュの指導者たちに対する訴訟[一三]の予審判事であるマルセル・ルモンドとのあいだで行われた。彼とは個人的な伝手《つて》を頼って連絡を取った。私たちの議論はまず、衛生危機と司法上の規則の結びつきに及んだ。汚染血液の訴訟にはたいへん衝撃を受けた、と彼は語った。この訴訟によって司法高等法院はその役目を捻じ曲げられ、輸血の管理の不手際をめぐって各省庁を非難することになったのだという[57]。この見通しの中で、鳥インフルエンザとカンボジア法廷との関係を理解することにいっそう興味を引かれた。この法廷の原則が定められたのは、一九九七年、プノンペン政府が降伏したばかりのクメール・ルージュの犯罪を裁くことを国連に要請したときだった。国連の専門家たちは、これを人間性に対する犯罪と呼び、次いで翌年にはジエノサイドと規定した。二〇〇三年になってやっと、カンボジア政府と国連のあいだで法廷の運営方式についての同意が交わされた。当時マルセル・ルモンドは、立候補を申し立てた判事の一人だった。これは混合法廷だった。カンボジア人の判事は多数派だったが、国際判事はある種の拒否権を自由に使えたのである。重要な決定が、二つの立場の判事によって共同的に下されるようにするためであった。

このインタビューが行われる少し前、二〇〇九年三月三〇日に、最初の被告人であるカン・ケク・イウ（別名ドッチ）に対する訴訟が開始された。彼は、一万六〇〇〇人が拷問を受けて殺害されたトゥール・スレン収容所（暗号名S-21）の責任者であった。マルセル・ルモンドは、あるフランス人記者にこう述べたことがあった。「眩暈がするような面があります。『本当に道理に適っているのか？』と自問する日もあります。これが大失敗に終わったら、自信を無くすでしょう。とはいえ試さないということは、歩いてみる危険すら冒さないことです」[58]。実際、障害は数多かった。記者たちは、いったい何人の責任者が裁判にかけられることになるのかと彼に尋ね、訴訟が終わる前に彼らが死んでしまうこともあるのではないかと気を揉んだ。プノンペン政府が関心を持っていたのは、この訴訟が始まることで政府が再開したというイメージが強まることと、海外からの資金調達を備蓄できるということであったが、それだけでなく、被告人たちが政府に罪を被せるのを避けるために、この訴訟をできるだけ長引かせることでもあった[59]。判事たちは他の国際法廷に慣れていたため、三カ国語（フランス語、英語、クメール語）で作業せねばならないというカンボジア法廷の特殊なフレームをよく理解していなかった。実際この訴訟は、フランス法から直接的に着想を得ているカンボジア法によって規制されており、書類作成において予審判事に大きな独立性を付与していた。これは、弁護側の弁護士がこの仕事を行うことになっているアングロ・サクソン法とは逆であった。後者の訴訟手続きは、判事が「迅速に、正確に、効率的に」裁判を行うように後押しするという利点があったが、前者においては、弁護士が依頼人を守るために予審を遅らせようとする傾向があった。かくも数多くの当事者が訴訟の失敗によって利益を受けるとき、この訴訟の効率性はどのようなものでありうるのか、と私が尋ねたところ、マルセル・ルモンドはこう応えた。彼はこれまで、人々が自分自身を弁護できるようにすることによって、カンボジア社会を変化させることに寄与してきた、と。彼が挙げたのは、労働災害に関する要求事項の件で労働組合の主張を認めた地方裁判所の裁判官の例だった。この例から、私は鳥インフルエンザとの類似性を追求することにした。重要なのは被害者の数でもなければ、有罪者全員を告訴することでもなく、ローカルなレベルで取り戻しうるような一つの国際的規範を定式化することなのである。財も人も再び循環し始めた国において、裁判は最終判決の形態を取ることはできない。しかし、ローカルな実践の間近で行われる継続的監視という形態を取ることはできるのだ。

このインタビューの後、私は、虐殺犯罪〔ジェノサイド〕博物館として建て直されたトゥール・スレンに赴くのではなく――私にはその時間も勇気もなかった――、「ロシア市場（プサール・ルセイ）」という、そこから遠くない場所にある巨大市場に出かけた。この市場は閉鎖的で薄暗い場所で、小さなランプの灯りの下に、種子、果物、野菜、肉、魚、そして陶器や金属類に至るまで、あらゆる種類の商品が何段にも積み重ねられていた。生きた家禽はそこにはいなかったが、開いた鳥籠の上の通路をあちこち走り回っていた。ここでクメール・ルージュの最初の活動の一つが行われ、来るべき方針の全貌が明らかになったのだった。戦闘員たちは、六年間にわたってベトナム国境を爆撃し続けていたアメリカ軍に支持されたロン・ノル体制に抵抗する市民戦争を先導し、一九七五年四月一七日にプノンペンに入ってきた。彼らは略奪を禁止し、政府側の兵士から武器を取り上げた上で、住んでいた市民たちを強制的に首都から離れさせた。「ロシア市場」に入ってきた武装師団は、都市部の食料品は汚染されており、「アンカラ」が農村部で〔都市の〕住民に衛生的な食糧を与えることになっている、と断言した。「アンカラ」はポル・ポトが指導する秘密組織の名称であり、彼は数日後に議会を開いて二〇〇万人の強制退去と市場の封鎖を正式に決定した。強制退去は平和裏に行われた。プノンペンの街は飢餓の縁にあったので、クメール・ルージュは農民に対して、移動してきた〔都市の〕住民に食糧を与えるよう要求した。トラブルが発生し始めたのは、村での生計手段を分け合い、新体制が発動した灌漑事業に都会人たちを参与させることが問題になったときだった。[60]

カンボジアのジェノサイドと呼ばれている事件について考えると、ある矛盾に衝撃を受けずにはいられない。アメリカ軍の爆撃で飢餓状態に陥った人々に食糧を与えることを第一の仕事にした一つの体制が、どうやったらこの人々に背を向けて、彼らがベトナム人に奉仕しているなどと非難することができたのだろうか？　どうやったら一つの政府が、自国民を守ると同時に抹殺することができるのだろうか？　しかしこうした矛盾が意味をなすのは、回顧的に振り返った場合のみである。緊急時に起こる、行動、期待、不満、決定の連鎖を、こうした矛盾は考慮に入れていないのだ。[61]カンボジア語は、一つのはっとするような両義性でこの矛盾を解消した。すなわち統治することは食べること、つまり食糧を与えると同時に貪り尽くすことなのである。たとえば互いに衝突するようなとき、クメール・ルージュの戦闘員たちは豚か雌牛を殺してそれを食べるのである。[62]農村部への集産化という計画が失敗したことによって、彼らは、伝統的な敵国〔ベトナム〕を「人種的に」説明することに訴えた。つまり、よく働かぬ者は「クメールの体に入ったベトの心」を持つ者であり、敵対する者は現行の革命の「犠牲」になるかもしれないというのである。[63]最初は性急に構想された社会の再生計画でしかなかったものが、徐々に、両立し得ない生物の二形態のあいだの矛盾として表明されるようになった。複雑で議論の余地がある歴史的現象を説明せずとも、鳥インフルエンザと接近させることによって、クメール・ルージュの政治的破局の起源に光を当てることができる。絶滅収容所の官僚主義的な機械室からではなく、兵士たちが財や人の循環を管理《コントロール》しようとしていた市場から観察してみると、クメール・ルージュの虐殺は、個別的な責任と同じくらい、人間と動物の関係に対する認知的操作にも関わるものである[64]。それゆえ、法的活動の諸形態と動物の監視についての諸規範との結びつきを理解することがいっそう重要なのである。

〔[一四]クメール・ルージュと鳥インフルエンザの〕この接近は、私を中国に連れ戻した。中国の文化大革命は、ポル・ポト政権にとってモデルの役目を果たしていた。同一の仮説を、二〇世紀最大の政治的破局の一つとなった事件に適用することはできただろうか？　おそらく毛沢東は、人種に関する言説に訴えたことはない。彼は紅衛兵たちの素朴な熱狂を拠り所にして、集団殺戮を唆《そそのか》したのであって、クメール・ルージュはこれを計算尽くのやり方で行ったのだ。しかし大躍進政策の失敗とその結果起きた大飢饉を受けた毛沢東は、革命的な直感に従って、都市の住民を農村部へ送ることにしたのだった。この直感を、後にポル・ポトは引き継いだわけだ[65]。カンボジアの事例と中国の事例の違いは、以下の点にある。前者においては、飢饉が農村部への乱暴な移送の後に起こり、官僚主義的に組織された抑圧を引き起こしたのだが、後者においては、飢饉が移送の前に起きていたという点である。この場合、農村部への移送こそが官僚主義的に組織されていたのであって、だからこそ学生たちは、都市に戻ることを数年にわたって政権政党に要求したわけである。都市部と農村部のあいだに、毛沢東体制は長大な媒介的ネットワークを敷いたが、クメール・ルージュ体制は暴力的な衝突を引き起こしたのである。このことは、おそらく次のような事実に起因している。カンボジアの農村部は、長いあいだ権力から遠ざかっていたせいで操作しやすくなっていた貧しい小農民たちによって構成されていたが、クメールの指導者たちはこれを、プノンペンという退廃都市に対置されるような、アンコールという純粋都市の夢を通して知覚していた。他方、中国の農村部については、共産党当局が調査の歩みを通して辛抱強く研究していたのである。

このようなざっくりとした考察が目指しているのは、仏教思想のプリズムを通して、つまりレヴィ＝ストロースの言葉を再び用いるなら、「意味と意味の不在」の究極的区別の探究というプリズムを通して、私がそこから出発した対象を拡大することだけである。動物と人間に感染する病の管理《コントロール》における衛生的問題から、私は、都市部と農村部の関係に関わる政治的諸問題へと通過した。最初に病気の動物たちが明らかにした矛盾は、今や人間たち自身のあいだで、財や人の循環を停止させ、何人かの人間を社会の外部に移送する判断という形をとったのだった。私は監視というものを、判断が下されるまでの時間に生み出されるものとして、あるいは、判断が切り離す諸存在のあいだに媒介性を回復し、判断の急進性を和らげるものとして思い描くに至った。仏教思想によって、動物と人間が原初的に切り離されていないような存在論的体制を記述することができるならば、日本は、負債と謝罪の戯れ全体を通して、監視の極限形態として見えてくるだろうし、カンボジアは、国家再生プロジェクトを通して、判断の極限形態として見えてくるだろう。両国のあいだで、中国は媒介物の総体として描かれることになった。つまり私はそれぞれの文化の在り方を確定するために書いているのではなく、動物疾病によって措定された問題から出発して、観点の端的な変移を記述しているのである。中国に、特に香港に戻るときがきた。彼の地では動物と人間、都市と農村が非常に接近している。動物疾病は、どのように生物の生産と社会による消費のあいだの良き媒介を保証することができたのだろうか？　今やいくつかの政治的破局を通過したことによって、鳥インフルエンザのリスクを負いながら人間が鳥と直面している民族誌的状況に光を当てることができるだろう。

第五章　動物を解放すること

宗教団体と衛生危機

宗教的表象は、生命の統治[一]に関する例外的決定の在り方を定めているだけではない。衛生危機が意味を持つ集団的組織のフレーム内では、それが生物についての普通の知覚を方向づけているのである。香港における調査期間中、鳥との日常的関係や、それが鳥インフルエンザの対策によってどのように変化したかを観察することができた。普通の香港人は、それほど頻繁に鳥と接触するわけでもなく、鳥インフルエンザを知覚するにも、厄介な出来事が起きたせいで人間と動物を関係づけるようになった集団的表象の総体を通している。この集団的表象にフレームを与えるさまざまな組織の中に、宗教団体が入っているのである。

　中国における諸宗教の再開は実際最近の現象であり、それは権力に異議を申し立てるのと同じくらい、権力を正当化することに役立っている[1]。中国では、儒教・道教・仏教という、三つの伝統的宗教（「三教」）が古典的に区別されている。実際三つの一神教（ユダヤ教、キリスト教、イスラム教）は遅れて入ってきたのであって、それらは中国の歴史において中心的な役割を果たしたものの、常用言語内に広がる使用域を占める度合いはそれほど高くはない。三つの伝統的宗教が庶民的実践の中に溶け込んでいるとするならば、三つの一神教は別の国々の組織形態やものの考え方に対応しているのだ。この二つは、それらが人間と動物のあいだに立てる諸関係によって区別されうるので、それらがどのように衛生危機に対してそれぞれ違った仕方で対応することを促すことになったのかが見えてくる。つまり私がここで求めているのは、こうした集団的表象を科学的効率性に対する障害として記述することでもなければ[2]、通約不可能な諸々の文化的全体性として記述することでもなく[3]、鳥インフルエンザによって提起された道徳的問題に対するさまざまな反応として描き出すことなのである。私は、宗教歴史学者ヴァンサン・ゴーセールの方法に倣うことにする。彼は、「中国というフィールドを進んでいく人類学者が、〔動物の〕殺害を越え、そして日常的関係にまで遡ることによって、危険なほど身近で人間的な動物との持続的関係に関心を向けること」を勧めている[4]。

儒教が人間性（「仁」）の宗教に見えるとすれば、それはこの宗教が、慣例的な供犠（「祭」「礼」の誤り）〕において、宇宙を秩序化することについての教えを作り上げたからである[5]。中華帝国は、孔子に帰せられるところの供犠的振る舞いを繰り返すことによって正当化されているのだ。この振る舞いは、適切な容器に細やかに分類された肉を点検・加熱するという行為から成り立っている。中華帝国はこのようにして、権限交代（「革命」）の時に、過去との連続性を打ち立てることで主権を演出するのだ。供犠とは、ユダヤ・キリスト教的伝統に見られるような清めによる罪の償いではなく、準備期間後の秩序の再建なのである。この言葉はこの場合、破局に対する備えという意味で採用されている。供犠とは、歴史的変動に応じてなされるものではなく、むしろそれに備え、それに現行の秩序の中の場所を付与するものなのである。供犠は、聖俗の切断を遂行するものではない。それは、主権者によって受肉された中心的な極性の周りに諸存在の連続性を織り上げるものである[6]。だからこそ儒教的供犠においては何も隠されていないし、何も謎めいていないのである。宇宙的秩序が再び動き出すためには、そこではすべてが調和的に繰り広げられていなければならないというわけである。[7]

そうすると、香港が中国に返還された一九九七年という時期における家禽の大量殺処分が、［中国政府の］主権性を試験するものだったことが理解されるだろう。家禽の大量殺害に続く市場の隔離は、新しく捉え難い存在が増殖する時代の中で、政治的な連続性を再建するための条件だったのである。

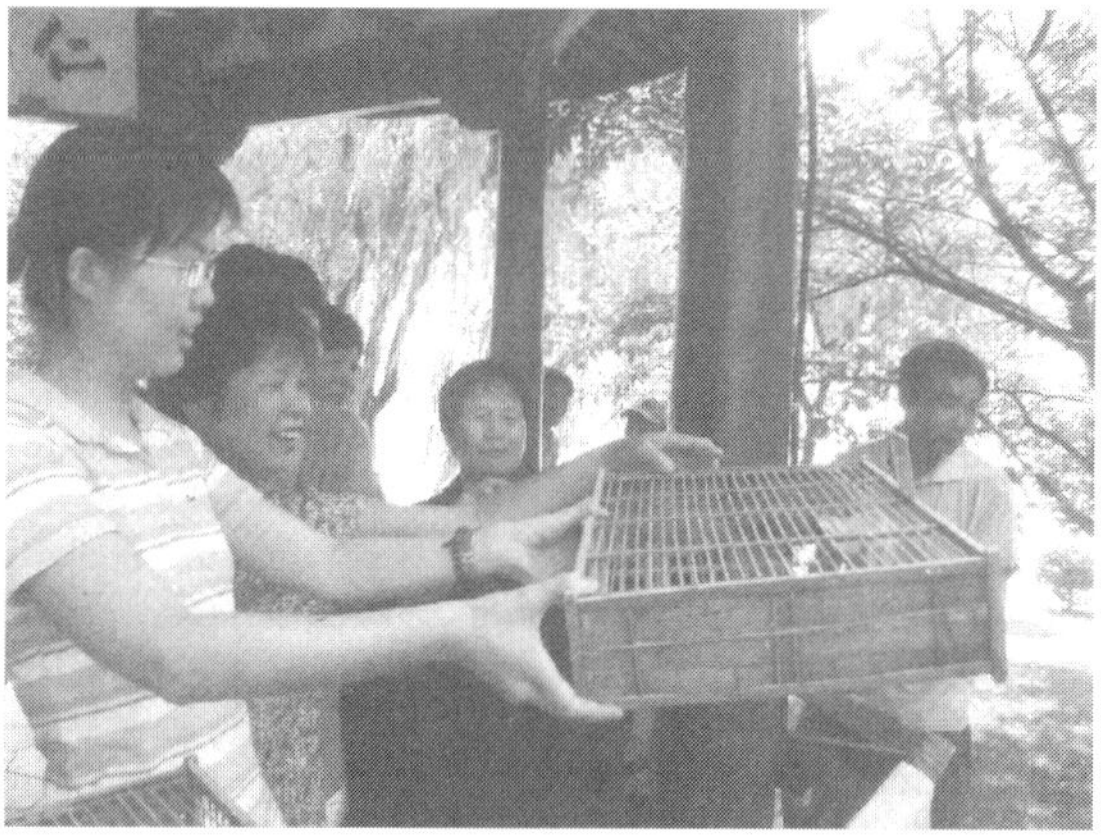
鳥を放つ宗教的儀式。杭州にて。

マーガレット・チャンは、董建華政権の衛生署署長として殺処分を決定したが、彼女は、中国の新しい行政府が出会った最初の衛生危機に対してはっきりと応じるさまを、この措置に見ていたのだ。香港人は、彼女が新聞でこう述べことを覚えている。「私は毎日ニワトリを食べています。みなさんにもそれができるのです」。WHOにおける彼女の顧問の一人は、次のような私的会話を伝えている。「ニワトリを全部殺しなさい！――ウイルスが残っていたら？――それならアヒルも全部殺しなさい！――まだウイルスが残っていたら？　それなら私を殺すしかないですね」。追放すべきウイルスの挙動が不確かなので、［当該領土の］主権者はそれが出現した場所である病原保有動物と自ら関わり合いにならねばならない。[8]このとき主権者は、専門家の集まりに丸ごと身を委ねる。そして専門家たちは、［供犠による主権者の］殺害から宇宙を類別し直すのである。つまり新儒学[二]の儀式における供犠が寺院内の象徴的な捧げものに基づいている一方で、[9]家禽の殺処分は、近年中国に紹介された公衆衛生の諸原則に従って、主権を再び試験するものでありうるのだ。[10]こうした殺処分が、家禽を点検する新しい形態に従って規則的に反復されることによって、供犠との類比はさらに強化されるようになる。一九九七年に、市場近郊の鳥と人間にＨ５Ｎ１の最初の症例が発見された後、一三〇〇万羽のニワトリが殺処分され、二〇〇一年五月にはさらに一二〇〇万羽のニワトリが殺処分された。二〇〇二年になると、農場において発生地が二箇所発見され、二月に九〇万羽、一二月に一万六〇〇〇羽のニワトリが殺処分されたのだった。

このとき仏教思想は、こうした殺処分の正当性を批判するものとして現れる。西洋の暦で一世紀に仏典が中国に紹介されたときにも、儒教が供犠の中に中心的極性しか認めず、供犠によって共同体を構成していた場所では、仏教が語る言葉は否定的な態度を引き起こしたのだった。[11]仏教は伝統的文化〔儒家思想〕の反対側にたつ。だからこそ、中国では仏教思想が菜食主義のかたちで現れるのである。それは要求と隠蔽を交互に行う方法なのである。[12]ヴァンサン・ゴーセールは、次のように記している。「菜食主義的な要求が中国社会に緊張を生み出している。仏教的な価値と実践を採用することができるのは、それらが中国的宗教の一般的価値、特に供犠の義務と矛盾しない限りにおいてである」[13]。実際仏教は生き物に対する同情を教えているのであって、人間のために殺された動物を食することは禁じられている。輪廻転生の中で、賢者はニルヴァーナ〔涅槃〕への到達によってこのサイクルを免れることを説く。動物の屠殺は悪しきカルマ〔業〕であって、さらなる転生に突き落とすものなのである。〔儒教のように〕儀式的な屠殺によって権力を立て直す代わりに、仏教思想は屠殺に人間と動物に共通の苦しみを発見することで、権力を解消する機会を見出しているのである。

香港仏教連合会に連絡を取ると、上水の小学校における僧の修養日を追跡する許可をもらうことができた。この団体は一九四五年に設立され、実際に数多くの保育園、学校、病院、墓地などを所有している。若い信者の大半は都市部の女性で、連合会会長であるコー・クゥワン師の九〇歳の誕生日のための準備をしていた。五日間、黄色い服を着て黒い帽子を被り、若者たちはいっしょに歌を暗誦し、菜食料理を摂るのだった。クンガイという香港中文大学で仏教研究の博士論文を書いた三〇歳の若者は、式典の企画に追われていたが、私にその式典の意義を説明してくれた。式典の途中で一人の尼僧が部屋を出て行き、手すりから七粒の米を撒くのだが、彼の説明によると、この尼僧は腹を空かせた亡霊（「餓鬼」）に食糧を与えているのであり、七という数字は、インドの数え方では豊穣を意味しているのだという。一九九七年の家禽の大量殺処分にたいする仏教連合会の反応について尋ねると、彼はこう言った。コー・クゥワン師は、香港領のあらゆる場所を隅々まで水で清めるつもりだった、と。そうすると、それらの場所には土占い《ジオマンシー》的な力（「風水」）があって、それに従って選択されたのか、と訊いてみると、仏教には「風水」はない、と彼は答えた。「心の中にだけ見つけられる力を、土占いは土に帰しているのです」。つまり仏教の師は行政区画に従ったのである。まずは香港島へ、それから新界へ向かい、慎重に境界上に身を留めたのである。このように殺処分は領土を画定し直す機会にはなったが、権力を立て直す機会にはならなかった。クンガイは動物疾病の中に、動物の飼育によって生み出された悪しきカルマの徴候《サイン》を見ていた。彼によれば、動物を飼育して殺す者はこの活動によって穢れるし、動物を食す者は、この不浄が増加していくサイクルを支えていることになるのだ。このサイクルを停止させることはできるのか、と彼に訊くと、何かを断ち切るような仕草で手を動かして、彼はこう答えた。仏教徒は動物の共同体に介入することはできない。唯一の解決策は、彼の目には、菜食主義者になることだと思われる、と。

残された第三の批判は、道教であった[三]。仏教とは異なり、道教は中国的伝統の土台に由来する思想であったため、より容易に普通の人々を動員することができた。庶民的実践と哲学的発想を混ぜ合わせることが重要だとされており、この混合物は儒教と同じくらい古いものだが、儒教的な人間性〔「仁」〕による秩序化よりもむしろ、道教は生物の繁殖性に強調点を置いている。儒教が人間的徳を宇宙編成の中心に置くまさにその地点で、道教は、言語的カテゴリーの手前で、万物の流動的土台に合流しようと試みる。仏教が覚醒をもたらす無を見出すまさにその地点に、道教は、歓喜へと導くような言語化不能の過程を設置する。毛沢東体制の下で迫害された後、道教の共同体は今日、秘教的伝統全体を背負って非常に生き生きと甦ってきている。道教の秘教的伝統が、新しい生態学的な感性と一致しているのだ(14)。

中国の道教信者〔道士〕と最初に接触したのは、広州医学院におけるSARSについての展示会を訪れたときだった。このとき私に付き添ったのが、外交部事務局の職員であるチェン・イだった。彼は、SARSに対する闘争の「精神」を高めるためのポスターを、私のために英語に翻訳してくれた。あるスローガンにはこう書かれていた。「SARSは前例のない試練であり、生の死に対する闘争である」。チェン・イはこの試練という概念について注釈し、次のように言った。美術館の役員たちは、自分たちの「冗漫な」書式に則って誇張しているのだが、こうした言い回しには深い意味がある、と。つまり病が知らせたのは、天と地の調和〔「道」〕が失われてしまったということであり、人間は自然を変形して、すぐに取引用の商品を作り出し、自分自身の快楽を追及して「侮辱的」な仕方で行動してきたのだというのである。次のような話を読んだことがある、と彼は言った。SARSは野生動物を食することに起因するし、〔地球温暖化による〕氷原の溶解は、きっと新しいウイルスの出現を引き起こすだろう、という話だ。チェン・イにとっての解決策は、合理的な食事療法である。彼はこれを自己の修練と呼んでいた(15)。彼は自分の携帯電話に、老子の言葉を映して見せてくれた。彼は地下鉄の中でそれを読み、その意味について考えるのだった。

香港で、道教の祭り（「醮《ショウ》」）に参加することができた。香港科技大学の人類学者である廖迪生に勧められたのだ。これによって、普通の人々がどのように鳥を使って病から身を守っているか、よく理解できた。廖迪生は、出稼ぎ労働者の村の庶民文化を研究していたが、村人に押しつけられたバイオセキュリティ措置に憤りを感じていた。彼によれば、こうした措置のせいで、ローカルな知は、災いに対処する中で粉々にされてしまったのだ(16)。たとえば「醮」の祭りは雄鶏の屠殺によって幕を開け、その血液が清めのために祭式用の敷地の四隅に注がれるのだった。中国では雄鶏は食さない。雄鶏はその性的な強さを理由に、毒性が強いと考えられているのだ――去勢された雄鶏であれば、食されることがあるが――。つまり去勢されていない雄鶏の屠殺が生み出すものは、食中毒の反対なのである。

私が参加した祭りは、新界北部の林村という村の委員会によって一〇年毎に企画されるものだった。この祭りには世界中から五〇〇〇人以上の人が集まって来て、この機会に家族と再会していた。委員会は五〇〇万香港ドルを費やして、見世物《スペクタクル》や菜食料理を用意するために出資していた。竹でできた巨大なテント小屋の下で、演者たちがずっと広東語の歌劇を演じていた。舞台の東側には果物が供えられていたから、この見世物が亡霊たちを引きつけて、道教の神々に捧げられた祭壇から遠ざけていたに違いなかった。舞台の反対側では、僧侶たちが神々に賛辞を送っていた。聖職者たちは列をなして、横切り、神々の栄誉を称え、亡霊たちを鎮めていた。舞台の両側には大きなテーブルが組み立てられ、女性はオレンジ色の服、男性は（年齢が高い順に）青・黄・赤色の服を着た上で舞台を西から東へと横切っており、一〇人ほどがその周りに座って、盥に一杯の野菜を分け合ったりしていた。祭りが続いた五日間、肉を食べることと木を傷つけることが禁じられていた。緑に覆われた丘の麓には実際「願いの木」が立っていて、村人たちはそれに紙片を引っ掛けていたのだが、あまりの重さに押しつぶされかかっており、荷を降ろさせるためには、他の木を植えねばならぬほどだった。

このように道教の祭りは、あらゆる反供犠的な外観を備えていた。すでに肉は新しい病を生み出すほど豊富だったから、この共同的集まりが目指したのは、動物や植物に暴力を加えることを避けることによって、グループを再生させることだった。私は中国の新年〔旧正月〕に、屏山という村落で、別の伝統的な祭りに参加する機会を得た。香港で最も古い部族の一つである鄧《タン》族は、一年に一度のこの祭りに、世界中に散らばったメンバーを集合させる。部族の先祖を祭る寺院の中では、巨大な鍋が供され、中には九種類の肉が入っていた（「盤菜」）。かつて鄧族が主に米食文化に支配されていたときには、この祭りは肉を食べる数少ない機会の一つだった。廖迪生によれば、ニワトリは完全性の象徴だった。なぜなら一二人で分けることができたからだ。つまり「醮」の祭りは、中国の新年に出される〔肉食の〕食事に対置されていたのだ。仏教における清めの儀式が、供犠における屠殺に対置されていたように。これら二つの反供犠は、一つの領土を住処とする生命の共同体を広げていたのであって、それは、家禽の肉を食し、その穢れた部分を破壊することによって人間社会を再生させることとは程遠かったのだ。

庶民的実践における鳥の役目

動物の大量殺処分と宗教的供犠が比較可能になるためには、たんに殺処分が、伝統的な推論様式に依拠して道徳的な正当化や批判の対象になる必要があるだけではなく、さらに普通の人々が、例外的瞬間に屠殺される動物と自分を同一視することができる必要がある。香港人と、ウイルスを保有する鳥との同一視について語ることはできるだろうか？　鳥が自由な動物で、その翼の動きが生命の潜在的な力を思わせるため、〔香港では〕鳥が特に高く評価されていると言うだけでは不十分である。さらに、鳥が運動を停止したときに、つまり病が鳥の動きを止めるときに、人間は鳥と自らを同一視するのだということを示さなければならない。鳥は、特に曖昧な動物だと見なされているかもしれない。つまり、その素早さによって鳥は、飛翔するとき、人間にはまだ到来していなかった災いを告げ知らせてしまうからである。鳥は自分よりも遅く移動する種〔人間〕の前を行くからこそ、不幸を予告することにもなるのである。

中身の濃い香港映画を参照することによって、こうした仮説を少なくとも定式化することができる。ジョニー・トーは最近の作品『スリ』で、一人の若い娘を勝ち取るために争う二組のギャング団を描いている。彼らの手から逃れた後、この娘は一方のギャング団に捕まり、次いで他方にも囚われる。自由だったり鳥籠に入れられていたりする雀の映像が、物語の筋に句読点を打ち込んでいる。ジョン・ウーは、鳥の曖昧さについての考察においてさらに先まで進んでいる。キャリアの二つの段階を代表する彼の二つの作品の中では、傷ついた鳥が暴力的衝突の前に飛び上がるというモチーフが回帰している。『狼/男たちの挽歌・最終章』は初期作品の一つであり、刑事に追い詰められたギャングの頭目を描いているのだが、この刑事は最終的に彼と自分を同一視することになる。二人が言葉を交わす最後のシーンでは、一羽の白い鳥が飛び立ち、羽毛が人間たちの血液と混じり合う。『レッドクリフ』は、中国の大長編小説〔『三国志演義』〕を原作とするハリウッド的超大作映画で、陰険な武将である曹操に対する南部軍の反抗を描いている。曹操が船を使って天然痘に冒された兵士の遺体を南部軍に送りつけるとき、まるで南部軍が「汚れた戦争」と非難しているものが何なのかを対照によって教えるように、一羽の鳥が飛び立つ。これらの作品において、鳥はいかなるメッセージも担ってはいない。鳥は飛び立つことによって、善と悪の区別が解消しそうな地点で、人間たちの悲惨な運命を告げ知らせているのだ。すると次のように想定できる。香港人が鳥と自分を同一視したとすれば、特に中国返還の一九九七年に殺処分された鳥と自分を同一視したとすれば、それは彼らが、資本主義と共産主義のあいだで選択することを拒んだからであり、地球全体に害をなすことになる災いについて、かろうじて警告を発することができたからなのである。

鳥に目を向けるとき、香港人は何を見ているのだろうか。私たちは種の多彩さに注意を向け、鳥個体群の多様性の中に私たち自身の社会の反映を見るものだ(17)。しかし香港バードウォッチング協会の会長と会ったとき、私は鳥に対する別の知覚を発見したのだった。C・Y・ラムは、気象予報を担当する香港天文台の台長でもあるが、一九五七年にイギリス軍によって創設されたバードウォッチング協会に一九七六年に加わってもいた。彼は香港の墓地で初めて鳥と出会ったときのことを語り、この出会いを空模様の観察と関係づけた。「墓地は鳥と亡霊には良い場所です。私が鳥に目を向け始めたとき、二七歳でしたが、目も心も開かれました。私はそのときまで、物理学と数学を学んでいました。死んだ対象です。私は盲目でした。そして私は普遍的経験に接近したのです。私は、他の人も同じように見て欲しいと思いました。しつこい宗教勧誘のようでした。私の視界は、星から雲へ、鳥へ、人間へ、そして心にまで接近していきました」。この世界観の中では、鳥は遠く離れた場所に社会を形成しているわけではなく、むしろ、天体運動という最も遠く離れた距離と、心の動きという最も近い距離とのあいだに、あたかも死者と生者のあいだを動く亡霊のように、中間媒介的運動の総体を作り出していたのだ。つまり鳥に目を向けることは、〔心の〕内的運動と〔宇宙の〕外的運動が出会うことなのである。「〔鳥を見たときに、〕『写真を撮ってもいいですか?』『これは何という種類ですか?』とイギリス人は言います。中国人は、『それは食べれますか?』『それはどんな味ですか?』と言います。私が興味を引かれるのは、鳥に目を向けているときに、そして鳥が私に目を向けているときに、そこを通過する何かなのです」。C・Y・ラムは、一九九七年に香港バードウォッチング協会の会長になった。彼が会長になってから、協会はついにロングバレーの鉄道建設計画を阻止し、それを保護地帯に作り変えたという。そしてこの協会は中国大陸に数多くの支部を開設し、そこで環境保存について教えている[18]。バードウォッチングは、エリート主義的で植民地的な行動であることをやめて、庶民的でローカルな実践となったのであり、自然についての中国的な知覚を、環境に関する新たな表象の中に統合したのである。人間と鳥の出会いを二つの運動間の照応と考えることで、実際に、人間的行動が自然的運動を阻害しないような空間の保全に基づいて、自然保全政策を思考することができるようになるのである。

人間と鳥の相互作用をさらに上手く輪郭づけるため、私は、両者が持続的に顔と顔を付き合わせる場所、つまり鳥市場を長期間観察した[19]。観賞用家禽について話すとき、私たちは装飾目的で鳥を使用することについて語っているわけだが、中国人は何時間も鳥籠の中の鳥を眺めて過ごすので、「見る喜びのための鳥」(「観賞鳥」)について語っている。〔しかも〕大多数の人が、鳥の色にではなく、鳥の歌声に関心があると言う。歌声は、鳥が有する特異な生命力を表現しているのだ。市場の中で歌っている鳥を眺めることによって、その鳥の歌声と他の鳥の歌声を比較することができる[20]。市場の客の大半は退職した男性で、驚くべきことに、他の鳥といっしょにすると刺激を受けてしまうので、自分の鳥を鳥籠に入れて持ち運んでいる。鳥籠は監禁ではなく、鳥の運動に適合した空間と見なされているのだ。特に鳥籠を持って市場内を歩いたり、格子を指で引掻いたり、〔客たちは〕いろいろなテクニックを駆使して、鳥籠の中の鳥の運動が上手くいくようにしている。鳥籠には二つのタイプがある。高い位置に置かれた横長の鳥籠は、上へ下へと飛び回る鳥のためのものであり、もっとずんぐりした、磁気の水飲み場が備わった小宮殿のような造りの鳥籠は、飛ぶ鳥ではなく歌う鳥のためのものである。したがって鳥市場は、鳥が生き物として大事に扱われる場所であると同時に、商品として評価される場所でもあるが、ここではその二つの視線が不安定に総合されているのである。鳥インフルエンザはこれを撹乱しにやって来たのだ。

旺角の鳥市場は、香港で最も過密な界隈から一つ奥まった所に作られていた。観光客も集まるこの場所は、閉鎖したストリートマーケットに代わって一五年前に建てられたが、そこではかつて闘鶏が行われていた。市場では、今もなお闘鶏用の鳥が見つかった。目に入った白い筋と大きな嘴によって判別できるのだ。しかし闘鶏自体は、私有地の中で、視線を避けるようにして行われていた。六〇代の男性が、市場の入り口に二つの鳥籠をぶら下げ、それを長いこと観察していた。五〇平方メートルの家に、魚、猫、犬、亀、そして五羽の鳥がいるのだ、と彼は言った。鳥インフルエンザのせいで、彼は所有していた鳥の大部分を売ってしまった。かつてはシンガポールや、インドネシアや、マレーシアから入ってきていた種も、今では中国への輸入は限定されていた[21]。しかし鳥が上手に歌うそのときから、種のことなどほとんど問題ではなくなるのだ、と彼は言った。「鳥は音楽のようなものです。知らなければ、騒がしく思える。鳥が歌うためには、あらゆることをしなければなりません」。家から来る途中、彼は鳥籠を薄布で覆っていたので、鳥は歌うのをやめていた。市場に着いたときに、また歌い出した。そして、彼が市場の中で鳥籠を移動させると、さらに上手に歌うのだった。彼は何時間も鳥の歌声を聴くことがあったし、飽きたら友人と交換することもあった。「骨董品も売っているのだから、鳥を売ってはいけませんかね？」鳥は曖昧である。愛着の対象でもあれば、交換商品でもあるからだ。それを説明するのは、次のような事実である。すなわち、一羽の鳥は種を代表するものではなく、激しかったり落ち着いていたりする諸々の運動方式なのだという事実である。そしてこの運動方式は、多様な仕方で構成されうるのである。愛着が求めるのは「種としての」あれやこれやの鳥ではなく、むしろ歌声の強度なのである。つまりやや無愛想なこの男性の物事に動じぬ様子は、自分の鳥が発する音色に対する関心の大きさと釣り合っていたのである。

「こちらが『師父』です」と彼は言って、いたずらっぽい目をしたさらに年配の男性を指差した。この男性は、たとえもう連れてくる鳥がいなくても、毎日市場に来ていると言った。彼はイギリス軍の小部隊で働いていたのだが、当時七羽の鳥を飼っており、そのうちの一羽の九官鳥が彼の名前を叫んだため、上官たちがしばしば彼に会いにやって来たという。中国の市場では、九官鳥は最も注目を集める鳥である。言語能力が、この鳥の擬人性を助長するからだ。だから九官鳥を売る者は、非常に尊敬されていたわけである。その「師父」はこう考えていた。鳥インフルエンザはいかなるリスクも示していない。この病は数年まえから存在しているのだ。この病の深刻さは、それぞれの抵抗次第である。「香港の人々は臆病です。中国ではそれほど怖がっていません」と、彼は言う。自分の鳥が病気に罹ったときどうしたのか、私は彼に尋ねた。彼は鳥に薬を与えずに、ただ食生活を変更し、リンゴ、バナナ、ヒシの実、バッタなどを与えたという。このバッタは小さな屋台で袋詰めにして売られていたが、そこでは販売業者が巧みな手つきでバッタを掴み、足を切り離していた――格別に暴力的な場面であり、その機械的な乱暴さは、愛好家たちが自分の鳥に捧げる気遣いと好対照をなしていた。「師父」は、彼の友人が鳥に対して抱いたのと同じような、曖昧な愛着を表明した。健康な鳥であれば一〇年間保護することができた。しかしあまりに美しい鳥は、交換してしまうかもしれなかった。たとえば市場の食堂に友人たちといるとき、良質な〔鳥の〕歌声について話し合うこともあれば、病気のときに与えるべき薬について議論することもある。この熟練した愛好家にとって、病は物事の秩序をかき乱しにやって来るものではなく、市場において鳥の歌声を調整する変数の一つだったのである。

しかしながら私が質問した男性の大半は、こうした活動は衰退しつつあるのだと言っていた。「鳥の世話をするのは、古代中国では貴族に許された特権でした。彼らは働く必要がなかったからです。現代では、それは退職した人の活動です。とはいえ、もうすぐ誰もそうする時間がなくなるし、場所もなくなるでしょう」。鳥インフルエンザに対する措置は、この活動のために最低条件の一つを侵害した。市場に来て、他の鳥飼育者たちと話し合う可能性である。政府は鳥籠をバスや地下鉄内に持ち込むことを禁止したが、このことによって〔市場には〕徒歩で来るか、タクシーで来るしかなくなった。鳥蒐集家が市場に来るのは、たんに話し合ったり交換したりするためではない。自分の子供が、動物を飼うには家が狭すぎるし、歌声が騒がしすぎると言うからである。鳥インフルエンザは、人口統計学的変化に関係していたのだ。今や都市空間の中で、人間と動物が共存することが難しくなっていたのである。鳥販売業者の仕事がしばしば家族単位で伝えられるものだったとすれば、この仕事は心からの情熱に応えてくれることもあれば（「私は鳥たちと共に成長しました。家には鳥がいましたし、鳥の歌声の中で作業するのが好きでした」）、あるいは単純に実利的な作業に応えてくれることもあった（「私は夫が死んだ後に商売を引き継ぎました。でも、鳥のことは好きではありません」）。富裕層の客は、自分が欲しい種類を知っているので、市場を非常に素早く通り抜けていたが、買うかどうかも分からず、何時間も鳥を見比べている者は、だんだん心優しい夢想家に見えてくるのだった。このように、街中で鳥の歌声と触れ合うことによって社会が形成されるこの場所は、特に鳥インフルエンザのせいで、等価的に商品をやり取りするための空間になりつつあった。そしてこの空間は、〔鳥の飼育という〕この活動を構成する曖昧さを雲散霧消させつつあったのである。

中国国境の反対側では、鳥市場はより巨大で、鳥インフルエンザの管理《コントロール》をもっと逃れていた。(22) 広州郊外に位置する花地湾の市場は活気に満ちた大見本市であり、そこでは花や、鳥や、魚を見つけることができた。売り子たちは、ＳＡＲＳの時期に客が神経質だったことを覚えていたが、自分たちの鳥は十分に食糧を与えられているので、動物疾病を免れていると考えていたという。この場合、鳥インフルエンザの不安が高まることで、鳥は曖昧な商品としてではなく、種のヒエラルキーの中の弱者として見られているように思われた。〔鳥と人間に〕共有された運動を知覚することと、市場において〔人間が鳥を〕価値評価することに分配されていた、人間と鳥の同一視については、もはや語ることができなかった。むしろ、人間による鳥の保護が語られるかもしれなかった。ここでは鳥と鳥の関係が、人間による人間の支配について考えるために利用されることになるのだ。

ある男性は、香港で退職してこちらにやって来たという。香港より場所も広いし、バスの中に鳥籠を持ち込むことができたからだ。私が鳥インフルエンザについて質問すると、それは香港に特有の問題だ、と彼は答えた。「中央政府はこう言い続けてきました。五〇年間、問題は望まない、と[四]。さて鳥インフルエンザは渡り鳥が引き起こす問題であって、飼育場の鳥が原因ではありません。どうすれば渡り鳥を検査《コントロール》することなどできるのでしょうか?」彼は自宅に、二〇個の鳥籠と三羽の鳥を所有していた。鳥の数が少ないのは鳥インフルエンザのせいなのかと尋ねると、三羽を超えるとその鳥たちは死んでしまうと土占い(「風水」)の先生が言ったのだ、と彼は答えた。彼が言うには、飼っている鳥はすべてオスで、メスよりも好戦的なため、メスよりも見事に歌う。だから男性はオスの鳥を好み、女性はオウムを好むのだ、と彼は言う。彼はこうしたことを、中国の状況と比べ合わせた。中国では男性の数が増え、より好戦的になっている。「おそらく、彼らを鳥籠に入れなければならなくなるでしょうね」。香港の鳥蒐集家が、鳥籠を、鳥の自然な運動が増幅される場として表現していたのに対して、彼はそれを、長期的な文明化プロセスの結果として思い描いていたのである。「この市場の鳥は本能を失ってしまっているので、自然の中に放つことはできません。ここの鳥たちは、母を必要とするように、人間を必要としているのです。野鳥とは交じり合いません。ペットの犬みたいなものです。狐やリスと交じり合わなければ、犬は狂犬病に罹りません。鳥たちも自然の中の方が良いでしょうが、中国人は二〇〇〇年来鳥を飼ってきました。中国人は庭を家の中に移動させたのです」。この蒐集家と鳥との関係は、明らかに支配的で管理《コントロール》的な関係であった。彼は国境を跨ぐときに、鳥インフルエンザに関する推測を遠ざけ、それが生み出す鳥との面倒な同一視を切り捨て、飼い馴らしというもっとはるかに伝統的な考え方に与したのである。

鳥蒐集家が互いの鳥籠を比較しにやって来る花地湾の市場の食堂で、私はこうしたモデルのもっと穏当なバージョンに出会った。蒐集家の一人が、どうやって鳥の世話をしているかを長いこと説明してくれた。彼は四羽の鳥を飼っていた。二羽は華南の鳥で、二羽は華北の鳥であった。彼はそれらを、羽毛の色と脚の長さで区別することができた。それが生息地の違いを示しているのだという。彼は、細い棒を伸ばして鳥に噛ませたり、ギターを弾くように鳥籠を爪で引掻いたり、鳥の歌声の変化を伴奏にしてゆっくりと手を移動させたりすることによって、自分の鳥がどれほど飼い馴らされているか見せてくれた。彼によれば、鳥の行動は良い食生活と良い健康状態を反映している。ある鳥は盲目だったが、それは何か悪いものを食べたからであり、別の鳥は鳥籠の中で跳びはねていたが、それは満足しているからであって、恐怖を感じればあちこちにぶつかることもあるという。彼は自分の鳥を、彼には分からない言葉を話す生徒のように紹介した。異なる種は異なる言語を話すのだから、互いに学び合わなければならないのだった。「中国語や英語を話すときの私たちみたいなものです。上手に世話すれば鳥はもっと学びますし、そのことで値段も高まります」。四つの鳥籠に注がれた彼の視線を通して、鳥の社会が人間の社会と類似したもののように見えてきた。しかし人間は鳥が幾らで交換できるかを評価するために飼い馴らしのプロセスを中断することができるのだから、鳥の社会は人間の社会の下位に置かれているのだ。

鳥蒐集家は、生産者であると同時に消費者でもあった。家禽市場とは異なり、愛好家は実際には販売業者と変らなかった。販売業者も、しばしば鳥の歌声を聞く情熱と喜びを分かち合っていたからだ。家禽市場で交換されるのは肉であり、動物を加工し、そのリスクに対処する責任が販売業者に圧《の》し掛かっていたが、それに対して鳥市場で交換されるのは歌声であって、歌声の品質の中に、〔鳥の〕世話と〔値段の〕評価が混ぜ合わされていたのである。鳥インフルエンザは、この継続的な世話的関係の中に曖昧さを導入したのだ。というのも、自分と同一視することもできる〔鳥という〕この存在が、同時にリスクを孕んだ商品でもあるということを、この病は思い起こさせたからである。鳥蒐集家は、このあいまいさに対処するために、それを否定したり、あるいは鳥と自分との関係を構成するものとして引き受けたりした。それゆえ、彼らが頻繁に市場を訪れることが、この曖昧さを思い出させているように見えた（家禽市場では、この曖昧さはもっと可視化されていたのだが）。蒐集家たちが「愚か者」と呼んでいる一人の男性は、小さいオウムを口に入れて観光客に写真を取らせることで人気を博していた。実際この振る舞いは、挑発的な性格を持っていた。鳥籠というものがたんに鳥を世話する場所ではなく、貪り食う前の控えの間でもあることを想起させていたからである。このとき逆の振る舞いを思い描くことができた。つまり動物を食べることを控え、鳥籠を開けて、動物を解放するという振る舞いである。鳥蒐集家の情熱的な気遣いは、おそらく、彼らの視線が、鳥を消化することと鳥に自由を与えることとの対立を宙吊りにしていることに起因していたのである。鳥籠というものは運動が集中することを可能にするのであって、運動を全面的に撤廃することなどないのだ。今や、鳥籠を開けて鳥を飛び立たせるという、この特異な実践に目を向けよう。それはどのような同一視の形態を生み出しているのだろうか？　鳥インフルエンザによって、それはどのように困難なものになったのだろうか？

科学と宗教の歩み寄り

自然公園に鳥を放つという仏教的実践については、マイク・キルバーンから聞いたことがあった[五]。鳥市場の鳥籠の中には実際比較的小さな鳥籠がいくつかあり、その中には雀が数十羽ずつ詰め込まれていて、激しく爆《は》ぜるように飛び跳ね、ずっとざわついていた。こうした鳥籠には目立たないように貼り紙がしてあり、「生命の解放」を意味する漢字が二文字書いてあった（「放生」）。闘鶏用の鳥や観賞用の鳥に加えて、市場の鳥の第三の使用法、つまり野生状態に戻すために購入することが存在したのだ。放つために売るというのは、逆説的に思えたことだろう。そして、まるで鳥を解放するという欲望を客に与えるためであるかのように、鳥の入った鳥籠が一箇所に集められており、それだけいっそうその逆説性が目につくのだった。しかし販売業者たちが説明してくれたのだが、これらの鳥はあまり値が張らないものでなければならないし、野生状態を生き延びること（「活下来」）ができるものでなければならなかった。したがって大部分は、小さな雀の在来種であった。これらの鳥は、中国では二〇から八〇人民元、香港では五から二〇ドルという、観賞用の鳥や闘鶏用の鳥よりもはるかに安い金額で売られていた。実際鳥を放つ祭礼〔放生会《ほうじようえ》〕には、たいていの場合数十羽の鳥が関わっていたし、鳥が一羽ずつ放たれるというよりは、丸ごと一つの鳥籠が放たれるのだった。ある販売業者は、彼自身も春節祭〔旧正月〕で鳥を放つ実践を行ったという。彼は私に、「放生」を信じているかと尋ねた。彼が言うには、それとは動物と人間が共有しているものを示す「平安」の実践なのだった。つまり鳥市場を調査することによって、私は〔鳥の〕商品化の長い鎖の可視的部分に接近すると同時に、この鎖の末端に位置する者にとってこの鎖が持っている意味にも近づいていたのである。もし「動物を解放すること」が、鳥を商品に変形すること[23]に対する反応として想定可能な態度でありうるならば、たとえば香港という文脈の中では、この実践はどのような意義を見出すことになるのだろうか？

鳥を放つことは中国的伝統の一環をなしているが、その一方で、ここ約二〇年来、諸々の新しい発展を引き寄せてもいる。仏教僧が、苦しみや死から動物を引き離す方法として正当化することでこの活動にフレームを与えているとすれば、それは文官階級の貴族たちの慣行に根を下ろしているのだと考える人もいる。文官階級は、歌声の美しさに対して、鳥籠を開けることで鳥に対する感謝の念を表明していたのである。[24]この活動はまた、道教の共同体の中にも見られるが、この場合はさらに長い儀式のシークエンス中に挿入されている。しかしながらこの伝統的実践が大いに発展したのは、人々が豊かになったおかげであった。裕福な台湾人や香港人は、華やかな祭式のために遠方から輸入された極上の鳥を買うことがある。こうした祭式においては、祝われる人物の年齢や、お守りにしている数字に対応する数だけ、動物が放たれることがあるのだ。こうした最近の発展は、宗教団体によって助長されてきた。宗教団体は、文官階級のものではないこうした実践のうちに、新たな信者を獲得する方法を見出しているのである。このように、在来の鳥をその自然的環境に返すという最初は農村的だった一つの実践が、仏教僧を含む中間媒介を増やし続ける都市的な実践になったのだった。

香港の鳥類学者たちは、こうした「放生」の最近の発展を批判してきた。なぜなら、それは新たな種を、疑わしい衛生的条件のもとで香港領内に導き入れることだったからだ。[25]数人の香港大学の生態学者たちが行った見積もりによれば、毎年領土内に放たれる鳥の数はおよそ三〇万羽であり、そのうちの半分は輸入されたものだった。[26]こうした輸入は、在来種の鳥の生態系を変更しただけでなく、さらにヒトにとってのリスクを現前させていた。運搬される際の衛生的条件が悪いことが理由で、大部分の鳥は放たれる前に死んでしまったのだ。また何羽かは鳥インフルエンザに罹っていた。H５N１ウイルスを保有する鳥の大部分は旺角の市場の近くで発見されたが、米埔の鳥類保護地区の近郊では発見されたなかったと鳥類学者は強調した。つまり彼らが望んでいたのは、バードウォッチャーが観察している野鳥に対する非難を逸らし、それを、不正な条件下で鳥籠に入れて運搬され、宗教的儀式の中で放たれた野鳥の側に向け直すことであった。したがって鳥を放つことは、民衆的実践と、宗教団体と、環境の科学を結びつけている諸論争の中心にあったのであって、それは、鳥インフルエンザが提起する経済的かつ道徳的な諸問題について証言していたのである。この行為は、存在論同士の衝突と呼ばれうる事態を明らかにしたわけだ。鳥を放つことは、鳥とヒトが共有する生命を解放することによって魂を治癒するのだが、動物からヒトへとウイルスを通過させることによって、〔ヒトの〕生体を死のリスクに晒しもするのである。

この存在論的矛盾が、科学と宗教の衝突を引き起こすのではなく、歩み寄りの総体を生み出したことを見ると、驚きの念を禁じえない[27]。二〇〇七年九月に台湾で、鳥を放つことについての会議が執り行われたが、そこでは鳥類学者と仏教団体が、この実践の在り方について議論した。この会議の結果として、仏教団体は鳥を放つことを糾弾することになった。香港の寺院の一つには、飛ぶにつれて骸骨に変形していく鳥が描かれたポスターが貼られた。そこにはこう書かれていた。「鳥を放たないでください。野生状態に適応することが困難なせいで死んでしまうかもしれないし、鳥インフルエンザのリスクも増えるかもしれないのですから」。このポスターは、この民衆的実践を糾弾する人がしばしば繰り返す次のような言い回しを、はっとするような仕方で図解していた。「それは生命を放つことではなく、死を放つことだ（「不是放生、是放死」）」。仏教団体においては、「放生」の概念はより精神的な意味をまとってこの民衆的実践に反応していた。香港仏教連合会に「放生」の祭礼に参加することを要請すると、クンガイは、この祭礼には歌と食事と動物を放つことが同時に含まれているのだが、連合会は歌しか行わないのだと答えた。つまり、「生命を放つこと」を意味すると同時に、あらゆる種類の精神的実践を指すことができるこの言葉の幅広さに乗じて、クンガイはその最も学問的な意味を採ったのだ。「放生」を仏教的に正当化するということは、実際、転生のサイクルの中で「功徳《メリット》」を増すことを意味しているのであり、このサイクルにおいて、次の世代には動物の徳が人間の徳に変換されることがありうるというわけだ。つまり動物を経由することなしに、「功徳」を養うことが可能だというわけなのだった。

〔科学と宗教の〕別の歩み寄りが起きたのは、鳥類保護団体の側である。彼らは鳥を放つことを、科学的にフレーム付けされた、もっと「確かなもの」として紹介した。たとえば香港の嘉道理農場は毎週日曜日に、国境警察から託された不法輸入品の鳥を放っていた。彼らは仏教団体を誘って、この機会に観光客と合流するように促していた。北京では、森林管理人が鳥の取引の監視について説明してくれた。市場で保護種（市場の入り口にリストが貼ってある）を見つけた場合、鳥類保護の団体（「愛鳥社会」）が警告を発することができるが、市場の警官だけが不法に捕獲された野鳥を捕まえる権限を有していた。こうして押収された鳥は北京猛禽救助中心《センター》に移され、その後、適切な環境に放たれるのだった。このセンターは、「科学的に鳥を放つこと（「科学放生」）」という手引書を発行していた。これには、環境に応じてどの種を解放すればよいのかが明確に示されていた。こうした出版物は、転生の教義の中で鳥を放つことの意味を説明するために仏教団体が配る手引書（「放生手書」）のかたちを真似て作られている。こういったタイプの歩み寄りは、中国の現行の体制が促進している科学の発展（「科学发展」）に同意して、伝統的な文官階級の慣行と、環境に関する新しい知識とのあいだに連続性を打ち立てている。鳥を放つということが、市場を経由して鳥を自然に帰すという巨大なサイクルなのだとすれば、たしかに市場では大部分の鳥が、功徳を獲得するどころか、運搬されたり保存されたりする条件のせいで病気に罹ってしまうのだが、この交換のサイクルが科学的にフレーム付けされている場合には、これを媒介にして自然のサイクルが功徳のサイクルと合流していることになるというわけである。

〔科学と宗教の〕歩み寄りの第三のタイプは、もはや宗教的あるいは科学的編成によってではなく、実践者たち自身によって見出されることになった。彼らは鳥を放つことに愛着を抱いており、まずはマスクをしながら、市場で買ってきた鳥籠を自然公園で開き続けたのだった。しかしこの歩み寄りは、あまりに不安定なものだった。転生のサイクル内で行われる人間と鳥の功徳交換を、自然のサイクル内のウイルスの存在と関係づけるような矛盾した表象に導かれていたのだ。それゆえ第二段階として実践者たちは、虫や、魚や、亀や、蛙といった他の動物を放ち始めた。こうして彼らは、しばしば市場で買った亀や魚のために作られた池を持っている仏教寺院の伝統を引き継いだのである。といっても、それでは、いったいどの範囲で、「放生」の実践にとって鳥が範例的な価値を持たないのかと思うことだろう。というのも鳥を放てば、この再自由化の諸帰結を把握することなしに、鳥が自然の中へ飛んでいくのが直接的に見えるからだ[28]。おそらく「放生」の魅力は、鳥が飛翔する華々しさと鳥が消え去る素早さとの対照性に由来しているのであって、このことが、鳥が生きてきた条件と新たな環境とを関連させないようにしているのである。こうした生態学的問題が提起されるのは、実践者たちが淡水の亀を海水の中に放ったり、海の魚を川に放ったりするような場合である。しかしこれらの水生動物を放つことのうちに、鳥を放つことの意味を見つけ出すことはできるだろうか?

私はこういった実践について、市場で話を聞いてはいたが実際に見たわけではなかったので気にはなっていたのだが、ある日、ラマ島〔南丫島〕で、旺角の市場で買った虫を袋に入れて散歩している十数名のグループと出会った。彼らは、小型の携帯装置から流れる仏教賛歌に合わせて虫を森に放ち、その後は歩行者用の道を散歩していたのだった。この活動に参与してもよいか尋ねると、彼らは熱烈に歓迎してくれた。彼らは、あらゆる年代の人が集まった十数名の非公式グループだった。大半の人が、毎日仕事場の近くで動物を放っていた。人事部で働いている一人の若い女性は、キリスト教から仏教に改宗したときにこの実践を始めたのだと語った。彼女は身の回りに苦しみを感じ、これを小さくするために行動したいと望んだのだ。彼らはインターネットで交流し、会う日を決め、写真を交換していた。毎週土曜日の午後には、彼らは荃湾の市場に集まった。荃湾は新界の中規模都市であり、仏教僧院が多いことで知られていた。特定の仏教団体と結びつきがないにもかかわらず、彼らは、いっしょに祈りを唱えてくれる通りすがりの僧を自分たちの活動に加えることがあった。

ネットワークの推進者であるダニエル・ローは、かつて保険代理店を五〇年間勤め上げて、今は水の供給・リサイクル業に転職していた。禁欲的な顔つきで、声は柔らかく、会合があるたびに私が来るかどうか確かめるため電話してきた。祭礼が始まる三〇分前、彼は市場に行って、これから放つ動物を購入した。彼は一週間で二〇〇〇香港ドル以上集め、いつも同じ販売業者の所に向かった。この業者と値段を交渉する習慣がついていたのだ。したがって解放される動物の選択は、人間と動物のあいだの独特な出会いにではなく、売りに出せる在庫とその日の必要分との数字上の評価に応じてなされていたのである。嵐の翌日であれば、魚の値段が急騰していたので、ダニエルは貝と蟹を求めることになった。私たちが自然公園に向かったときには、彼は亀と蛙を買った。したがって、どの動物が市場という巨大な死の機械から引き抜かれるのかは、幾分恣意的な選択に委ねられていた。たとえばダニエルは、蛙を解放することと亀を解放することのあいだでためらっていた。彼が販売業者に、最終的に亀の方を選ぶと告げると、販売業者は解放されるはずだった蛙を陳列台に戻したが、その後で客の要求に応じて蛙を二匹掴み、首を切り落としたのだった。ダニエルが買い物をした露天の横では、ある販売業者が巨大な魚を生きたまま二つに切り分け、掲げていたが、心臓が新鮮さのしるしとして残され、脈打っていた。グループのメンバーの一人は、祈りながらそれを見ていたが、魚の目に映る死の恐怖について私に語りかけてきた。仏教徒の視線のもとで市場を訪れるということは、照明された鮮明な色彩のもとで、あらゆる瞬間に市場に現れている死を見るということである。しかし人間と動物のあいだで生きられているこの連続性は、値段交渉を強いる市場の論理との緊張関係に入り込んでいた。動物を死から引き離して市場の転覆を望みながらも、仏教徒たちは市場の法則に従わねばならなかったし、この矛盾は、理性を失う限界にまで彼らを連れ出していたのだ。「私たちが狂っていると多くの人々が思っているのは知っています」と、ダニエルは言った。「しかしこの市場には、こんなにも多くの苦しみが存在しているのです。動物たちが叫んでいるのが聞こえるような気がします。すべてを変えることはできませんが、私たちは世界に少しだけ功徳を付け加えているのです」。

このグループの活動を追いながら、功徳というこの精神的考えは、彼らが解放している動物の保健に対する気遣いと両立しうるだろうかと私は自問した。彼らは、酸素添加装置が付いた桶を販売業者に要求し、市場から港まで荷車を運転するときには、それをひっくり返さないように気を配った。彼らは魚と蟹が道中で傷つけ合わないように引き離して、それらの上に聖水（仏教の女神の名に由来する「観音水」）を注ぎ、最後に海に投げ返した。グループのメンバーの一人が廊下で死んでいるネズミを見たとき、彼女は同じ聖水を使用した。彼女は祈りを唱えながら、そのネズミをゴミ箱に捨てた。桶の中に詰め込まれた動物たちの中で、重さに耐えかねて蛙が死んだ。ダニエルは蛙を埋めて、小さな墓を作った。どうして城門水塘のような、亀や、蛙や、魚がもともと水の中にいた川の近くの大きい貯水池に動物を放たないのか尋ねると、鷲が動物を見つけてしまうからだ、とダニエルは答えた。木々に守られたこの川の中であれば、鷲には動物が見えないのである。つまりこのグループは、自分たちが解放する動物に関する知の形態を示していたのであり、自然に返す前のほんの短いあいだ、これらの生命を世話していたのである。動物を放つことができる場所について私が質問したとき、ある中国人の仏教僧が言っていたように、「確かで心地よい（「安全和水辺」）」場所を見つけなければならないのだ。

したがって彼らは、〔動物を〕放つことが、動物にとっても、そして人間にとっても危険であることを意識しており、自分たちの宗教的道具立ての中から、このリスクを制限する方法を見つけ出していたのである。このグループが、亀や、蛙や、魚を、蚊が蔓延《はびこ》る川に放ったときには、虫を殺してはならなかったし、〔虫に食われて〕痛む脚に観音水が注がれるのをストイックに待っていなければならなかった。「食われてしまいましたね！」と、参加者たちは笑って言った。蟹を海に投げたときには、別の問題が起きた。蟹の鋏が漁師によって葦で結び付けられていて、本当に動物を解放するためにはこの絆を断ち切らねばならなかったのである。私には専門家の振る舞いが欠けていて、紐を切っているときに蟹の鋏に切られてしまった。ダニエルは私の指に観音水を振りかけ、こう言った。「たぶん君は前世でこの蟹に悪さしたんだね！　私たちもみんな最初は挟まれたけど、もう慣れたよ」。子供たちはこの危険な振る舞いをしてはならなかったので、両親が紐を切った蟹が入っている籠を投げては興奮していた。ある年配の女性はゆっくりと紐を切っていたが、蟹が鋏を広げると、それを自分の頭に載せて祈りを唱えた。太陽が光線を揺らめかせているかのようだった。こうして蟹を放つことは、新たな仏教的歩み寄りの中で、鳥を放つことの曖昧さを再生産していた。蟹を投げることは、人間にとっても動物にとってもリスクを孕んだ行いなのだが、その瞬間まで含み込まれていたエネルギーが〔蟹の鋏のように〕広がることで、崇高な様相を呈していたのである。蟹が鋏を揺らめかせながら海の中に沈んでいくとき、この蟹が生き延びるかどうかは知るべくもなかったが、その儀式的なシークエンスは、まさに解放の感覚をもたらしたのだった。

〔動物を〕放った後には祈りが続き、そのあいだに病気の人や亡くなった人のリストが読み上げられた。ダニエルは、数十人が死んだ台湾の台風〔モーラコット〕や、数千匹の動物が死亡したオーストラリアの火災〔ビクトリア州森林火災〕といった、苦悩の原因となったであろう諸々の出来事について話していた。〔動物を〕放つことによって引き起こされる功徳の増大によって、動物や、功徳が少ない人間と一体化することができるのだった。引き続いて仏教僧が、参加している個々の人々に祝福を与えることがあった。ダニエルが言うには、台湾では、「放生」の祭式に参与することによって癌が治ったことがあるという。仏教に改宗した深圳の起業家が、祭式の後で転生の教義に関する講義を行った。仏教の教えと科学的発展の教義から借用してきた秘教的な概念がまぜこぜになっていた。参加者たちは思慮深げにメモを取っていた。とはいえ、祭式そのものには秘教的な意味などまったくなかったことは記しておかねばならない。動物を運んで解放する振る舞いにおいて、そしてこの機会にこの振る舞いが動物や人間を世話するそのやり方において、すべては目に見えるように明らかだった。

その後グループは、ハネムーンデザート・チェーンに属するシックな菜食レストランに、いっしょに食事をしに行った。会話は流行の最新式デジタル機器に及んだ。そこでダニエルは、自分のポータブルDVDリーダーに、いろいろな仏教組合から支給された菜食主義擁護のディスクを読み込ませた。「放生」を奨励するために、生きた動物を売っている市場に関するはっとするような映像が映し出された。流行の最新技術が誇示されているこの菜食主義者の食事に参与しながら、ここにいる仏教徒たちが消費のサイクルの中で果たしている役割について、私は自問自答した。「放生」の儀式的な美しさは、動物を商品交換から引き離し、野生と見なされる自然に返すという欲望に起因するものだった。しかしこの儀式の実践者たちは、放たれた後の動物がどうなるかについて十分な注意を払っていなかったため、その動物が市場に戻ってくるのを見ることになったのだ。戻ってきた理由は、もう一度売るためにその動物を捕獲する人がいたからでもあれば、その動物が病に罹ってそれが他の動物に感染したからでもあった。苦しむ動物の映像を眺めながら、菜食主義的食事によって儀式を終えることで、この仏教徒たちは、自分たちが一時的にはその流れを逆転させた生物市場の中に、再び場所を占めていたのである。彼らは鳥蒐集家的な視線を限界まで推し進め、市場にその運動が集約されている生物を解放したのだが、結局、苦しみや脅威を運ぶ〔DVDの〕仮想的な映像という形態のもとに、生物が戻ってくるのを見ることになったのである。

　こうして動物の解放という振る舞いは、出発点にあった私の仮説に別の光を投げかけたのだった。肉の取引が可能であるためには、生産の時と消費の時を分離せねばならない。鳥インフルエンザのような衛生危機は、消費される肉が生産条件によっては危険かもしれないことを思い起こさせることによって、この二つの極を接近させるのだ。大量殺処分が、主権者の管理《コントロール》を介在させることによって、もう一度これら二つの極を分離するための「供犠」であるように見えるとすれば、普通の消費者も、自分なりにこの分離を打ち立てるテクニックを見つけ出したのだ。〔二つの極のあいだの〕中間媒介をなす鎖が辛うじて引き伸ばされることを信じて、「新鮮な」動物を購入し続ける人もいる。[29] しかし彼らは、動物が殺害される瞬間に、買い物を終えようとして動物から顔を背ける。[30] 元来の自然に連れ戻すのだと信じて、生きた動物を解放しに出かける人もいる。しかし彼らは、ひとたび動物が解放されれば祭式の場所から顔を背け、仮想的な動物の映像を消費しに帰っていくのだ。すると仏教的儀式は、「新鮮な」動物に関する伝統的消費を逆転させているように見える。彼らは〔動物の〕殺害を直視するが、解放の条件からは顔を背けるのである。逆に生産を監視する者の側では、環境論者は解放の条件しか見ずに、大量殺処分を直視できないでいる。だからこそ彼らは宗教団体と敵対し、不安定な歩み寄りを見出すことしかできないのである。新鮮なニワトリの消費と動物の解放は、生物の経済の中で「本物」を求める二つの一貫した形態として現れていて、そのあいだでさまざまな中間媒体が増殖している。しかしこれら二つの形態は、動物疾病のせいで脆くなっている。動物疾病は、この鎖の輪を丸ごと維持することを強いている。そして、だからこそ主権者による殺処分の振る舞いや専門家による継続的監視に服せざるをえないのである。つまり鳥インフルエンザは、肉の生産条件に関する必然的な無理解を暴露することによって、消費者のうちに不安定な歩み寄りを生み出しているのだ。それでは、動物の生産を担う者においては、事情はどのようなのだろうか？　生物を世話することと殺害を決意することのあいだで、彼らはどのように対処しているのだろうか？　本章では、主権者による大量殺処分の振る舞いに対する消費者たちの諸反応を研究し、このとき彼らが、いかなる措置の中に、自らを同一視した動物の供犠を見出しえたのかを問うてきた。残されているのは、動物の生産者側がこれらの措置をどのように知覚したのかを見ることである。彼らは、動物たちに対して普段行っている世話に、こうした屠殺の可能性を組み込まねばならないのである。

第六章　生物を生産すること

隔離された農場

調査の偶然の一つとして、私が香港にいるときに、鳥インフルエンザの症例が一件申告された。二〇〇八年一二月九日、新界内の元朗にある農場で二〇〇羽のニワトリが死亡した。検査の結果、H5N1ウイルスの存在が確認された。農場は隔離され、農場労働者は病院で観察状態に置かれた。鳥インフルエンザの警告レベルは、領土全域で「警戒」から「深刻」に引き上げられた。農場の周囲三キロメートル圏内では八万羽のニワトリが処分され、長沙湾の中央市場ではさらに一万羽が処分された。香港では二一日間、生きたニワトリの購入が中止された。H5N1ウイルスが農場の内部で発生したのは二〇〇三年以来初めてだったが、採られた措置の規模の大きさはこの陰鬱な出来事を想起させた(1)。

新聞でニュースを知り、私は直ちに長沙湾の市場に赴いた。そこでは、前日に到着したニワトリの殺処分が行われるに違いなかったからだ。白い作業服を着た農務署の職員たちが、プラスチックでできた緑色のゴミ箱にニワトリを入れ、〔殺処分するために〕炭素ガスを注入していた。しかしガスの分量が足りていないように思えた。数分後に蓋を開けると、ニワトリが逃げ出そうとしたからだ。逃げたニワトリは、手で捕まえて止めを刺された。一九九七年に、農務署の署長は一三〇〇人の職員を殺処分に参加させるために駆り出した。「チームのメンバーの大部分は、生きたニワトリを見たことがありませんでした」と、署長は当時語っていた。「彼らは学ばねばなりませんでした。何人かは今やニワトリ殺処分の専門家になっていますよ(2)」。今では殺害の作業は衛生管理されていたし、もし一九九七年のパニックの中でニワトリを絞めることができたのであれば、今、ガスを耐えた家禽を捕まえて首を砕くこともできたわけだ。殺処分は昼日中、記者たちが向けるカメラのレンズに囲まれて行われた。殺処分したニワトリを職員はどうするのかと記者たちに尋ねてみると、香港では動物を焼却することが禁じられているので埋葬している、とのことだった。しかし埋葬されている場所については、記者たちも知らなかった。

こうした見世物的《スペクタクル》で大々的な殺処分の正当性について、香港では大きな議論が巻き起こっている。英語では、屠殺を表すのに、「*culling*〔間引き〕」と「*slaughter*〔虐殺〕」という二つのまったく異なる語が用いられている。前者は木の大きさ〔を剪定する作業〕がモデルになっていて、的を絞った屠殺を指すが、それに対して後者は、大量屠殺を意味している。一九九七年の殺処分を政府に進言したケネディ・ショートリッジは、今や香港大学微生物学部門の主任になっていたのだが、私にこう言ったものだ。「私たちは *cull* しているわけではありません。*slaughter* を行っているのです」。彼によればこの見世物的な措置には、香港領内に現れて世界中にパンデミックを引き起こす恐れがある病に対して、香港が責任を果たしていることを世界中に示すという意味があった。「私たちは両肩に圧し掛かる世界の重みを感じているのです」と、彼は繰り返した。自由交換に基づく経済にとって、この措置は、公衆衛生の原則を商品流通の上位に置くことを示していた。ショートリッジは明言している。こういった措置は、一九九二年における馬インフルエンザの発生(二)がなければ課せられえなかったであろう、と。このときはジョッキークラブが、三週間にわたって競馬——他の賭け事が禁止されているために香港経済の主要財源の一つになっている——を中止することになったのだ。[3] このようにショートリッジは殺処分の政治的性格を認めていたのだが、彼の目には、監視の強化に結びつく場合にのみ、こうした見世物的な措置は意味を持つのであった。究極的には、完璧に監視すれば殺処分は不要になるに違いないだろう。とはいえ殺処分は定期的に行われるし、人間による動物の管理《コントロール》の編み目は破られることになるのだが。農務署で働く獣医の一人はこう言った。「殺処分は衛生署によって決定されました。結果的に良い決定だったことが判明しましたが、それは彼らが示した〔保健的な〕理由によってではありません。結局二週間もかけて、殺処分されたニワトリを検査《コントロール》せねばならなかったようですから」。もし殺処分が保健的な理由によって正当化されるのだとすれば、それはつねに政治的な理由によって重層決定されているのである。

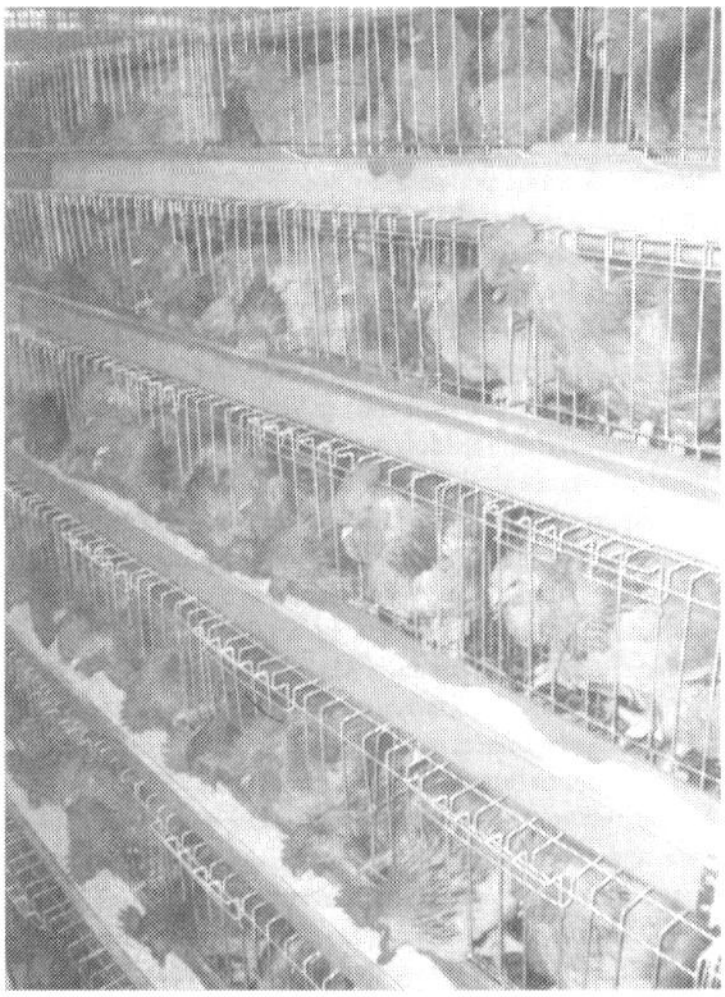
バタリー方式で並ぶニワトリたち。元朗にあるウォン氏の農場にて。

実際のところ、九万羽のニワトリを処分した後、感染原因を調査するために専門家チームが元朗の農場に派遣された。チームを指揮していたのは、ショートリッジから微生物学部門の主任を引き継いでいたユエン教授であった。問題が生じたのは、H5N1で死んだ二〇〇羽の家禽のうち、半数がワクチンを接種していない「前哨兵」であり、もう半数がワクチンを接種した産卵鶏だったことが分かったときだった。「前哨兵」という言葉は軍事用語から借用されたもので、最前線で倒れて警告を発する動物を意味する。(4) 中国語の「哨兵鶏」は、文字通りには「笛・兵・鳥」を意味している。死ぬのは「前哨兵」だけでなければならなかった。「兵士」と「市民」との関連性が問題となったのだ。この事実を説明するため、たくさんの仮説が提示された。ある仮説によれば、オランダで生産されたワクチンが新しいウイルスの転移に直面して陳腐化したのであり、結論としては、ウイルスの最新形態が発達している中国から新しいワクチンを買う必要があるという。最初のうち、ユエン教授のチームはこの仮説を重視した。しかし香港各紙が提案した新たな仮説は、お隣の中国にとってはっきり不利益になるものだった。それによれば、ウイルスを運び込んだのは、中国で受精して元朗で育てられた卵だったと思われ、この点は国境における衛生的な検査《コントロール》に対して嫌疑を投げかけるものだという。(5) 当時提案された第三の仮説は次のようなもので、数カ月間の調査を経て最終的に採用された。それによれば、ウイルスを運び込んだのは、農場を覆っているナイロンのネットを通り抜けることができる雀だったようだ。この仮説は、科学的にはほとんど信頼できないものであった。香港では、H5N1を保有する雀が一羽も発見されていなかったからだ。しかしこの仮説は、定義上検査《コントロール》することができない野鳥に罪を向け、ナイロンのネットを金属のネットに交換するという中立的な措置を処方するという利点を持っていたのである。

　専門家たちによるこれらの議論の諸帰結を理解するためには、監視の重荷が最も重く圧し掛かっていた人物に会いに行かなければならなかった。〔当該農場の〕農場主自身である。この人物は、元朗市に拠点を置くニワトリ飼育業者協会の会長であることが明らかになった。この組合は一九四九年に設立され、創設時には一〇〇〇羽以上のニワトリを所有する一四五の農場を集めたが、一九九七年以降数多くの農場が閉鎖したせいで、現在では三〇の加入者を数えるのみとなっていた。ウォン・イーチュンは二年前にこの組合の会長になり、各メディアと大々的に交流して透明な政治を推進していた。これが理由で、各メディアはこの組合を「模範農場」と表現し、H5N1の発生がここで申告されることなどありうるのかと驚いてみせた。ここの組合員が定期的に記者を招いていたおかげで、私は人類学者と名乗った上でではあるが、記者に混じって滑り込むことができた。私は組合員に、「模範農場」というラベルが何を意味しているのかを尋ねてみた。この言葉は私に、奇妙にも共産主義の語彙を思い起こさせたからだ。それは、ウイルスと闘うために政府の支援を受けるということを含意しているのだろうか？　組合員の一人が笑いながら答えた。農務署がこの名をウォン氏に与えたのは、「彼が良き生徒として彼らと交流したから」である。しかしこのことは、負担目録に従うことの見返りとしてワクチンが支給されるということをまったく意味していないという。反対に飼育業者たちは、政府が自分たちの要求に応えずに、農場で採取されたサンプルの検査結果を知らせるのに時には一年も待たせていることについて不満を抱いているのである。彼らによれば、保健当局との協力関係が欠けているせいで、香港における家禽飼育に関する長期的政策を実行することが不可能になっているのだった。すべてが彼らの活動を不安定で不確かにする方向でなされているというわけだった。

組合と面談することによって、専門家や政府の言説に対してしっかりと構造化された一つの集団的言説を受け入れることができた。このグループは会長と連帯していると紹介された。会長は、〔鳥インフルエンザの発生を受けて〕ライセンスを返したいと思っている飼育業者たちと定期的に会合を開いたり、危機に際してますます多くの会合を開いたりしていた。私は最初間違えて、香港大学に勤めていると言ってしまったのだが、そのせいで飼育業者たちは、私がユエン教授と繋がっているのではないかと疑った。彼らは、ユエン教授が冷凍家禽の輸入に肩入れして、自分たちの活動を破壊することを望んでいると非難していたのだ。しかし人類学者だと自己紹介すると、フランスと比較した場合の香港についての一般的言説を収集することができたのだった。「フランス政府は、人々がもっと衛生管理に注意を払っていたので、より合理的な仕方で対応しました。世界中のどこにも、人々が香港政府のように対応した所はありませんでした。香港では、人々が一箇所に非常に集中して暮らしているため、ストレスを抱えて暮らしています。彼らは、鳥籠の中のニワトリのように生きているのです。御覧なさい。二階建てのバスが走っているのなんて香港だけです！」飼育業者たちは、新聞各紙が、彼らの活動を糾弾するために鳥が詰め込まれた鳥籠の写真を使ったことを非難していたが、彼らはこのイメージを向け変えて、香港人の過剰な反応を解説したわけである。この推論に従うならば、香港の人間がニワトリと比較しうるような条件で生きているからこそ、彼らはニワトリと自分を同一視して、ニワトリの病を恐れることになったのだ、ということになるだろう。飼育業者とは、ニワトリの鳥籠と人間の鳥籠のあいだを行き来し、生物間の良き距離に関する合理的な観念を守護する者であることになるだろう。

興味深いことに、この組合の会合で、ウォン氏はほとんどまったくしゃべらなかった。彼は政府の措置の犠牲者として自らを紹介したが、同僚たちは彼を擁護しつつも、協力しようという彼の良き意志をやんわりと嘲笑していたのだった。ウォン氏は自分のケースを個別化しようとはせずに、公衆の目に晒されたことを利用して、集団的な諸要求を前面に出すことを好んでいた。六月になり、彼の農場が隔離されて六カ月経っていたが、私は彼ともう一度連絡を取った。彼は直ちに自宅に招いてくれた。そこで私は彼に、農場で一週間働く許可を求めた。彼はこの要求を受け入れた。中国でならば、こうした許可を獲得することなどけっしてできなかっただろう。香港のリベラルな雰囲気のおかげで、公的機関に一任することなく、飼育業者たちと定期的に接触することができたのである。農場で働いた一週間は、私の調査において中心的な時機となった。鳥インフルエンザが現れることを危惧しているすべての人々の考え方を追跡した後で、私は、ウイルスが出現する場所の真ん中に、つまり生きたニワトリが強度に集中している中に、身を置きに向かったのである。

農場は、天水圍（文字通りには、天と水のあいだの湾）のニュータウン流浮山（流れ浮かぶ山）の村のあいだに位置する丘の上に位置していた。天水圍は、周辺の農村地帯と湾に挟まれた現代的都市であり、大通りに沿って並ぶさまざまな色の高層ビルを突き立てていた。住宅には中産階級の家庭が集まっているが、香港で最も犯罪率と自殺率が高い都市でもあった。巨額の公費を使って鳥類公園が開園されており〔香港湿地公園〕、もう少し北に離れた米埔保護地区と張り合っていた。流浮山の方は伝統的な村落地帯であり、牡蠣の養殖が行われていた。植民地時代には、中国から来る非合法の出稼ぎ労働者の大半がここにやって来ていた。これら二つの対照的な居住地域のあいだに厦村という村落がある。ここにはかつて家禽や豚の飼育業者がいたのだが、大部分の農場は木材や金属類の倉庫に取って代わっていた。裕福な香港人たちは、ここに壮麗な墓を建てさせたのだった。丘の麓、都市部〔天水圍〕に接する側には、数百台のコンテナ車〔長車〕がひしめき合い、世界の果てに向けて出発するときを待っていた。ウォン氏の農場は、新界内のこの地域が、他の活動に向けられる前に、飼育業に当てられていた時代を生き延びたのだと思われた。

見たところ農場には、「模範農場」らしいところはなかった。門は、大部分の建物の屋根と同じトタンだった。中に入るには、車両殺菌槽を通ることになっていた。槽の両側には二つの小さな貯蔵所が設置されていて、孵りかけの卵を受け取り、完全に孵化させていた。入って右側に居住用の建物があり、一番手前にウォン氏一家の建物、続いて彼が雇っている四人の農業労働者の建物が並んでいた。左側には飼育用の建物があり、一番手前に雛の建物、次に〔成鳥の〕ニワトリの建物、そして一番奥に採卵鶏の建物が並んでいた。突き当りには大きな建物があったが、何も入っておらず、最新の整備技術によってさらに鳥籠を受け入れることになっていた。農場は一〇万羽までの家禽を収容すること

177　生物を生産すること

ができたが、私がここを訪れたときには、三万羽「しか」入っていなかった——すでにかなりの数ではあるが。農場は「在庫の定常流動」モデルに基づいて機能しており、さまざまな年齢の家禽を飼育していた。家禽を同時に入れてまとめて出すような現代的農場とは対照的だったのだ[6]。だからといって、小さな家族的農場ということではなく、職人的な器用仕事《ブリコラージュ》[五]とバイオセキュリティの新しい諸規範との不安定な歩み寄りであった。

　ウォン氏が農場を購入したのは、一九九四年のことだった。彼は当時大型トラックの運転手だったが、彼の妻は家禽の飼育場で育った人だった。妻は〔トラックの運転と〕同じくらい骨の折れる活動に身を投じることを勧めなかったのだが、ウォン氏は、シンガポールの中国人が家禽の飼育で財を成したという話を新聞で読んだ。そこで彼は、それまで豚と鳩を飼っていたとある農場を購入したのだった。ウォン氏が困難を感じたのは、まずは廃棄物の扱いに関する問題であり、次いで一九九七年以降は、バイオセキュリティの諸規範だった。一連の警告の後で二〇〇九年一二月に現れた発生以来、彼は、鳥インフルエンザ症例との直面に備えていた。毎日十数羽のニワトリが個別に死亡していたが、同じ列に並んだ一〇〇羽ほどのニワトリが死んでいるのを見たとき、彼は何か異常な事態が起きていることを知った。ウイルスそのものはそれほど怖くなかったが（「ニワトリと暮らしているので、抗体を持っているのです」）、むしろ隔離措置がもたらす事態により恐怖を覚えた。四人の農場労働者は病院で観察状態に置かれ、二人の娘は祖父母のもとに送られたが（彼女たちは学校に通い続けることさえできた）、彼と彼の妻は家禽の殺処分と農場の洗浄を執り行わなければならなかった。農務署の役人たちが手伝いに来て、二日で七万羽のニワトリを炭素ガスで殺処分し、その骨を埋めたのだが、鳥籠を殺菌し、網を取り替え、建物を塗装し直すなど、完全に洗浄するまで四カ月かかった。「羽毛の一本も残っていませんよ！」と、この飼育業者は自慢げに語ってくれた。

他の農業主は助けに来たのかとウォン氏に尋ねると、彼は頭を振った。何人かは精神的に支えてくれたが、大多数は、中国で買った卵に含まれていたウイルスを持ち込んだことで彼らを非難したという。この〔ウイルス発生の〕噂を流したことで、彼は記者たちを恨んだだろうか？　彼はこう答えた。組合の会長である以上、記者には慣れていたし、記者が「塩と酢で味つけして」読者の気を引かなければならないことは分かっていた、と。記者たちと交流することで、彼は組合の規則を覆してきた。彼の前の会長たちは、それぞれ一〇年から二〇年在任し、特に自分たちの製品を売ることを目的としていたが、彼はといえば、この地位に三年留まり、公衆側に立つ飼育業者という職分を守りながら、諸々の業務規則を変更してきたのだ。そこで私は、競争相手の飼育業者の誰かが、彼が行ってきた新しい実践に復讐したくて、この感染を引き起こしたのかもしれないと考えているのか、と彼に尋ねた。彼はまた頭を振った。「隣の川からウイルスを運んできたのは、雀たちですよ」。

ウォン氏は、明らかに現代的で先取的な飼育業者であると思われた。鳥インフルエンザの発生は、自分の活動を追求せんとする彼の欲望を損なうことはなかった。彼は、国境から三〇〇キロメートルの場所にある農場を中国で購入したばかりだった。毎週末そこを訪れていたし、四人の人間を雇っていた。彼が言うには、中国における作業条件は香港よりも有利だし、とりわけ、自分が血によって大陸と結ばれていると感じていたのである。彼は流暢に公用中国語《マンダリン》を話し（彼はそれを「国語」と呼び、「普通話」とは呼ばなかった）、しばしば私に中国の発展についての考えを尋ねてきた。彼は自信満々に、中国人は世界中で存在感を示しているし、この存在感はチンギス・カンの古の軍隊に由来するものである、と断言した。彼によれば、中国人は西洋を乗り越えることができるのであって、それは、中国人が西洋の発展を手助けしているのに対して、西洋は中国人を搾取する一方だから、というわけだった[7]。彼は自分に課された安全規範に対してけっして抗議することなく、仕事用の制服を着用することと手を洗うことの必要性をいつも力説していた。私はある日の午後中ずっと、彼と四人の労働者が移民署で自分たちの労働許可証を更新するのに付き合った。ウォン氏はすべての書類を準備していて、窓口に立った従業員たちそれぞれに付き添い、署を出るときには彼らに飲み物を与えていた。排気量の大きい車に乗り込み、電源の入った携帯電話をいつも耳に当てている彼は、田舎風のパターナリズムと先取精神を和解させていた。彼がただ一度本当に不安そうに見えたのはある嵐の日で、農場から船で二時間の所にあるラマ島に私がたどり着けるかどうかを心配してくれたときだった。彼は船の時刻表をダウンロードして印刷し、普段より早く家に帰ってくるようにと忠告してくれた。

逆に、私は彼が農場で働いているのを見たことが一度もなかった。彼のもとで過ごした週の初日から、私は労働者の一人に委ねられたので、彼を再び見たのは夕方、彼が地下鉄まで連れて行ってくれたときだけだった。この労働者は、リー・チーグイという名前だった。彼はニワトリに餌をやり、排泄物を掃除する仕事に従事していた。彼と一緒に行う作業は、彼が静かに尊重していた不動の順序に従うものだった。朝には、サイロの中から穀粉を探し出し、餌箱に配らなければならなかった。鳥籠は階段状に積み重ねられていたので、給餌者は上から順番に降りていくことができた。それだけでなく、家禽も下に置かれた鳥籠に沿って開いた空間に排便することができるのだった。午後には、夜のあいだに蓄積された膨大な量の糞便がパワーショベルで集められ、鳥籠の列の端まで運ばれた。私たちはシャベルを用いて、この糞便をプラスチック製のゴミ箱に投げ込むのだが、一日おきにタンクローリーがやって来てそれを回収するのだった。私たちはこうやって一日に二回、一つの列からもう一つの列へと移動する。一度は［餌を］満たすため、もう一度は［糞便を］空にするために。巨大な換気扇の音が鳴り響き、ニワトリの鳴き声を掻き消して、夏の暑さを和らげていた。

自分がこうした不快な仕事にある種の喜びを覚えていることに、私は驚いた。このときまでは大きな精神的集中を必要とする短いインタビューしか行ってこなかったが、今や私は規則正しい演習に身を任せることができた。そして好奇心を解放し、それが環境の細部や、自分のパートナーと辛うじて交わすことができた会話の断片を捉えるがままにすることができたのだった。米埔の保護地区で想像上の排泄物に震え上がっていたあの私が、今では当たり前のように、おそらく想像しうる以上の病原体を含んだ大量の糞便を荷車で運んでいるのだった。夕方に自分のフィールドノートを書いていると、私は、家禽の飼育に関わった経験のある二人の作家に思いを馳せた。ホルヘ・ルイス・ボルヘスは、一九四三年に、独裁者プリモ・リベラ［ファン・ペロンの誤り］に、ブエノスアイレスの図書館を辞めて家禽市場の検査官になることを要求されたが、これを断ったため、英文学の講師をすることになった。丁玲⑧は、二〇世紀の中国文学を代表する女流作家の一人である。文化大革命期に毛沢東は、彼女に、満州の家禽農場で働くことを命じたのだが、後に彼女はこれを人生で最も甘美な年月として描いたのだった。いかなる権力も、［この二人の作家の場合のように］私が家禽農場で働くことを強制したわけではなかった。私の調査の内的論理がそうさせたのだった。私が腰をかがめてニワトリの排泄物を集めているのは、屈従の意志によるものでもなければ、失われた起源としての田舎を発見するというロマンチックな欲望に駆られたからでもない。単純に、飼育場で働く人々に接近しないことには、鳥インフルエンザによって繋がった当事者たちの鎖を総体として理解することなどできないからであった。私は、自分が鎖を構成する主要な輪の一つの上に立っていると感じていた。それは、病のリスクが人々の日常的経験と合流する地点だった。鳥インフルエンザに関わっていた他の当事者は全員、怯えながらウイルスが出現する場面について語っていた。しかし必要なのは、舞台裏に入り込み、パンデミックの発生というさらに巨大な見世物（スペクタクル）が、静けさと決まり事（ルーチン）の中でどのように準備されているのかを見ることだったのだ。

181　生物を生産すること

仲間たちは、私が彼らの一員になっていることの理由が上手く飲み込めていなかった。仕事の休憩時間になると、リー・チーグイはしつこく私に訊いてきたものだった。職業は何なのか、いくら稼いでいるのか、母国ではあれはいくらなのか、これはいくらなのか。彼は三〇歳で、農場で働き始めて三カ月だった。広州に妻と娘を残し、農場で少し稼ぎにやってきたのだ——ウォン氏は彼に月一〇〇ドル（およそ二〇ユーロ）払っていた。昼休みは、別の労働者たちと議論する機会だった。二人目のリーは三五歳で、家族は深圳で暮らしていた。彼はもう一人の労働者と、ある建物の建設に携わっていた。それについて彼は、石鹸を製造するのに役立つのだろうと言った。それが冗談だったのか、あるいは本当の経済的転換戦略だったのかは、結局分からなかった。彼ら二人は一年前から農場に雇われており、〔鳥インフルエンザが発生した〕一二月には入院していたのだが、そのことについて話すことは拒否した。食事を準備していたのは、ヤン・ユレンという五〇代の女性で、彼女の家族（夫と四人の子供）は福建に残っていた。献立はいつも豚と魚に野菜と米が添えられたものだったのだが、ニワトリが出てこないことに驚いていると、ユレンがニワトリの調理を私に提案し、ウォン夫人に一羽くれるよう要求した——ニワトリを屠殺するのはいつも「友人のため」なのだ、と彼女は言った。彼女は夕方にニワトリの料理を出してくれた。私たちが制服を脱いで、シャワーを浴びた後だった。まるで、鳥籠の傍を歩き回った形跡が体に残っているうちにニワトリを食べるなどありえないとでも言うかのようだった[10]。ニワトリは痩せていて味気なかった。ニワトリが飼育されている鳥籠のこんなにも近くで、眠り始めている同類たちをよそに、そのニワトリを食べるというのは奇妙な経験だった。この機会に、私はフランスの赤ワインを一本持って行った。仕事仲間たちは、私がそれを飲むのを驚きのまなざしで見つめた。血に似ていると言うのだ。中国のワインは無色だった。しかし最後には、食事が終わった後で、ソースに混ぜてスープ状にしてからではあるが、彼らはその赤ワインを飲んだのだった。この陽気な食事の後、労働者たちはテレビの前に身を落ち着け、人民解放軍にまつわる連続ドラマを見た。兵士たちのヒロイズムを持ち上げる会話のシーンで、笑いが起きた。

料理をしていないときは、ヤン・ユレンは雛の世話をしていた。雛は農場の前の部分で育てられていた。彼女は雛に顆粒剤と水を与え（成鳥のニワトリはパイプシステムによって水分を摂取していた）、強力なウォータージェットで鳥籠を洗浄した。すると雛がばたばた身を震わせて、ぴいぴい騒ぐのだった。彼女はワクチンの注射（「打針」）も担当していた。食事が終わると、彼女はちょっとした神秘的儀式に則って、そのための準備をした。チーグイは、空になった薬瓶を指して、彼女が製作しているものの中に何が入っているかを私に何度も尋ねた。彼女の後に付いていったとき、彼女が専門家の手つきで、五、六羽の雛を一度に掴み、すばやく注射して、鳥籠に投げ入れているのを見た。彼女はまた、家禽の餌の品質管理《コントロール》もしていた。彼女は、ある日の午後中ずっと私を使って、小さなゴキブリが隠れ家として選んだ穀物の袋を選り分け、それらをサイロの中に開ける作業を行った。サイロの中では脱穀機が、虫を最後の一匹まで残らず粉砕するのだった。あまりに多くのゴキブリに住み着かれた袋が一つあったが、彼女はそれをゴミ箱に投げ込んだ。するとチーグイがそれにニワトリの糞便をかけて、ゴミ箱を回収しにやって来る衛生管理サービスから隠すのだった。最後に、死んだニワトリを集めてゴミ箱に捨てるのも彼女だった。彼女は、死んだニワトリを診断することには時間を割かなかった。たぶんニワトリは、鳥籠の中の雑居状態が引き起こした神経過敏で死亡したのだろう、というわけだ。

このように農場は、真の分業によって統御されていた。年寄りの男性はインフラ整備に従事し、若い男性は成鳥のニワトリの給餌に携わり、そして女性は雛と男性陣の世話をするのだった。チーグイと仕事しているときは、「感覚を持った存在としての」ニワトリとの距離は最大限に開いていた。給餌者のすばやい動作のもとで、ニワトリは肉や糞尿を生み出す正真正銘の機械に縮減されきっていたのだ。他方、ユレンと仕事するときには、私はニワトリを、人間と同じくらい世話を必要としている、感覚を持った存在とみなすことになった。丘の麓にひしめいているコンテナに書かれている、「私たちは運び、世話をします（we carry, we care）」という決まり文句は、農場からも見えるのだが、一見すると矛盾してみえる二つの観点がこのように共存している様子を要約しているように思えた。中国で受精し、六〇日後には香港の市場で売りさばかれる家禽にとって、この農場は通過点に過ぎなかった。しかしこの中間媒介的な時期に、世話的関係のような何かがまさに生み出されるのだった。おそらく、ニワトリの飼育業者の実践と、病院の看護師の実践を比較することはできない――あるいは、監獄の看守の実践と比較することはできない（その類似性は極めて驚くべきものであると思われるが）。なぜなら飼育業者は、経済的利益の大部分を、売られることになっている家禽を世話することに注ぎ込んでいるからだ。それでもやはり、家禽との日常生活が、似たような仕方で、機械的に扱われる身体に無関心でいることと、それらの身体が示す生命的要求に従事することとを混ぜ合わせるものであることに変わりはない。これらが混ぜ合わされる方式を、衛生的な緊急事態が不意に照らし出しはするが、繊細に捉えることはできない。病院における世話的関係が、衛生的危機の瞬間に現れるような、患者を救うことと身を護ることとの二者択一に還元されえないのと同様に、日常における家禽の飼育が、死んだ鳥の数を計算することとそれを世話することとのジレンマに帰着することはありえない。衛生的危機はこの場合、日常生活の中では複雑に絡まり合っている、生物についての二つの表象のあいだの緊張関係を目に見えるものにしているのである。[11]

農場での一週間が終わりかけていたとき、ある場面が演じられ、こうした緊張関係を暴力的な仕方で明らかにした。私はウォン氏に、ニワトリが市場に出荷されるところに立ち合わせてもらえるように頼んでいたのだが、売る準備ができている家禽がいないということだった。そこで彼は、売る家禽を持っている友人の家に一緒に行くことを私に提案した。夜通しかけて田園地帯を横切り、私はユエン・ロングの農場に連れて行ってもらった。トタンの建物が川沿いに並んでいた。ウォン氏の説明によると、養鶏や養豚の廃棄物が川に流し込まれていて、居住者の怒りを買っているらしい。実際ウォン氏の友人の農場は他の農場に隣接しており、ウォン氏の農場よりも狭く汚れているように見えた。販売業者の夫婦がニワトリを一〇〇〇羽買っていた。農場主はぽっちゃりした小男で、ニワトリを捕まえるのを彼らに任せ、自分は手続きを確認していた。女性の方が脚を掴んでニワトリを農場の外に出し、男性の方がそれを自分の鳥籠に入れていた。男性が長いこと躊躇った後で鳥籠を選ぶと、それぞれのニワトリが大きさや新鮮さに応じてそこに入っていった。時には逃げ出すニワトリもいた。時間がかかりすぎるのと暴力的な扱いを受けたことで、呆然とした様子だった。そのニワトリはゆっくり自分の体の側に首を曲げ、自分が迅速に捕獲されるのを見ていた。家禽たちはトラックに山積みにされ、農場の棚よりもさらにぎゅうぎゅうに寄せ集められていた。嘴と翼は重なり合い、茶色い羽毛の塊から黄色い眼が覗いていて、喉は暑さで息切れし、鶏冠はぐったりしていた。トラックを発車させる前に、販売業者は鳥籠の上に強力なウォータージェットを一噴き噴射したが、反応する家禽はいなかった。かなり参っているようだった。夜半頃、トラックは長沙湾に向けて出発した。最初の小売業者がそこにやって来て、ニワトリを購入し、翌日に屠殺するのだった。こうして私は自分のよく知る市場を再び見出したのだが、今回は、生産の第一段階の側に参加していたわけである。注目すべきなのは、育てるための鳥籠から、市場に連れて行くための鳥籠にニワトリを移すことを請け負っていたのが、卸売業者だったことである。それによって、ニワトリにとって農場主はしばしば雛の状態で自分を受け入れてくれた「給餌者」であるというフィクションが保全されていたわけである。つまり商品への変形、そしてそのことが告げている殺害は専門家に委任されることになり、農場という空間から遠ざけられていたのである。農場という空間には、偶然による以外に死は訪れないのだった。

実験農場

香港滞在期間中に、別の「模範農場」を訪れる機会があった。そこは多くの点で、ウォン氏の農場と正確な対照をなしていた。実際この農場は市場への供給を目的とせずに、鳥インフルエンザの管理《コントロール》をめぐって全面的に再編成されていたのである。新界のちょうど真ん中、つまり元朗と大埔の中間点に、ともにユダヤ系イラク人で裕福な銀行家だった嘉道理兄弟が、一九五〇年代に「実験農場」を建設し、「人々が身を助けるための助け〔helping people to help themselves〕」なる評語を掲げて、共産主義から逃れてきた中国系移民を受け入れた。そこでは、品種の選別法、鳥籠の建て増し法、卵の受精法、ワクチンの接種法など、最新の鳥類飼育法を学ぶことができた。嘉道理兄弟の目的は、単純に人道主義的なものではなかった。重要なのは、中国からの輸入が保健的なリスクを生み出していることが——すでに——疑われていた時期に、香港に食料の自給能力を付与することだった。また、アメリカ合衆国に移住した中国人の家族たちからの、いや増す要求に応えることも大事だった。というのも、アメリカ人の中国排斥運動(七)のせいで、彼らはもはや伝統的な食事をするために必要な家禽の品種を買うことができなくなっていたのである。第二次世界大戦直後の時期、日本軍による占領によって伝統的な飼育業が破壊される中で、嘉道理農場は香港を先進的な工業的農業の場に変えたのであり、その製品は、「香港製〔made in Hong Kong〕」の玩具(八)のように、世界の市場に溢れ返ることになったのである(12)。

一九九七年の鳥インフルエンザは、この見通しを根本的に変形してしまった。一五〇〇万羽のニワトリの殺処分と新たなバイオセキュリティの諸規範によって、多くの飼育業者は自分たちの活動を追及していく気力を失った。一九五〇年代に中国から来た移民たちは、引退する年齢に達していた。そして彼らの子供たちは学校に通い、サービス業という新しい経済活動に身を投じた。〔飼育業者の〕大部分は、政府による補償と引き換えに自分のライセンスを返却した。嘉道理農場はこのとき、「嘉道理農場暨植物園」という名称のもとに、バイオセキュリティ保全の場となった。もはや農業技術を学ぶことに貪欲な移住農民たちではなく、実際に自然に触れたいと望んでいる都市の観光客たちが訪れる場所になったのだ。香港で最も高い大帽山に階段状に重ねられた農場のテラスには、貴種植物や有機野菜が生育しており、山を降りたところにある店ではそれが高価で売られているのだった。シャトル便が、「蝴蝶園」と、創業者の兄弟が休憩した中国風の東屋〔「黄金亭」〕に沿って、大帽山の頂上まで走っていた。広州や深圳の工業地帯の汚染大気が風に乗って運ばれて来ることがなければ、頂上から見る香港の景色は絶景だった。慈悲の女神である観音の像が、頂上に来る訪問者たちを全世界的な平和のメッセージによって迎えていた。その後は、滝や木々に囲まれた場所に降りて、猿や鰐や野生の猫が身を寄せている脇を通り、最後には環境について訪問者を教育する展示場に至るのだった。

タム・イップ・シンは、飼育動物維持チームの責任者だった。九頭の豚と二〇〇〇羽の家禽に対して、六人の労働者が働いていた。豚たちは、有機栽培された品々を売る店の傍らで、ゆったりと寛いでいた。太っていたり、ばら色だったり、黒色だったり、豚たちはエデンの園のようなイメージを振りまいていた。逆にニワトリたちは公衆から離れて、金網で囲われた丘の上の空間で飼育されていた。シンは香港大学で環境に関する学問を学んだ経験があり、湿地帯で植物を育てていた。彼はゆっくりと、温和に、正確に話した。彼は自分の農場を持ちたいと望んでいたが、環境に対するインパクトについての自身の研究があまりに厳格なものであったため、政府の許可証を手に入れることができなかった。結局嘉道理農場に採用され、家禽の世話をすることになった。彼は植物から家禽へと移動して、鳥に脚環をつけ、バードウォッチャーになったのである。この活動によって、鳥を観察し、鳥の歌声を認知し、夜明けとともに起きて鳥の時間的リズムを追う習慣が身についたのだという。「鳥は植物より興味深いです」と彼は言った。「鳥は身動きするし、歌も歌いますからね」。嘉道理農場で働くことで、シンは孵化とワクチン接種のテクニックを学んだ。こうして彼は、自分が観察し、脚環をつける中で学んできた鳥に対する関心を、種の保全へと移動させていったのである。私が香港の市場ですでに出会うことのできたような鳥愛好家の視線と、品種の選別という実践のあいだのこうした緊張関係は、彼の思索を格別興味深いものにしていた。一九九七年以前は、品種の選別は、実験農場の自立性を示すための公的儀式だった。〔一九九七年以降、〕鳥インフルエンザのリスクが公衆と家禽の接触を禁じるようになると、この実践は隠され、野鳥を放つような別の公的儀式に取って変えられるようになった。品種の多様性を示すことは、この農場にとって、鳥たちの生命を誇示することと同じくらいか、あるいはそれ以上の価値を持っていたのだが、鳥インフルエンザによって、学術的なテクニックを犠牲にして、より見世物的《スペクタクル》なこの側面を重視することになったのである。

実際、嘉道理農場の家禽飼育が有していた唯一の機能は、品種の純正を保証しつつ、交雑するのに十分なだけ多様な遺伝子的ストックを維持するということだった。「香港では、農場主の大半が自分たちの雛を中国から輸入しています。ここでは、私たちは自分で卵を産ませています。ですから、私たちは最も純正な品種を選別することができますが、他の農場で選ばれているのは交配種なのです。その方が利益も上がるのです」。政府に同意したことによって、二〇〇〇羽以上の家禽を飼育することが禁止された。しかし、この数では上に述べた多様性を保証するのに十分ではない、とシンは考えていた。依然として農場で飼育されていたのは、以下の四品種であった。ニューハンプシャー種（戦後にイギリス人によって輸入された品種）、惠州鶏（一九五〇年代に広東省から輸入された黄色い品種）、白牛石鶏（惠州鶏から嘉道理農場が開発した品種）、そして広州の地鶏である。一九六〇年にフランスからブレス種のニワトリが輸入されたが、一九九七年に殺処分されることになってしまった。広州種は中国では消滅しており、それゆえ歴史的価値を帯びていた。それは最も古い品種の一つなのだ。「広州種は味も舌触りも素晴らしいのですが、孵化率が低すぎますし、成長も遅くて、太らないのです。ヨーロッパでならば、この種の家禽は上手くいったかもしれません。人々が、肉の品質のためにもっと支払ってもいいと思っているからです。ところが中国では、なるべく安く家禽を欲しがるのです」。中国では惠州鶏が支配的だったが、交配された状態で出回っていたので、嘉道理農場はこの品種を純粋に保存している唯一の場所だったのである。「二〇年前からここで働いている先生が、中国で飼育されているニワトリはおそらくこの農場で生まれたものだ、と私に言いました。文化大革命の期間中、人々は飢えで死にましたし、ニワトリを全部殺してしまいました。種という概念を知らなかったのです。彼らにとって、それはただの肉だったのです」。

自然主義的知識に発するこの種という概念は、飼育という規則正しい実践とどのように両立するものなのだろうか？　種の代表例に対して感情移入することなどできるのだろうか？　シンは家禽のために給餌もしなければ、清掃もしなかった。それは残り五人の従業員の仕事だった。彼が従事していたのは、脚環をつけること、選別すること、そして定期的に「雌雄鑑別師」の役目を果たして、オスとメスを区別することだった。中国ではオスの雛はすぐに殺されるが、嘉道理農場では、一カ月間飼育された後、オス一羽にメス一〇羽という受精に必要な割合を維持するように殺され、公園で保護されているハゲワシに与えられることになっていた。私はシンに、どうやって殺すのかと尋ねた。「二酸化炭素を使うのです。拷問するわけではありません。一〇秒間は激しく暴れます。二〇秒経つと静かになります」。殺害に関するこの描写は、品種の選別と生物の飼育のあいだの緊張関係を感じさせるものだった。品種の選別によって、定数外の代表例が殺される瞬間に、それらが単独の生物として知覚されていたのである。シンは殺される動物を、もはや種の代表例としてではなく、中断されてしまった運動の総体として描写していたのだ。彼はこの方法を、テレビで見たであろう長沙湾の大量殺処分と区別していた。「ガスの分量が十分ではありませんでした。家禽が死ぬまでに、非常に長い時間がかかっていました。あれでは拷問です。テレビを観ていた人々は、苦痛（distress）を感じていました。動物の世話をするなら、動物が感じていることについて考えるでしょう。所有物を相手にしているなら、殺処分によって得ることのできる金額について考えるでしょう。利害関係者（stakeholder）は、それぞれ自分の見通しと、自分の権利を持っているものです」。シンの目には、品種の選別を目的とする屠殺は、鳥インフルエンザに対して家禽市場を保全するための殺処分に比べれば、諍いを生むようなものではなかった。賭けられている利益が少ないからだ。しかし「利害関係者」間の諍いは、彼自身の目で見るならば、生物を種の代表例と見なすような考え方と、それを単独の運動と見なすような考え方とのあいだで生まれていたのである。実験農場が向かう先には商業的な方向性は存在しないので、生産者の利益と消費者や鳥類保護者の利益のあいだで判断を下す必要はなかった。しかし生物多様性の保存というかたちで屠殺を正当化することで、種という発想が生物を高次の規範に従わせることになり、「種の一般性と運動の単独性という」新しい分岐形態を導入するようになったのである。家禽市場における殺処分が、動物たちを公衆衛生の犠牲に供するものであったとすれば、一九九七年まで公的になされていた嘉道理農場の屠殺は、動物たちを生物多様性の犠牲に供していたのである。

この分岐が姿を現したのは、まさに嘉道理農場が鳥インフルエンザのリスクに対処するために設置した警報システムにおいてであった。ハゲワシの維持を請け負う獣医であるアレックス・グリオーニが、その原則について説明してくれた。この警報システムは、政府のそれを模倣したものであり、三つのレベルがあった（警戒、深刻、緊急）。それは大量殺処分を避けることを目的として、政府の反応を予測する機能を持っていた。香港で鳥が見つかると、嘉道理農場との距離の近さに応じて警報レベルが上がるので、必要なバイオセキュリティ措置（マスクや手袋など）を講じることができるのだった。嘉道理農場は、衛生的殺処分の場合に飼育場を取り替えることはできなかった。農場の価値が商業的なものであるというよりは、遺伝学的なものだったからだ。したがってこの農場は、政府の補償を期待することができず、むしろ自らの地位を無傷に保つために、自分の飼育場を間近で監視せねばならなかった。その上、アヒルと野鳥が同じ場所に置かれていることで、感染リスクは増していた。家禽が外の世界から全面的に分離されて飼育されていたとしても、野生動物の保護という活動のフレームの中で、鳥が外から定期的に農場にやって来ていた。国境で捕獲された亀や、オウムや、ハゲワシなどが、無害であると確認され、ワクチン接種するために隔離され、その後公衆に向けて開かれた檻や鳥籠に入れられていたのだ。生物多様性は、動物を種という観点から監視しようとすることを正当化していた。なぜならそれは、新たなリスクを登場させていたからである。

この予測的警報システムを設置するために、嘉道理農場はオーシャンパークの獣医たちと連携した。オーシャンパークは、島の南に位置する非常に人気のある行楽地であり、公衆向けの野鳥保護地区も所有していた。ニマル・フェルナンドは、この保護地区の監視責任者であり、その上、動物虐待防止協会のメンバーでもあった。この協会は嘉道理農場に、酷い扱いの犠牲となった動物たちを預けていた（特に亀の数が多かった）。彼は、嘉道理農場とオーシャンパークの違いを説明してくれた。「嘉道理農場は、驚くべき混合物《カクテル》です。豚もいれば、家禽もいるし、野鳥もいるのですから！　私たちのところにいる鳥はといえば、アフリカやシンガポールから輸入してきたもので、とてもよく管理《コントロール》されています。私たちにとってのリスクは、むしろ華南からしばしば長距離バスごとやって来る人々に由来するもので、彼らは靴にウイルスを乗せて運んで来ることがあるのです」。ニマル・フェルナンドは危険という言葉ではなく、むしろリスクという言葉でアプローチしていた。鳥インフルエンザの病原保有動物を指すのに政府が用いている「水禽」という観念は、生物学的な種としては妥当なものではない、と彼は述べた。彼によれば必要なのはむしろ、それぞれの環境を、そこに生み出されている、ヒトと動物が混ざり合った個体群との関連で評価することなのだった。こうして嘉道理農場とオーシャンパークは、領土の北部と南部に二つの前哨地を作り上げていたわけである。というのも前者は、在来の動物から不法に国境を越える鳥に至るまでの幅広い多様性を示し、後者は国際的〔に輸入された〕動物から合法的に国境を跨ぐ人間に至るまでの幅広い多様性を示していたわけであるから。

こうして私は、非常に対照的な農場主の二つの形象と関係したわけである。一人目のウォン氏は、地方の組合に頼って政府が決定した殺処分に対応しつつ、自らを立て直すこの機会を活用し、メディアと交流していた。彼は家禽を、フローの管理を必要とする商品の総体とみなしていたが、このことは、農場内の気遣いの関係や世話の関係と両立し得ないわけではなかった。二人目のシンは、殺処分を予測するために、獣医たちの国際的ネットワークに依拠していた。彼は家禽を、濃密な環境に由来するリスクから護らねばならない純血種のストックとみなしていたが、このことは、品種の選別のために飼育場内で小規模な屠殺を行うことを妨げはしなかった。一方はややローカルで、他方はややグローバルなこれら二つの形象は、香港における家禽生産の二つの顔、つまり前哨地の二つの側面を描き出していた。ウォン氏は生産の鎖が始まるところ、家禽が商品化されつつあるところに身を置いていた。彼は前哨兵としての鳥を生産して、市場に入って来るかもしれないウイルスのことを知らせていたのである。シンは市場の外の空間に身を置いていた。市場で売られている混合種が鳥インフルエンザのような破局の結果として消え去ってしまった場合に、そこを保護地区として利用することができるからだった。彼にとって国際的パートナーのネットワークは、領土に現れる可能性を持ったウイルスを前もって警告してくれる点で、前哨の役に立つものだったのである。

こうして私は、香港における鳥インフルエンザに関する調査の終わりに達した。この領土を世界のための前哨地に仕立て上げた専門家たちの考え方から出発して、私は、〔前哨地という〕この地位が、消費の極と生産の極のあいだで、どうやって鳥に対する日常的関係を変形させたのかを理解したいと思ったのだった。鎖の一方の端で、私は鳥を買う人々と出会った。食べるため、眺めるために、あるいは解放するために、彼らは鳥を買っていた。鳥の世話をする時間の中で、彼らは自分たちの健康を世話することができた。鎖のもう一方の端では、価値の製造（肉としての価値や遺伝学的な価値）と価値を持たない動物を排除する必要性のあいだで、家禽をめぐってなされるさまざまな手続きを目の当たりにした。鎖の両端のあいだを、鳥が、再生的であると同時に有毒であるような、曖昧な記号《サイン》として循環していた。グアンとペイリスとショートリッジの言い回しに従えば、まさにこのようにして香港は「鳥という病原保有動物の水準でパンデミックに備えていた」のである。人間が動物と関係するあらゆる場所は、間接的には科学的あるいは宗教的な諸表象を介して、直接的には日常生活とそこで頻繁に起こる偶発事によって、鳥を起源とするパンデミックの可能性というプリズムを通して評価されていたのである。さてここで、また別のインフルエンザウイルスがまた別の病原保有動物から出現しつつあったのだが、〔今度は〕前哨地を作り出すことに失敗していた。鳥インフルエンザがどのように香港やアジアの他地域を変形させたかを見てきた後であるから、私たちは今や、いかなる点において豚インフルエンザが、世界の他の場所で、〔香港やアジアにおける〕この備えの装置を変形したかを理解することができる。

第七章　ウイルスの回帰——あるパンデミックの回想録

頑固者たちの輪舞曲《ロンド》

二〇〇九年四月二七日、新たなインフルエンザウイルスがメキシコに出現した（一）。そのとき、私は連続講演のためにブエノスアイレスを訪れていた。だから私は、入念な民族詩的調査を行うまでもなく、ラテンアメリカのこの地点から見て、この出来事がどのように知覚されたかを把握することができたのだった。香港からブエノスアイレス、極東から極西へ通過することによって、パンデミックに関する新しい人類学的側面を掴むことができたのである。

到着したとき、私は、ブエノスアイレスに追放された二人の香港人を描いた、ウォン・カーウァイの映画『ブエノスアイレス』のことを考えていた。二人のうち一人はタンゴバーと牛の屠殺場で働いていた（二）。この二つの場所は、陽気な消費と暴力的生産とのあいだに置かれた「ポルテーニョ」社会の緊張関係を集約する二つの場所であった。アルゼンチンは、動物に対する衛生的管理《コントロール》の準備において中心的な役割を果たしたのだが、それはこの国がイギリスにとって肉の主要な供給国であり、イギリスが殺処分やワクチン接種といった措置を他の自治領に課する際のモデルとして利用されたからである（一）（三）。私は肉の市場を研究しようと思っていたのだが、農業展示会を訪れたのは、そこにブエノスアイレスの書籍見本市が招かれたと知ってからだった。つまり家畜化が孕む矛盾についての私の思索は、机上の考察に留まるものだった。ボルヘス図書館でロジェ・カイヨワ[四]に関する討論会が開かれた機会に、私は供犠の問題について議論した。カイヨワはフランスの作家で、第二次大戦のあいだは、ブエノスアイレスに身を落ち着けていた。一九三〇年代に社会学研究会のメンバーとなり、さまざまな動物や、神話や聖なるものに関するテクストによって知られていた。これらのテクストでは、新たな英雄や「シャーマン」を生み出す浄化的な試練としての供犠に対する賞賛が素描されていた[2]。カイヨワが作業していた場所を訪れることで、なぜ彼のテクストが私を居心地の悪い気分にさせるのかが分かった。カイヨワは、彼を招いたヴィクトリア・オカンポ[五]の家で過ごした。彼女は、ブエノスアイレス郊外のサン・イシドロに豪邸を所有していたのだ。そしてカイヨワは、ティエラ・デル・フエゴまで旅行して、彼の最も美しいテクストの一つに関するインスピレーションを得たのである。彼の描く供犠がもたらす人間的経験の強度化は、ブエノスアイレスの炸裂的な天空から広がっているようなこの広大な大地において、魅惑的な何かを示してはいた。しかし私自身の見通しの中では、つまりウイルスを追うときに採用される諸観点の複数性においては、そうした強度化はいかなる意味も持っていなかった。つまり私が繋がりを感じていたのは、戦後にカイヨワがレヴィ＝ストロースの相対主義を批判した際に、レヴィ＝ストロースがカイヨワに対して行った応答の方だったである。「旅をするとき、民族誌家は――いわゆる探検家や旅行者とは違って――世界内における自らの立ち位置を賭けている。彼はその限界を踏み越えるのだ。彼は野蛮人たちの国と文明人たちの国のあいだを循環しているわけではない。彼が向かう何らかの方向において、彼は死者たちのあいだから引き返してくるのだ[3]」。瞬間的感情における浄化的試練とみなされているものは、民族誌家から見れば、何事かの出現に関する新たな観点のようなものなのである。

こうした諸観点の変異は、ストライキについての議論を介して私にもたらされたものだった。フランスの各大学は、〔二〇〇九年〕一月二四日以来、大学改革法の発効に抗議するためのストライキ中だった。(六)いつ壊れるともわからない同盟関係が、学生たちと教員たちを結んでいた。学生たちは、初期雇用契約(七)以来続いていた〔雇用の〕不安定化に対抗して多数動員されていたし、教員たちは、数年来「研究を救え」運動(八)のフレーム内で提案を出しては失敗していた。香港では、数年前から英語圏の大学のモデルが、その評価規範とともに採用されており、研究の画一化の効果に不満を漏らし始めた人もいたが、香港の大学教員たちは、そうした経過を止めるのにストライキが有効な手段であると考えることはなかった。ブエノスアイレスで私を迎えてくれた人々は、逆に、フランスのストライキ運動の中に、彼ら自身の努力が継続しているのを見ていた。「私たちは、一〇年前に、メネム大統領によるリベラル改革を、同じタイプのストライキによって阻止することに成功しました(九)。ブエノスアイレスの大学は、三〇万人の学生を通りに動員することができるのです」。ラテンアメリカという典拠が、しばしば〔フランスの〕大学ストライキの非常に創意に富んだ措置の伴奏になっていたのだ。大学の講義は、大学改革の精神について考えるグループに変換された。通りや、広場や、地下鉄は、『クレーヴの奥方』を読んだり、国民の歴史の中で黙殺されたページに立ち返ったりすることを通して、公共的教

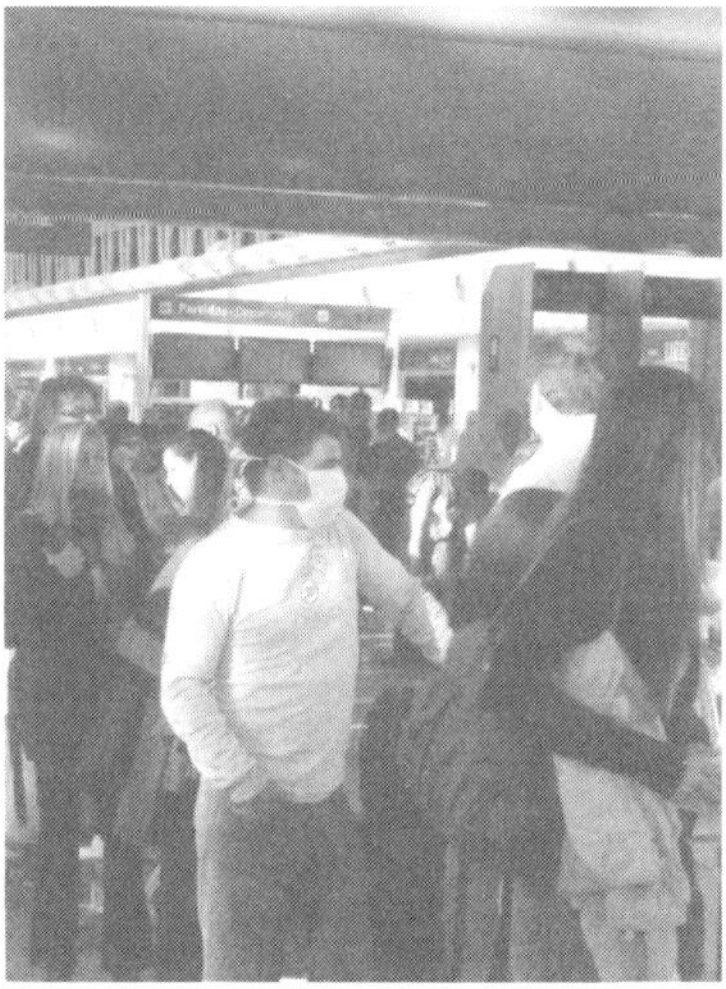

ブエノスアイレスの空港。2010年5月。

育の場として把握されることになった。しかし最も心を打つ作戦行動は、おそらく「頑固者たちの輪舞曲《ロンド》」であっただろう。五月二三日から、教員たちと研究者たちが絶え間なく、代わる代わるパリ市庁舎にやって来て、大学改革の計画を批判するメッセージを手に、黙って行進したのだ。彼らが参照していたのは、一九七〇年代の独裁政権の下で行方不明になった子供たちの身柄を、五月広場の方を向いて要求するアルゼンチン人家庭の母親たちだった（一〇）。血塗られた独裁政権の犠牲者と、行政改革への抵抗を同列に並べることを批判することもできたが、同時に、そこに破局に対する備えが循環しているのを見て、ラテンアメリカを、ヨーロッパの脅威ともなりうる社会的危険に対する前哨地に作り上げることもできたのである。ブエノスアイレスの通りを歩いているとき、私は、「ストライキという」この社会的動員形態が持つ儀式的性格に心を打たれた。五月広場の母たちは毎週木曜日に集会を開き続けており、「ピケテーロ」（一一）たちは定期的に通りを封鎖して接収に抗議していたのである。私はこのとき、インフルエンザとストライキの類似性を吟味してみた。前者は、自然的な伝染によって商品の流通を停止させ、後者は、政治的運動によって人間の循環をせき止める。専門家たちが世界をめぐって、パンデミックになりうるインフルエンザウイルスの進化を監視していたのに対し、大学教員たちは広場をめぐって、教育モデルに対する脅威を告げ知らせていたのである。

　メキシコにおけるＨ１Ｎ１ウイルスの宣告は、私にとって、出現しつつある破局の意味についての観点の変異を試験する機会となった。このとき私は、ミシェル・フーコーの仕事によって人類学に導入された「生政治」の観念についての講義を行っていた（一二）。生命と権力との諸関係についての思弁的な議論を終え、私は学生たちに、地理学者マイク・デイヴィスによる分析を提示した。彼は危機にすぐさま反応し、アメリカの豚肉製造会社のせいでこのウイルスが出現したことを明らかにする記事をインターネット上に公開していたのである。この記事が出発点に置いたのは、「患者ゼロ号」がラ・グロリア村に住む五歳の少年だったという事実であり、この村は、廃棄物で溢れ返った豚の工業飼育場に隣接していたのである。[4] しかし学生たちの中には、あまりに自然主義的なこの議論に心を動かされることなく、好んで、アメリカ合衆国の国防長官ドナルド・ラムズフェルドが、タミフルを製造している製薬会社ロッシュの株を所有していたという事実を引き合いに出した者もいた。こう主張することによって、この警告が抗ウイルス剤の売り上げを活性化することに利用されていることを主張できるという理由からだった。この考え方は、アルゼンチンにおける人間諸科学のある種の使い方にかなり特有なものだった。精神分析学やマルクス主義のように、ヨーロッパから輸入された人間諸科学は、「ハードな」科学によって援用される自然的な因果関係と、社会や心に固有の因果関係を対立させることによって、とりわけ製薬企業における、アメリカ合衆国のあまりに露骨な商業的利害関心を批判することを可能にしたのである。[5] 批判が陰謀を告発するというこの論理においては、責任を負うべきは伝染を信じるように仕向けた者であって、自然的な意味でその原因となった者ではないというわけだった。

他の学生たちは、近年政府の責任を巻き込んだ、ある衛生危機について話してくれた。デング熱である。[一三] インフルエンザと同様、問題なのは新興ウイルスによって引き起こされる呼吸器への感染症であった。デング熱は、ネッタイシマカという、ラテンアメリカに起源を持たない種の蚊によって運ばれてきたのだ。病の名前は、おそらく中央アフリカの言語に由来している。それは、コンゴ語では「最近生まれた子」を意味し、スワヒリ語では「悪しき精霊」を意味している。デング熱が奴隷売買によってやって来たと想定している人がいるとしても、この病が本当に南アメリカに宣告されたのは一九八〇年代のことだったし、リオデジャネイロに大規模な発生を引き起こしたのは二〇〇八年のことである。このときには三万六〇〇〇人に発症して二四人が死亡した。二〇〇九年の一月から二月のあいだには、アルゼンチンでは、特に北部の非常に貧しいチャコ州とサルタ州で一万の症例が宣告され、一人が死亡した。この流行病は、ルート34を通ってロサリオの街に接近した。この病のせいで、すでに二件の症例が報告されていたこの都市の住民たちは、ボリビアとの国境付近の貧しい村民たちを公然と非難するようになった。選挙期間の間中、ネストル・キルチネル政府はデング熱によって、正真正銘の政治的危機に引きずり込まれた(6)。新聞各紙は、保健大臣が危機に応じて衛生上の緊急事態を宣言しなかった点を非難し、辞任を要求した。ペロン党政府の正当性は人民との距離が近いことに起因しており〔ポプリスモ〕、政府サイドからすれば、この措置によって国民の必要とするものを供することができたのだろうが、解説者たちによれば、キルチネルのためらいは、彼のペロン主義が選挙向けのうわべにすぎないことを示していたのである。トラックが何台か煙を撒きながら感染地域を通過していったが、家屋の内部に住み着いている蚊には届かなかった。次のキャンペーンが狙ったのは、「カチャロス」だった。この言葉が指しているのは、かつて先住民族たちによって作られていた陶土や粘土でできた道具であり、転じて水を入れる容器を意味するようになった。「脱カチャロス化」キャンペーンによって、感染源を管理《コントロール》することができるようになる可能性があったが、このキャンペーンは貧困や野蛮さに結びついた対象に限定されてしまった(7)。

〔学生たちによる〕この分析は、私には妥当なものに思えた。衛生危機に対する政府の対応は、自然的原因の評価だけによっても、社会的原因の影響だけによっても説明されず、むしろ先立つ衛生危機に際して政府が果たした責任によって説明されるものだという点が強調されていたからだ(8)。実際この分析によって、アルゼンチン政府が次に起こる危機に対してどのように対応することになるかを理解することが可能になった。豚インフルエンザは、ボリビアとの国境への注意を、〔発生地である〕メキシコの方へと移動させた。ボリビアは近しい隣国であり、そこからの移民労働力は不信感とともに知覚されていたのだが、遠くのメキシコとは連帯感を示すことが可能だった。特にこの連帯感を表明していたのは、アルゼンチン国籍を持つ、汎米保健機構〔PAHO〕長官ミルタ・ロセス・ペリアゴであった。とはいえ彼女はどっちつかずだった。というのもアルゼンチンは、キューバとともに、メキシコへのフライトを中断していた数少ない国でもあったからだ。新聞各紙が第一面に、メキシコのホテルで足止めされ、マスクを付けて身を護るアルゼンチン人家族たちの写真や、住民に見捨てられ、教会や学校が閉鎖された都市の場面を報じた。しかしそうした報道では、アルゼンチンにいる人々のパニックとメキシコにいる人々の落ち着きとのギャップに強調点が置かれることになった。メキシコに足止めされていたアルゼンチン人家族に関する記事は、こう始まっていた。「記者の方、私が自分の国にとても帰りたがっているって、忘れずに書いてくださいね」[9]。アルゼンチン人の最初の被害者がメキシコで宣告されたのは、四月二八日である。発熱を訴えたアルゼンチン人女性を病院に収容するため、ブエノスアイレス行きのフライトはペルーに行き先を変更した。

H1N1インフルエンザは、冬になるにつれて、アルゼンチンに接近してきた。寒い季節が終わる一一月には、一万人の感染と約六〇人の死亡が見積もられた——チリとともに、世界で最も高い致死率である。伝統的生活を送っている住民は大混乱に陥った。各学校は、七月いっぱい続く冬のバカンスが始まる前に休みに入り、劇場の活動は一〇日間中止され、映画館では、客席に空席が目立った——とはいえサッカー・スタジアムは依然として満員だったが。人々は、アルゼンチン的社交の二つの基本的所作、頬にキスし合うこととマテ茶を分け合うことを避けるようになった。マテの葉は伝統的に、ひょうたん製の容器に入れて、熱いお湯を注ぎ、ボンビージャと呼ばれる金属製のストローで吸って飲まれていたが、イェルバ・マテの国立研究所は七月に、ボンビージャを共有しないことと、個別の袋に入ったマテ茶を購入することを推奨した。養豚業も影響を受けた。国立農畜産品衛生管理サービス（Senasa）は、六月と七月に、ブエノスアイレス農村部の農場のうち、二箇所で豚インフルエンザ発生を宣言し、衛生上の警告を発した。ところがアルゼンチンの養豚協会は、それが警告であって緊急事態ではないことを強調した。飼育業者が慎重に豚と接触することを勧めつつも、それでも消費者が思いとどまることがないようにしたのである。(10) 国会議員選挙は、最終的に延期されることになった。危機の真っ最中に、あまりに人が集まることを避けるためだった。

ワクチン接種の問題は、非常に早い段階で戦略上の争点の中心を占めていた。ブエノスアイレスに着いたばかりのとき、私は、それまでの自分の調査を完了させるために、食糧衛生の専門家と面談することを要請したのだが、フランス領事館の文化課に招かれているあいだに、私の要請は脇に置かれてしまっていた。そのときは、一人の哲学者が食糧管理《コントロール》について何を語りうるのか、分かってもらえなかったのだ。H1N1ウイルスがメキシコで炸裂したとき、私は改めて要請した。今度は、香港におけるインフルエンザの「専門家」として、ワクチン接種の会議に参与することができた。こうして文学と科学の乖離状態は、インフルエンザが有するグローバルな性格によって覆されたのだ。私は食糧リスクの哲学者としてブエノスアイレスにやって来て、パンデミックの人類学者として出て行ったのである。突如としてアルゼンチンは、もはや地球上の他の地域に対するたんなる食肉生産の中心でもなければ、教育の自律性と対立する市場原理の脅威に対する前哨地でもなくなって、インフルエンザウイルスの転移の最前線を通過していたのである。国立研究所が在来の株から自分で抗インフルエンザワクチンを製造することを、政府が最終的に告知したとすれば、ワクチンの備えに関するこの会議は、私にとっては、必ずや直ちにグローバルに広がる闘争キャンペーンの最初の行動だったのである。ブエノスアイレスの空港で飛行機に乗ったとき、乗客の大半がマスクを付けていた。それは香港では見慣れた光景で、彼らの姿はまるで、私が近々香港に戻ることを予告しているかのようだった。

グローバルな動員

二〇〇九年のパンデミックは、世界中の保健当局によってリアルタイムで追跡されていた。これまでパンデミックは回顧的な疫学的調査の対象であり、自国内の症例を伝えることを躊躇う国家とぶつかり合うものだったが、それに対して今回のA型インフルエンザH1N1は、当初から、数字がすぐに意味を持たなくなるほどの「数字の洪水」[11]を引き起こした。その日その日の症例を追跡可能にするデジタル機器の使用によって、鳥インフルエンザに対して準備されたシナリオが取り上げ直され、加速化された速度で展開されたのである。アントワーヌ・フラオが『パンデミック日記』で用いた表現を借りるなら、「疫学的ロザリオ」[12]がその理由を見失うまで爪繰《つまぐ》られていたのだ。一つだけ確かなことがあった。パンデミックが目前に迫っており、世界中が新たな敵の面前に動員されていたのである。

メキシコにおける最初の症例は、なかなかはっきりと指定されなかった。汚染された巨大都市で頻発していた、H1N1が原因ではないインフルエンザの症候を保健当局が多数探知していたからだ。非常に早い段階で、アメリカ合衆国とカナダが、メキシコよりも多くのH1N1症例を確認した。五月末には日本が、市民にメキシコへの渡航を延期するよう要請し、メキシコ居住者には帰国することを要請した。しかし日本は、その後主要都市である神戸において〔感染が申告され〕、第二の自国内感染発生地の座につくことになった。ヨーロッパで最初の症例が申告されたのは、スペインとイギリスであり、次いでドイツとイタリアだった――フランスは長いこと奇跡的に感染を免れていた。それぞれの国で最初の単発的感染例が申告され、次に最初のヒト間感染例が、次に最初の死亡症例が、そして既往症との合併症によらない最初の死亡症例が数え上げられた。フランスでは六月の初めに、〔ノルマンディー〕上陸六五周年記念式典の準備のためにカーンにやって来ていた五四歳のアメリカ人女性が、H1N1検査で陽性反応を示した。カーンのCHU〔大学病院センター〕に入院していたアメリカ人男子学生も陽性反応だったが、これら二つの症例を結びつけることはできなかった。六月一五日、トゥールーズの学校で、フランスで最初の国内感染が発生し、六月二五日、クレテイユにある別の学校が感染した。七月三〇日、肺合併症に苦しんでいた一四歳の少女が、フランスにおける新型インフルエンザの最初の犠牲者であると宣言された。この時期にフランスでは一〇〇〇件の症例が申告されていたが、それに対してイギリスは二〇万件だった。アフリカでは一件も宣告されていなかったが、それは監視する手段がなかったからであり――WHOが無料の検診キットを送ってはいたが――、軽度に収まっていたこの病に対する関心が薄かったからであった。ガボンにあるフランスヴィルのウイルス学実験室〔フランスヴィル国際医学研究センター〕がH1N1症例を検出したのは、七月にたった一件、モーリシャス島から帰ってきた患者だけだった。この時点でウイルスが三つの大陸に広がったことから、WHOは、激しい議論を交わした後、六月一一日に到来したパンデミックのフェーズ6を宣言した。とはいえ、そこには深刻さは見られなかった。[13]

破局的シナリオを描く数字を疫学が次々に提示するにつれて、グローバルな動員が起こり、第一段階として、見世物的《スペクタクル》な措置によるウイルスの伝播の抑止を試みた。つまり強力な集団的表象を発動させたのである。五月一八日と一九日にヘルシンキで開催された欧州微生物会議に際して、著名なウイルス学者アルバート・オスターハウスは、[14]一一月に行われることになっていたメッカ巡礼〔ハッジ〕を禁じることを世界保健機関に要請した。この提案には、西洋とイスラムのあいだの緊張関係を再燃させるリスクがあったが、この緊張関係は、そもそもイスラム諸国の政府が行っていた措置が掻き立てていたのと同じものだった。たとえば四月末には、アゼルバイジャンとインドネシアがアメリカ産の豚の輸入を停止していたし、エジプトはコプトの共同体[一四]が飼育した豚三〇万頭を殺処分していた。[15] 七月三〇日、WHOは、ヨーロッパの専門家たちの要請に対して、二〇一〇年に南アフリカで開催予定のサッカーワールドカップを含む将来的な集団的集会をすべて検査すると答えた。しかしながら、アントワーヌ・フラオは次のように指摘している。大きな集会に関する疫学的研究が示すところによれば、「集団的熱狂状態」は、集団内の個人をウイルスの感染に晒す以上に、個人の健康を増進するものである。[16] イギリスでは、英国国教会の権威たちが、パンとワインによる聖体拝領のリスクについて論議していたし、他方ではイスラム評議会が、信者たちに衛生管理規則を思い出させることで、豚を食べないことによって感染を免れているわけではないことを明確にしていた。フランスの新聞は、「豚インフルエンザパーティ」について書き立てていた。(一五) イギリスの母親たちはこのパーティで、まだ軽度なウイルス株の伝染を目論んでいたのだ。この情報は後に取り消されたのだが、それは何人かの疫学者たちの夢を実現しているように思えた。[17]

それぞれの国境では、より科学的な管理《コントロール》措置が採用された。こうした措置は、宗教的論理より以上に、国家的論理に踏み込んだものだった。WHOが北米行きのフライトの中止を推奨しなかったとしても、渡航条件は厳しくなっており、数多くのフライトがキャンセルされた。国際航空運送協会〔IATA〕の見積もりによれば、五月の交通量は九パーセント低下し、メキシコの航空会社に関しては四〇パーセント低下した。乗客にインフルエンザの症状が現れると、船は海上で行き場をなくした。たとえばカリブ海上のスペインの船、イギリス南部沖のポルトガルのフリゲート艦、マルセイユに放置された国際的大型客船などである。フランスでは、北米から上陸してきた乗客にインフルエンザの症状が出ている場合、直ちにタミフルが処方された。パリ公立病院連合の担当者が説明してくれたのだが、症例の数が僅かだったおかげで、蓄えられたストックをさばくことができ、実寸大の練習が可能になった。警告システムが準備され、患者が勝手に診療所に赴く代わりに、何よりもSAMU

〔フランスの緊急医療救助サービス〕に電話をかけるように整備された（電話でインフルエンザの診断を下すことが難しいときもあったにせよ）。しかしタミフルの処方という選択は批判を浴びた。抗ウイルス剤が有効なのは、感染直後に飲んだ場合に限られるし、副作用の可能性があるため、インフルエンザに罹ったすべての人ではなく、罹患率の高い人が処方されるべきだったためである。[18] その上H1N1ウイルスは、急速にタミフルに抵抗するようになった。工業的方法でストックされた最前線の武器は、たいていの場合は役に立たないことが判明したのだった。

H1N1ウイルスがパニック的反応の引き金となった狂乱の一週間を過ごした後、私は五月一〇日に香港に戻った。私が定期的に訪れていたフランスセンター〔フランス現代中国研究センター〕のすぐ近くの湾仔地区では、五月一日から八日のあいだ、ウイルスに感染しているメキシコ人男性が滞在していたということで、一件のホテルが隔離されていた。一週間のあいだ、二八三名がそこに閉じ込められ、安全柵を越えて、食事を乗せたトレーや、その他誰が贈ったか分からない贈り物などが届けられていた。パソコンや携帯電話を使って、世界中の人々が生放送で直接彼らの反応を追跡することができた。そこでは異なる国籍の人々のあいだに恋愛や友情の物語が紡ぎ出され、個人の権利を侵害しているように思われる政府に対する批判が口々に表明され、急ぎのエグゼクティヴたちは契約が台無しになってしまうと不平を漏らしていた。後になってこの挿話《エピソード》は、政府とホテルの客が絶え間なく連絡したおかげで、香港メディアによって「危機管理におけるレッスン」だったと賛美された。一週間閉じ込められたカナダ人女性の観光客は、こう打ち明けた。「四日目には、荒っぽい言い方をすれば、私たちは家畜化されていたのです[19]」。この二八三名の中からは、誰一人H1N1ウイルスの症例が宣告されなかったし、周辺環境にもまったくウイルスの痕跡は検出されなかった。「メトロパーク」というこのホテルの名は、「メトロポール」という、二〇〇三年にSARSの話が始まったホテルの名と厄介な同音異義的関係をなしていた。とはいえ香港におけるＳＡＲＳの出現が、テロリストの襲撃をモデルとする破局的なシナリオを描き出したのに対して、Ｈ１Ｎ１の到来は、リアリティ番組向けの甘ったるいロマンスを生み出したのだった。香港で最も過密な界隈である九龍に建つメトロポールホテルは、破壊的ウイルスが爆発した場所のように見えたかもしれない。しかし湾仔は、行き交う観光客に娼婦たちが熱弁をふるう植民地的界隈であって、そこに建つメトロパークホテルは、遊戯と論議を引き起こしうるのみだったのである。ＳＡＲＳの悲劇は、センチメンタルな喜劇のかたちで繰り返されたのだった。

　同じように中国では、五月一〇日、最初の外国人旅行客の症例が申告され、メキシコや北アメリカから来た患者が隔離された――しかし国際的メディアは彼らに近づくことができなくなった[20]。五月二九日に最初のローカルな〔国内〕感染が報告されたが、この伝染に関する医学的な取り扱いは、中国では長いこと外国人との性的接触に結びついた病と見なされていたＡＩＤＳと類比的なものだった。まさに「豚のインフルエンザ（「猪流感」）」と呼ばれていた病の最大の発生地は、西洋との交易の場である広州地方に位置していた。六月初めに各メディアが、シュエという名の広州の若い女性美容師の症例を伝えた。彼女は、リーという名の中国系アメリカ人男性と「濃厚接触」関係[一六]にあったと報じられた。彼は、五月二四日にニューヨークから広州に来ていた。彼らは二日間スタジオで写真を撮って過ごしていたのだが、そこで働いていたもう一人の女性美容師も病に倒れた[21]。「濃厚接触」が跡づけられたのは、病気に罹りやすい人に関する調査によってであるが、それだけでなく、名前や飛行機・列車の席番号が記載された登録カードのおかげで、同じ交通手段を利用していた人々も調査された。同じ時期、中国のセキュリティサービスは、インストールが義務付けられた「緑壩〔Green Dam〕」と呼ばれるソフトを開発し、パソコンの統制《コントロール》システムを準備した[一七]。このソフトによって、あらゆるポルノ映像を検閲して削除することが可能になった――しかしそこには豚のピンク色の肌も含められていた[22]。六月三〇日、つまり豚インフルエンザによる最初の死亡症例が公表される二日前に、中国の保健当局は、自分たちに疫病を抑える力がないことを認識したのだった[23]。

香港の保健当局は防波堤を築くフェーズ（「封じ込め」）から、パンデミックに対する準備プランによって予定された制限的フェーズ（「緩和」）へと移行した[24]。香港の保健当局は、国際的規範に合意しつつ、「濃厚接触」と「社会的接触」を区別し、タミフル処方を前者に割り当て、後者には「社会的疎隔」の措置を適用した。「濃厚接触」は、（準備プランが当初予定していた一八箇所の中から「指定された」八箇所の診療所で処置を受けることになった。六月一八日に初めて看護婦の一人が感染したことで、SARSの暗い思い出が甦った。当時は医療スタッフが主な犠牲者となったのだった[25]。「社会的接触」は、衛生署と教育署が連携して行った学校閉鎖キャンペーンの対象となった。論争が起きたのは、香港のディズニーランドが、託児所や幼稚園が政府によって閉鎖され、通うことができなくなった子供たちに、何度でも入場できる優待券を提供したときだった[26]。社会的疎隔措置は、同じように公衆が集まる場所に向けられた。政治的意見表明の場は、香港では冒すべからざる尊重の対象となっているため、影響を受けなかったが――天安門の殺戮から二〇年経った六月四日、ヴィクトリアパークで五〇万人の集会が行われた――、日曜日に国内で働くフィリピン人たちが集まる歩行者用道路には、そうした措置が適用された。彼らは、二五万人が所属する最大の移民共同体の一つを形成していた。香港で最初にH1N1ウイルスが原因で死亡した患者は、七月一〇日に亡くなったフィリピン人男性の船乗りだった。続いて七月二八日には、一月前からある妊婦（彼女自身も病気だった）の家で働いていたフィリピン人女性が死亡した。日曜日の集会を避けるため、政府は雇用者に対して、国内で働くフィリピン人たちに休暇を与えることを要請した。しかし彼らを代表する労働組合はそれに反対し、差別的な措置を非難したのだった。[27]

したがって二〇〇九年の夏のあいだ中、H1N1ウイルスに対抗する香港の動員は強度を保ったままだったのであり、冬の「第二フェーズ」を待ち受ける「第一フェーズ」と見なされていたのである。七月のフィリピン人二人の死は、「豚インフルエンザに対抗する都市防衛の穴」として描かれた。[28]感染から回復した最初の八〇〇人の被害者たちには、他の患者たちの処置を可能にする血清を作るために、自分たちの血液を差し出すことが提案されたが、このことは「最終防衛」措置と描写された。[29]新聞各紙はSARSの教訓に立ち戻ることを求め、特に定期的に手を洗うことを推奨した。『サウスチャイナ・モーニング・ポスト〔南華早報〕』紙の読者投稿欄で、ジェレミー・キドナーという人が警戒態勢を維持することの必要性を思い起こさせていた。「インフルエンザのパンデミックが起きれば、あらゆる都市が崩壊の際に立つということを、いったい何人が実感しているのか考えてしまいます。香港はたぶん、他の都市よりも立地が良いですし、政府は不測事態対応プランを持っていますが、問題なのは、必要品と不可欠なサービスの鎖が断ち切られることに対して、私たちは脆弱だということです。（……）この汚らしい小さなウイルスが私たちの共同体のもっと広範囲に広がるなら、今こそ私たちの差異を地中に埋め、困難なときに備えるべきです」。この調子は、一九九七年以来鳥インフルエンザに対する香港の動員を正当化してきた破局主義者の考え方を受け継いでおり、香港が前哨地という立ち位置を強化することを提案している。しかしながら「汚らしい小さなウイルス」に対しては新しい武器を使うこともできたのであって、それが問題を別の仕方で立てることを促していたのである。

疑義に晒されたワクチン接種

　豚インフルエンザは、ワクチン接種キャンペーンを行うことが必要になる可能性があるという点で、本質的に鳥インフルエンザと区別されてきた。数年来、薬学実験室はパンデミックウイルスに対抗するワクチンの迅速な製造を可能にする試作品の開発に焦点を絞ってきた。しかしH5N1ウイルスはそれまで鳥しか殺しておらず、人間を殺したのは例外的事態だった。その上このウイルスは鶏卵の胚で育てることができなかった（それはワクチン製造のために広く行われているテクニックだった）。逆にH1N1ウイルスは、豚と人間を通過して素早くパンデミック化した。ところがこのウイルスは、ワクチン製造を可能にする一方で、動物の生産に向けられていた気遣いを逸らしてしまった。しかしこのウイルスは、まさに動物的生産によって接触のリスクを帯びるのだ。逸らされた気遣いは、生産に関するまったく別の鎖に引きつけられた。論争はもはや鳥の危険性についてのものではなくなった。動物のウイルスから身を護るために、人間が、動物的生産のメカニズムを向け変えて発明してきた諸々のテクニックが有する危険性が、論争の的になったのである。

　六月一一日、約二〇箇所の薬学実験室がH1N1に対するワクチンを生産し始めた。季節性インフルエンザウイルスであるH3N2に対するワクチンの生産が終わったばかりだったため、これらの実験室は、二つのワクチン生産キャンペーンの繋がりに関する技術的な条件をWHOと議論したのだが、このことはパンデミック宣言の遅延を部分的に説明するものである。これらの実験室は、夏のあいだ中フル稼働で作業して、迅速なワクチン製造に関する諸問題を解消していった。このウイルスの鶏卵上での繁殖は、予想よりもスピードが遅いように思われた。そこで、通常は鶏卵上に不活性形態でワクチンを作るのだが、ワクチン製造者は細胞培養によって、つまり生きた形態のワクチンを開発せね

210

ばならなかった。彼らはその後で、臨床的試行をもとに、保健当局の信頼を得なければならなかった。こうした試行は数カ月かけて、公式の規範が予想するよりも限定された数のサンプルを使って実現されるのだった。こうして、アメリカのバクスター社、スイスのノバルティス社、フランスのサノフィ・パスツール社といった四つの大きな薬学グループが、七月二〇日から八月一四日までかけて臨床的試行を開始した。そしてヨーロッパ医薬品庁〔EMA〕は、届けられた順に臨床データを評価することを可能にする迅速認可の手続きを始動した[30]。

「早い者勝ち」原則の脅威のもとで、そして〔ワクチンが〕生産される分量の数字（年間約七億回分。たとえいくつかの研究が、二〇億回分にまで増やせると見積もっているとしても[31]）が地球上に住む者の総数をカバーできないという欠乏状況の中で、諸国家が我先に注文を発した。アルジェリアは六五〇〇万回分、英国は六〇〇〇万回分、イタリアは四八〇〇万回分、ドイツは二五〇〇万回分。フランス政府は、一月にワクチンに関する公平性を推奨した国家倫理諮問委員会の意見に依拠して[32]、国民当たりでは最多の九四〇〇万回分を購入し、グラクソ・スミスクライン社（五〇〇〇万回分）と、サノフィ・パスツール社（二八〇〇万回分）と、ノバルティス社（一六〇〇万回分）と、バクスター社（卵アレルギーの人のために、細胞培養されたものを五万回分）らに分担させた。スイス政府は、自国の政体が予防原則を認めていないにもかかわらず、フランスの政策のさらに上を行って、七五〇〇万人の住民に対して一三〇〇万回分を注文した。一〇月に、生産している国〔たとえばスイス〕で逆にワクチンが不足している事態をめぐって論戦が起こった。スイス政府が欧州連合との相互承認にサインしておらず、そのせいでスイス医療庁によるワクチン接種の認可が他のヨーロッパ諸国より二週間遅れることになった。すると各製薬会社は、関係する国々の発展の度合いに応じて値段を交渉し、最も豊かな国々に対しては一回分の価格を一〇ユーロにまで吊り上げたのである。ドイツの保健大臣は、欧州共通戦略が存在しないせいで、ヨーロッパが「製薬産業の遊び場」に変形してしまう危険があると嘆いた[33]。実際ヨーロッパ諸国は、それぞれ根本的に異なる政策を掲げていた。ポーランドは、ワクチンを買わなかった。ドイツと北欧諸国は、国民にワクチン接種する必要性を三〇パーセントに止めつつ、パンデミックを阻止しようとした。ギリシアとイギリスは、国民全員にワクチンをすすめることを選んだ。フランスとスイスは、望ましい免疫反応を得るためにワクチン接種は一回でいいのか二回必要なのか不確かだったため、国民一人当たり二回分注文したのだった。

九月三日に中国のグループであるシノバック社が、自社のワクチンを市場に出すことを初めて告知した。すると一〇月一日には、中華人民共和国の五〇周年を祝う機会に、ワクチン接種キャンペーンが始まったのだった[34]。アメリカ合衆国では、予定されていた三〇〇〇万回分が遅れて到着したが、国民の一〇パーセントをカバーするのみだった。カリフォルニアの看護師たちは、ワクチンを接種してもらえないならストライキを決行するといきり立った。一方でH1N1による死者の数は一〇〇〇人にも昇っており、オバマ大統領によって一〇月二四日に国家緊急事態宣言が発令されるに至った。フランスは、これらの両極のあいだで均衡を保っていると主張することができた。フランスにおけるワクチン接種は、一一月一二日に、強制的にではなかったが、内務省が用意したセンターにおいて開始され、医療スタッフが駆り出されることになった。季節性のインフルエンザに対するワクチン接種を担当することに慣れている一般医との協議体制が無かったため、医師の同業者たちのあいだに、さらには国民全体のあいだに全般的な不信感が芽生えることになった[35]。通常は他のワクチンに用いられる、免疫反応を刺激するためのアジュバント〔免疫増強剤〕の使用に関する噂が、格差的な二段階式のワクチン接種実施に対して恐れを抱かせた。ドイツも同様であった。ドイツでは、政府の構成員はアジュバントなしでワクチン接種を受けることになった。そこに、ギラン・バレー症候群のような、ワクチン接種の副作用への恐れが付け加わった。妊婦のためのキャンペーンが開始されたことが告げられると同時に、すでにワクチン接種を受けていたある女性医師にギラン・バレー症候群が見つかり、子供が死んでしまったことが報告され、このような恐れは強まっていった。最後に一一月、ノルウェーでウイルスの転移が起こり、ワクチンの有効性が低下することが危惧されたが、これはその場限りのサンプルに留まった。

私は九月にフランスに戻り、医療スタッフに関する調査を進めることを決めた。彼らは一〇月二〇日にワクチンを提供されたので、最前線に身を置いていたのだ。私が知りたいと思ったのは、保健のプロが、ときに矛盾する科学的情報（特にインターネットをめぐっている情報）の中で、どのようにワクチン接種を受けることを選択したのかだった。[36] パリ公立病院連合のエスパス・エティックの援助を得て、私はサン＝ルイ病院の産業医学センターと連絡を取り、一一月にインタビューを重ねた。[37] このセンターには二人の看護師と二人の医師が属していたが、彼らは、一一月の季節性インフルエンザに対して迅速にワクチン接種を行った後で、自分たちの通常の診療活動に加えて、パンデミックインフルエンザに対するワクチン接種を開始せねばならなかった。彼らはしばしば述べていた。「H1N1が夢にも出てきましたよ！」実際H1N1のワクチン接種は、季節性インフルエンザに関する慣習を覆すものだった。透明なワクチンと青白いアジュバントを混ぜ合わせ、ニワトリの蛋白質が残っていないかを確認し、一日に一〇回分の量を保存し、新しいワクチンが中央調剤室に届くたびにそれを探しに行かねばならなかった。薬理学的な追跡調査に保険をかけるためには、医療保険金庫〔CNAMTS〕が作成している立派な〔オンラインサービス〕「Ameli」に記入しなければならなかったし、ワクチン接種の志願者も、同意する前にワクチンとその副作用についてのファクトシートを読まなければならなかった。こうした手続きはすべて、〔普段の〕季節性インフルエンザのワクチン接種に対する軽度の変異によって構成されていたのではあるが、文脈が緊迫していたため、さらに受け入れがたいものになっていた。「このH1N1の唯一の欠点は」と、ワクチン接種を担当していた医師の一人は言った。「少し遅れてやって来たという点です。このウイルスは、場合によっては四カ月早く到来していて、季節性インフルエンザのワクチンに投げ込まれていたかもしれません。そうすれば、誰にも何も言われなかったことでしょう」。

疫学的状況をはっきりさせるため、[サン＝ルイ病院では]毎週木曜日に、各サービス合同で何度も会合が開かれた。夜でもワクチン接種が行われる救命救急サービスでは、描き出される症例も目を引くものだった。あるとき、病院間のワクチン接種率の違いに関する比較表が作成された。結果次第で制裁が加えられるわけではなかったが、それぞれのチームを刺激したにちがいなかった。サン＝ルイ病院は第三位で、[ワクチン接種率は]医療スタッフ三八パーセント、医療補助スタッフ一〇パーセントだった。「六〇パーセントに達している病院もありました。でもどうやったんだろうと思いました。いろいろなサービスで、白衣を着ている人を片っ端から注射したんでしょうか？　他の病院は、パートタイムは二人で一人分として記帳したのかもしれません。ここ[サン＝ルイ病院]では、彼らは一人として数えられているのですが」。これらの会合はまた、病院改革のフレーム内でベッドの数を減らそうとする政策への批判や、免疫不全患者にワクチン接種する必要性についての疑問を提起する機会ともなっていた。HIVに際して、医療スタッフの感染問題がすでに問題視されていたこの病院には、こうした患者が多数存在していたのだ。会合を開いてみると、看護スタッフの疲弊に光が当てられた。彼らは、H1N1のワクチン接種が仕事の負担超過であると感じていた。「医師は、インフルエンザのせいで研究が中断することを望まないため、ワクチン接種を受けます。しかし彼らが看護師に、継続的に[患者の]世話を行うためにワクチン接種を受けるべきだと言うなら、そんな

214

言葉は耳に入りませんよ」[40]。

私は、医療スタッフや看護スタッフ三八名にインタビューを行った。そのうち一四名は毎年ワクチン接種を受けており、別の一四名は今年が初めてだった。残りの一〇名は、受けたり受けなかったりしていて、二年に一度受けているという者もいれば、毎年受けているのに今年は受けなかった者、そしてH1N1のワクチンを待っているあいだに季節性インフルエンザに対するワクチン接種を受けた者などがいた。私が質問した人々は、医療スタッフのワクチン接種が始まって一月後に来た人々だったので、彼らの動機づけは、よくよく考えて見出されたものだったと言える。まず、ワクチン接種の「利他主義的」側面を押し出す者たちがいた（一四名）。大事なのは、他のスタッフに「モデルを提供する」ことであり、免疫不全患者たちへの感染を避けることだ、というわけだった。この動機づけは、医師によってのみ提唱されたものではなく、各サービスにおける議論の結果として生じたものだった。それを後押ししたのは、救命救急サービスで目にした症例だったかもしれないし、あるいは、感染症センターの所長がアジュバントに関して行った講演だったかもしれない。「同僚に〔ワクチン接種を〕受けたとは言うと思いますが、彼らに強制しようとはしないつもりです」という言い回しが繰り返された。「私は金曜日にワクチン接種を受けました」とある女性は言った。「月曜日にまったく健康に戻ってきて、副作用がないことを明らかにするつもりです」。大半（一七名）は、医師が「コクーニング〔マイホーム主義〕」と呼ぶものを重視していた。つまりワクチン接種の決定は、身の回りの人々を護るためであり、特にワクチン接種が学生に提供される場合には、家庭内での議論の結果だというわけだった。したがって家庭が、より大きなグループと対立することもありえた。「製薬産業や政府の利害関心を目の前にすると、人はおのれを非常に小さく感じるものです」と、看護婦の一人は言っていた。その他の人々（四名）は、ぎりぎりまで躊躇した者たちであり、彼らは産業医センターが近くにあったからだと強調した。最後の三名は、逆に非常に決然としていた。彼らは数多くの情報源を参照した上で、「見てみるために」やって来たのだった。「好奇心からです。自分がどう反応することになるのか見てみたいのです」と、レントゲン医師の男性は語った。彼は笑いながら、自分を「英雄」と表現した。「ワクチン接種については何も分かりませんが、今回、このバザールが運営されるやり方を見て、私は取り乱しています」と語ったのは、危機に関する仕事を行っている社会学者だった。調査する側に立つ私の立場が逆転したようで、驚いた。

しかし、問題となっている事柄を非常に率直に提示していた点で、最も衝撃的だった面談は、三〇代の女性情報科学者と行ったものだった。「普段私は季節性インフルエンザに対するワクチン接種は受けません。今回は、誰も受けていないので、パンデミックを避けたいのなら、市民らしくせねばなりません。初めはワクチン接種を恐れていましたが、今週決心しました。義兄や姉と話をした後だったので。義兄は薬剤師で、姉は医師なのです。このウイルスは長続きするみたいですね。手続きについて何か読みたいとは思いませんでした。私は自分で決心しました。子供もいますが、彼らにワクチン接種を受けさせるかは分かりません。彼らには自分たちに関する病理学がありませんから。私がモルモットになります。私は、自分がギラン・バレー症候群を発達させないかどうか見てみるつもりです。B型肝炎に対するワクチンは義務化されていましたが、副作用があることが知られたのは後になってからでした。もしも人々が今回のワクチン接種を義務化したのなら、同じ事態になっていたことでしょう。私の上司はインフルエンザに携わっていましたが、ワクチン接種を勧めてはきません。彼女は別の世代の人で、ワクチン接種に怖気づいているのです。私と同じです。医師たちは用心しています。彼らは先陣を切ってワクチン接種を受けねばならないので。通常は、他ならぬ彼らがワクチン接種を推奨するものですが。それで、あなたはワクチン接種を受けたのですか？」この女性スタッフは、恐怖がさまざまに矛盾した形態をなす不確かな状況の中で、「モルモット」という立場を引き受けていた。以前は動物たちがパンデミック対策の前線に立っていたのだが、今では、医師たちがなおも不確かな効果を持つワクチンをテストするために、「自己を犠牲にすること」を要求されていた。かつて刑務所の囚人たちや植民地の人々に、最初のワクチン接種が行われたように。[41] しかしこの振舞いは、個人でよく考えられたものだったし、さらに他人に呼びかけることによって正当化されてもいた。看護師たちは、しばしば次のような質問を耳にした。「それで、あなたはワクチン接種を受けたのですか?」つまりパンデミックが数多くのおしゃべりの対象になったのだとすれば、ワクチン接種を決意することによって、それは身体に刻み込まれたのである。[42]

私は一二月に香港に戻ったが、ワクチン接種キャンペーンはまだ始まっていなかった。冬になり、H1N1のせいで四五人が死亡していた。最初に政府が「ワクチンの」供給を呼びかけたとき、安全性の保証を完全に満たしていなかったため、提供されたワクチンはすべて却下された。二度目の呼びかけでサノフィ・パスツール社のワクチン「パネンザ」が注文された量は、三〇〇万回分注文するに達した。このワクチンはアジュバントを含んでいなかった。一二月二一日に、各所の公立病院でワクチン接種キャンペーンが開始され、罹患率の高い五つのグループに無料で処方された。すなわち、生後六カ月から六歳の児童たち、慢性的な虚弱(妊娠、心臓疾患、呼吸疾患)を患っている人たち、医療スタッフたち、六五歳以上の人たち、そして豚の農場や屠殺場のスタッフたちの五グループである。実際、一二月一一日に養豚場でH1N1ウイルスが発見されていた。しかしスタッフたちは症候を示さなかったし、隔離されもしなかった。ワクチン接種に関する諸々の論争が起きたが、それは「受ける側の」同意の宣言に関わるものであり、副作用が起きた場合の政府の責任を免除していた。反対に、各センターの編成に関しては批判されなかった。民間の医師がワクチンの配給に含まれ、一二九ドル程度払い戻してもらっていたからである。各当局の心配の種は、中国の子供たちが、ワクチン接種をしてもらいに国境を越えて流れ込む可能性があることだった[43]。

私は改めてトーマス・チャンと面談した[一八]。彼はかつて、反インフルエンザ装置と、SARS危機以来この装置を編成している透明性原則を私に提示したことがあった。メディアの矢面に立って政府を擁護しながらも、今や彼は、世界的危機という文脈の中でこの原則を作動させることの難しさを表明するようになっていた。「WHOはワクチンの副作用をじっくり監視していましたが、このことが明らかにしているように、副作用に関してはたくさんの報告があったのです。こうした報告の一つがメディアに流れた場合には、私たちはその事例を研究し、〔ワクチンと副作用のあいだに〕因果的関係があるかどうかを見なければなりません。それは単純に、同時に起きた二つの出来事のあいだの時間的連合なのかもしれませんから。記者が責任感のある人だった場合、釣り合いのとれた記事になることもあるかもしれません。しかし伝えようとするあまり、タイトルはきっと、批判的か偏向的な仕方で公衆を引きつけるものになります。記事の内容を読むだけの時間がなければ、読者は、ワクチンは確かなものではないという印象を抱くでしょう。この情報は退屈なものですから、記者たちが上手な話を書いて、この情報を感情に訴えるものにしようとするのはよく分かります。しかし一度人の頭に入ったものは、なかなか消し去れないものです。メディアは、一つの立場を選ぶことができません。彼らは、手に余るほど多くの観点から出発して、いくつものルポルタージュを作成しなければならないのです。情況が変われば、彼らはそれをまた別の角度から記述するでしょう。私たちの計画が議会に提出されたとき、記者たちは、ワクチンにお金を使いすぎだと言いました。パンデミックの第二波がやって来ると、彼らは、なぜワクチンがないのだと言いました。副作用の話が聞こえてくると、彼らはワクチン接種を批判しました。つまり彼らは釣り合いをとっているのです（so they swing）」[44]。このインタビューが書き留めている熟慮の揺れ動きは、もはや自らワクチン接種を受ける医者たちの観点ではなく、記者たちの観点の揺れ動きであり、彼らは公衆の恐怖を煽りながら、それに応じなければならないのである。ノルウェーで転移が発見されたほんの一瞬を除いて、不確実だったのはウイルスの行動ではなく、ワクチンの働きだった。どの保健当局も、このような不確実性の移動を予測していなかった。

香港のフランス領事館は、地方政府の政策を侵害しないように、一月の初めにワクチン接種を開始した。一万三〇〇〇人〔の香港在住フランス人〕に対してノバルティス社のワクチンがフランスから送られ、インターネット予約に基づき、フランスのリセで香港人スタッフによって投与された。「危機という文脈の中で、フランス政府は在外自国民に対して異例の努力を払ったのです」、と領事は明言した。これに対して、事情をよく調べている公衆は不信感を顕《あらわ》にした。「製薬産業の陰謀をめぐる噂のせいで、フランス人の新しい世代の中にはワクチンに対するうんざりした気分が広がっているのです。人々はこう思っています。SARSを生き延び、鳥インフルエンザを生き延びた今、たぶんパンデミックが深刻になるのを待って、ワクチン接種を受けることになるのだろう、と」。領事はこう応じることもできただろう。ワクチン接種は予防的振る舞いであり、フランス人による実験は、ワクチンの副作用を二カ月衰退させるのだ、と。香港在住のフランス人の反応は、これまでの衛生危機と今度の新しいワクチン接種政策とのあいだのずれを、非常に明白なかたちで示していたのだ。

香港で開始されるや否や、フランスではキャンペーンが停止した。一月四日に保健大臣のロズリーヌ・バシュロは、五〇〇〇万個のワクチン注文を実現することと、民間の医師にワクチン接種を開放することを告知した。一月一三日、INSERM〔国立保健医学研究機構〕の「センチネル〔前哨兵〕・ネットワーク(一九)」はパンデミックの終結を告げた。フランスでは二四〇名が死亡し、五五〇万人がワクチン接種を受けた。私は閉まる前の閑散としたセンターに行ったので、接種クーポンを受け取ったのは数週間後だった。〔ワクチンを購入した直後にパンデミックが終結するという〕こういう失敗を前にして、メディアでは、ワクチンの大量購入を促した予防原則に対する批判が湧き上がった[45]。製薬産業と、各国政府と、WHOの利益相反を強調する批判もあった。キャンペーンの最中に、『ル・モンド』紙は、ロズリーヌ・バシュロが短期研修中に製薬産業で働いていたことを報じた[46]。注文の実現が告げられた後で、『ル・カナル・アンシェネ〔繋がれた鴨〕』紙は、被った損失を補償するのにいくらかかったのか、そして、さばけていないストックを売り払うことはできるのか、といったことについて疑問を呈した[47]。欧州会議では、ドイツ人の疫学者ヴォルフガング・ヴォダークが、製薬産業の圧力のもとで動いた点でWHOを非難し、専門家を対象とする調査委員会を要請したが、WHOは関連リストを公表することを拒否した[48]。

利益相反に対する非難は、生物学の専門家たちのあいだにもしばしば見られた。中国における腐敗への非難と同じく、それが本当かどうかは問わない方がよい。むしろ、それがなぜ他の時期ではなくこの時期に公式に表明されたのかを問う方がよい[49]。そのかぎりでは、ワクチンキャンペーンの失敗を、コペンハーゲンにおける地球温暖化に関する国際首脳会談〔第一五回気候変動枠組条約締約国会議〕の失敗と関係づけることができる。インフルエンザ・パンデミックと地球規模の気温上昇は、科学者共同体の中で意見の一致を見ていた予測可能な破局の一部をなしていた。こうした意見の一致は、インフルエンザ・パンデミックに関しては、動物や人間の移動の激化との相関関係に、地球規模の気温上昇に関しては、人間が発する温室効果ガスの増大との相関関係に基づいていた。しかしながら、こうした意見の一致を各国政府が明確な政治的決定に翻訳するのに失敗したことで、科学者たちのあいだに緊張関係が再び生じたのである。アメリカ政府は、温室効果ガスの削減に関する規範について、中国政府との合意に達しなかった。そのせいでコペンハーゲンの首脳会談は失敗することになった。気候変動に関する政府間専門家グループ（GIEC〔IPCC〕）は後に、気候的破局の切迫性を増すために、報告書の中に間違った情報を差し挟んだ点で非難されることになった。インフルエンザに関しても同様だった。WHOの戦略諮問専門家グループ（SAGE）は、数年前、鳥インフルエンザのパンデミックに備えるために、製薬産業と交渉しながら設立されたのだが、脅威を誇張しすぎたのと、各国政府がそれを集団的決定にも個別的決定にも翻訳することに失敗したせいで、科学者共同体内部の衝突を再燃させることになったのだった。実際思い出さねばならないのは、新興感染症の専門家たちが、動物からヒトへと移行する病原体の行動が不確実なせいで深く分裂していることである。ワクチン接種キャンペーンは、生態学的変化に結びついていたこの不確実性を、別の方向へ、つまり製薬産業との関係の方に向け変えたのである。したがって、グローバルな生政治による利益相反を非難するのではなく、二〇〇九年のパンデミックが生物間の諸関係について私たちに教えてくれたことについて、そうした諸関係が自然的形態と社会的批判が出現する場所を構成するかぎりで、問うてみることができるのだ。

ウイルスと個体群

ワクチン接種キャンペーンの期間中、ウイルスは敵という古典的な仕方で提示され、個体群をこの敵から無事に保護せねばならないとされていた。こうした提示の仕方は、存在しているのはむしろ、ウイルスやヒトや豚といった互いに関係し合う複数の個体群なのだという事実を覆い隠すものだった。これらの個体群がどのように多かれ少なかれ平和的に共存しうるのかを理解するためには、その多様性を記述せねばならない。

まず、ワクチン接種クーポンの封筒に記された「ストップ！　インフルエンザウイルス！［Stop aux virus de la grippe！］」という通知［における複数形］が示しているように、複数のウイルスが存在していた。その年のある一時期、H1N1ウイルスは季節性インフルエンザのH3N2ウイルスと共存し、最終的にはそれと入れ替わった。それゆえ、メキシコにおける重症インフルエンザの最後の症例ではH1N1の陽性が確認されていたのに対して、最初の死亡症例は、実はH3N2が原因だったと考えられているのである。さらにH5N1ウイルスは、たとえヒト間の転移がまだ起きていなかったにせよ、つねに監視されていた。私は二月二三日に、鳥インフルエンザ対策に関する各省間代表委員会の危機脱出会議に参加したのだが、その期間中にH1N1ウイルスはレベル7「パンデミック後」への移行が決定された。一方H5N1は、レベル3A「警戒」に留まったままだった。古くなったマスクのストックを刷新し、「弾倉を再充填する」べきだと主張する専門家もいた。警戒レベルを下げることができない「ヴィジピラット」状況は避けるべきだと言う者もいた。「ウイルスは警戒度が下がったことなど知りませんから、今すぐ転移することもないでしょう」。

複数のウイルスがヒトの個体群内にこのように共存していることを、どのように理解すべきだろうか？　生物学的解釈は、基本的にはこう考える。ダーウィン的な淘汰のメカニズムによって、H1N1ウイルスは、H3N2ウイルス以上に、ヒトという有機体の中に自己複製のための適応的なニッチ［生態的地位］を見つけ出したのである、と。しかし生物学者たちは、はるかに複雑な進化的モデルを使用している。H1N1ウイルスは「スペイン風邪」の大パンデミックが起きた一九一八年に出現し、最終的には一九五七年に消滅した。このウイルスはそのときH2N2ウイルスと入れ替わり、次に、一九六八年にH3N2ウイルスと入れ替わって「香港風邪」を引き起こした。一九一八年のH1N1ウイルスの遺伝学的分析を果たしたジェフリー・トーベンバー

222

ガーは、二〇〇九年六月に次のように説明している。H1N1ウイルスはおそらく一九七六年に、ソヴィエトの研究所における漏洩を利用してヒト個体群に戻ってきたのであり、それ以降絶え間なく転移しさまざまな宿主に適応し続けているのだ、と。「一九一八年以降に起きたことを理解するためには」と、彼は書いている。「インフルエンザウイルスを、はっきりとした実体ではなく、『遺伝子のチーム』とみなす必要がある。このチームはいっしょに移動し、ときには特殊な対応能力《コンピテンス》を持つ新しい『プレイヤー』と置き換えるために、メンバーの一人か数人の離脱を交渉するに違いない。一九一八年のインフルエンザウイルスやその子孫と、それらに応じた人間の免疫性は、ほとんど一世紀のあいだ、緻密なダンスを踊りながら進化したのである。たとえ首位を奪うために争い合っていたとしても、パートナー同士はいつも結ばれていて、リズムに乗っていた。ウイルスの急速な進化と、ヒト個体群の免疫性の中でウイルスが規定していた変化とのこの複雑なゲームが、これまで九一年間続き、今も継続している『パンデミック時代』を創出したのである」[51]。したがって間違っているのは、一つの生命空間を占拠するために複数の個体群が互いに争っているという考え方である。むしろ、リズムを変えながら共進化に至るパートナーたちの集まりを想像しなければならないというわけだ。驚いてしまうのは、ウイルス同士の再結合の間近に身を置きつつウイルス進化を追跡するウイルス学者たちの能力だ。破局的な跳躍や暴力的な免疫反応を、凹凸のない平板なものにしてしまっているのだ。

とはいえこうした［ウイルス学者の］見方は、疫学者たちが指摘していたような、二〇〇九年のパンデミックに対するヒト個体群の諸反応を理解させてくれる。季節性インフルエンザに比べれば死亡者数が少なかったのは、季節性インフルエンザの犠牲者数の大部分を占めている高齢者たちが、一九五七年以前にH1N1ウイルスに出会っており、このウイルス対する免疫性を保存していたということに起因しているのだろう。逆に、健康な人たちが突然に死んでしまうことがあったが、それは彼らが、未知のウイルス結合に過剰な仕方で反応したためなのである。このような「直接死」によって突然亡くなった人たちに、（抗生物質によって防ぐことができる）細菌重感染による死亡者数や、既往症との合併症の数を付け加えねばならない。これらがインフルエンザワクチンに対する「罹患率の高いグループ」を定義することになるのだ。しかし今度のＨ１Ｎ１に対して特に脆弱に見える三つのグループがさらに存在する。妊娠した女性（多くの疫学調査で死亡者数のおよそ一五パーセントを数えている）、肥満の人（北アメリカのいくつかの研究では死亡者数の四五パーセントに達することもある）、そして少数民族である。とはいえこれら三つのグループの脆弱性を、特定の呼吸障害やワクチン接種のカバー率の低さによって説明するのは難しい[52]。数字上のリストから人間の身体と病原体の諸関係の親密性へと移行するために、疫学者たちは想定を積み重ねるしかないが、ウイルス学者たちは、ウイルスに関する知識からウイルスが人間のもとでなしうることへと遡ることができる。アントワーヌ・フラオはこう打ち明けてくれた。「何度テレビ番組のカメラマンたちをがっかりさせたことでしょう。彼らを我が『疫学研究所』に招いても、目を引くもの《スペクタクル》もなければ、ピペットもなく、白衣すらないのですから！　そう、科学は舞台上で演じられるものなのです[53]」。

　舞台全体のイメージを思い浮かべるためには、動物という、もう一つ別の個体群を付け足さねばならない。H1N1ウイルスは「豚インフルエンザ」と呼ばれたが、それはこのウイルスがヒトに感染し、ヒトからヒトへの移動に成功する前には、一九七六年から二〇〇九年のあいだ豚たちの中を無症候状態で循環していたからである。フランスでは、この呼び方は豚肉の消費低下の恐れから廃止された。一九九六年には「狂牛」〔という呼び方〕に関して、そして二〇〇五年には「鳥インフルエンザ」〔という呼び方〕に関して、食肉の消費低下が起きていたのだ。豚の市場は実際世界一の食肉市場であったが、輸出禁止措置に対して脆弱だったため、徐々に家禽の市場と競り合うようになっていた。[54]しかしウイルス学者の目にリスクとして映ったのは、豚肉の消費低下というより、ヒト－ヒト形態のウイルスが豚の方へ回帰することであり、そこでこのウイルスが、H5N1型の鳥インフルエンザウイルスと遺伝子再集合〔類似ウイルス間の遺伝物質混合現象〕を起こす可能性があることだった。そこで保健当局は、五月にカナダの複数の養豚場でH1N1ウイルスが発見されたとき、警告を発した。インフルエンザウイルスの生態学の専門家であるロバート・ウェブスターは、二〇〇九年のパンデミックウイルスは、鳥由来、豚由来、ヒト由来の遺伝子が結合したものであると説明した。「このウイルスがどうやってこれらの遺伝子を引き出すことができたのか、まったく分からない」と、彼は『ネイチャー』誌においてコメントしている。「いずれにしても、それはウイルスの超混合体〔super-mixed-up〕なのだ[55]」。一九九七年に香港で、彼といっしょに鳥インフルエンザの最初の症例への対応を組織した同僚のケネディ・ショートリッジは、H1N1の危険は「熱帯」に由来するものだと断言した。このウイルスはそこで、他の動物性ウイルスと遺伝子再集合した可能性があるというのだ。「おそらく熱帯の国々において、南半球における以上に、このウイルスは、これから数カ月のうちに遺伝子再集合の悪あがきを続けることだろう[56]」。九〇パーセントの豚が中国から輸入されている香港では、国境と屠殺場で新たな防衛措置が講じられることになった[57]。

ウイルス学者たちはこうして、動物を監視するという機能を取り戻した。彼らはまさにこのために備えていたのであって、何も製薬産業に対する忠告を準備していたわけではなかったのだ。豚由来のH1N1パンデミックインフルエンザは、私の調査の舞台上にさらなる当事者を導き入れた。疫学者、医師、製薬産業、保健当局である。ウイルスがヒトからヒトへ移動したので、伝染の鎖の人間側を見ることができるようになったのだ。それに対して鳥インフルエンザは、動物側〔農場主、鳥類観察者、獣医、販売業者、検査官、宗教的権威〕に触れる機会をこれまで与えてくれていたのだった。ウイルス学者はつねに私の調査の中心にいた。彼らは、ウイルスが熱帯の薄暗い農場の中で発生してから、先進国政府のキャビネットに入れられ、大きな政治的決定の対象となるに至るまで、ウイルスを追跡することができたからだ。

したがって私は、インフルエンザに冒された世界をめぐるこのツアーを、ウイルス学者の活動に関する調査によって締めくくることにしようと思う。私はまさに彼らから始めたのであり、人間の保健と動物の保健という二つの先端を保持し、通常は一緒に働かない諸グループを連携させるウイルス学者の能力を観察したのだった。私は今や彼らの実験室に入り込み、私たちが本書で出会った異なる諸グループ間の緊張関係が、どのように彼ら固有の活動を構成しているのかを見ようとしている。科学についての人類学は次のことを示した。すなわち、実験室での活動は、尺度の変化に乗じて世界の布置を再編成するに至るのである。[58] 私はここで、逆の方向に話を進めていこうと思う。つまり、私はこれまで、流感世界というある種の緊張状態を、動物と人間の一般的な対立を通して記述してきたのだが、この緊張状態がどのような仕方で、すでに研究所の中に含まれていたのかを、「ドライ」と「ウエット」というテクニック上の対立を通して示そうと思うのだ。〔本章で〕豚インフルエンザの挿話《エピソード》を経たことによって、私は再び鳥インフルエンザの実験室に赴いて、それらの実験室がどのようなテクニックを使ってウイルスを記述し、転移を予想しているのかを理解することができるようになったのである。

第八章　ドライとウェット——実験室の民族誌

中国の長城を崩すこと

二〇一〇年に香港に戻ったとき、私はグアン・イ[1]が結成した微生物学者のチームを見に行った。このチームに関しては、私はすでに、SARSや鳥インフルエンザについての彼らの研究を調査する機会があった。このチームは、強く結束した三〇代の男性三名から成っていた。彼らは、コンピューター上でウイルスの進化について議論することで日々を過ごしていた。オーストラリア生まれのギャヴィン・スミスが最年長で、他の二人を集めてきたのだった。一人はインド系カナダ人のジャスティン・バールで、もう一人は南インド生まれのダナセカラン・ヴィジャイクリシュナであった（彼はヴィジャイと呼ばれていた）。彼らは『ネイチャー』誌に、「第一著者[2]」として、H1N1ウイルスの起源に関する論文を一本発表したところだった。彼らは、英国の権威ある雑誌に委ねる前に、この記事をオンライン上でアクセスしたり修正したりできる「ウィキ」形式で執筆した。彼らがこの記事で明らかにしたのは、H1N1の構成要素が、少なくとも一〇年間は豚たちの中を循環していたことであり、それらがヒトのあいだで遺伝子再集合したのは、メキシコにおける発生が宣言された数カ月も前だったということである。とりわけ彼らが明らかにしたのは、ヒト間を循環していたH1N1の「姉妹」ウイルスが、二〇〇四年に香港の豚から分離されていたこと、そしてこのウイルスが、八つの遺伝子のうち七つをメキシコのウイルスと共有していたことである。結論は以下のとおり。「ユーラシア大陸と北アメリカ大陸を跨ぐ豚の移動が、豚インフルエンザを引き起こす多様なウイルスの混合を容易にしたのである」[3]。彼らは香港湾に面したグアン・イのオフィスに一時的な拠点を置いていたが、そこから彼らは記者たちのアンケートに答えていた[4]。「リアルタイムの科学というやつです」と、子供のような笑顔でギャヴィンが言った。「『ネイチャー』誌に自分の名前が載るのがずっと夢だったのです」。

この論文は非常に高いレベルの反応を引き起こしていた。アメリカの農務省はこの機会を捉えて、H1N1ウイルスはアメリカの豚ではなく、アジアの豚を経由してきたのだと主張した。検証困難な「仮説」にすぎないことを知りながら、彼らが提案したシナリオというのは、一人のヒトがこのウイルスをアジアからアメリカに持ち込み、その後で、それがさらにヒトのあいだに広がる前に、豚に伝染させたのだろうというものだった[5]。ギャヴィンはこの理論を馬鹿げたものだと感じた。「数年前から、彼らは、インフルエンザは華南で出現したと言っています。そして今はアメリカに現れているので、彼らはこう言うのです。自分の家禽小屋からじゃない！（not in my backyard）」さらにギャヴィンのチームは、国際的な注意を、アジアの鳥インフルエンザからアメリカの豚インフルエンザの方へと向け変えることに成功したのだった。彼らに従えば、インフルエンザウイルスとはグローバルな問題なのであり、それに直面するに香港には一日の長があったのだ。香港では、二〇年も前からウイルスの転移に対する継続的な監視が行われていたからである。二〇〇四年の香港におけるH1N1ウイルスの発見が意味しているのは、華南があらゆる地球上の害悪の源だということではなく、むしろそこでこそ他所よりも優れた監視が実践されているということなのだった。彼らの論文はこう結ばれて

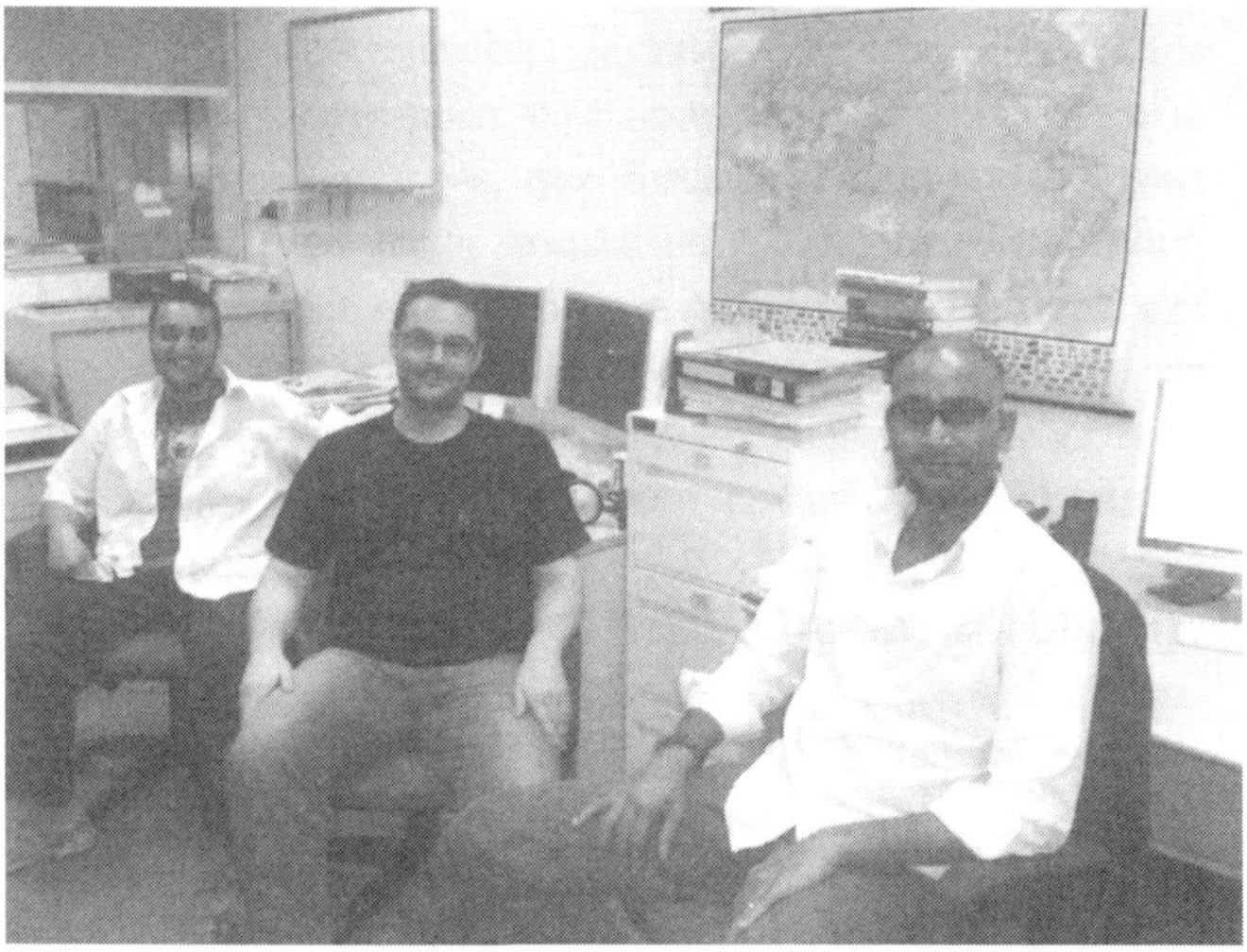

ドライラボ（ジャスティン，ギャヴィン，ヴィジャイ）。

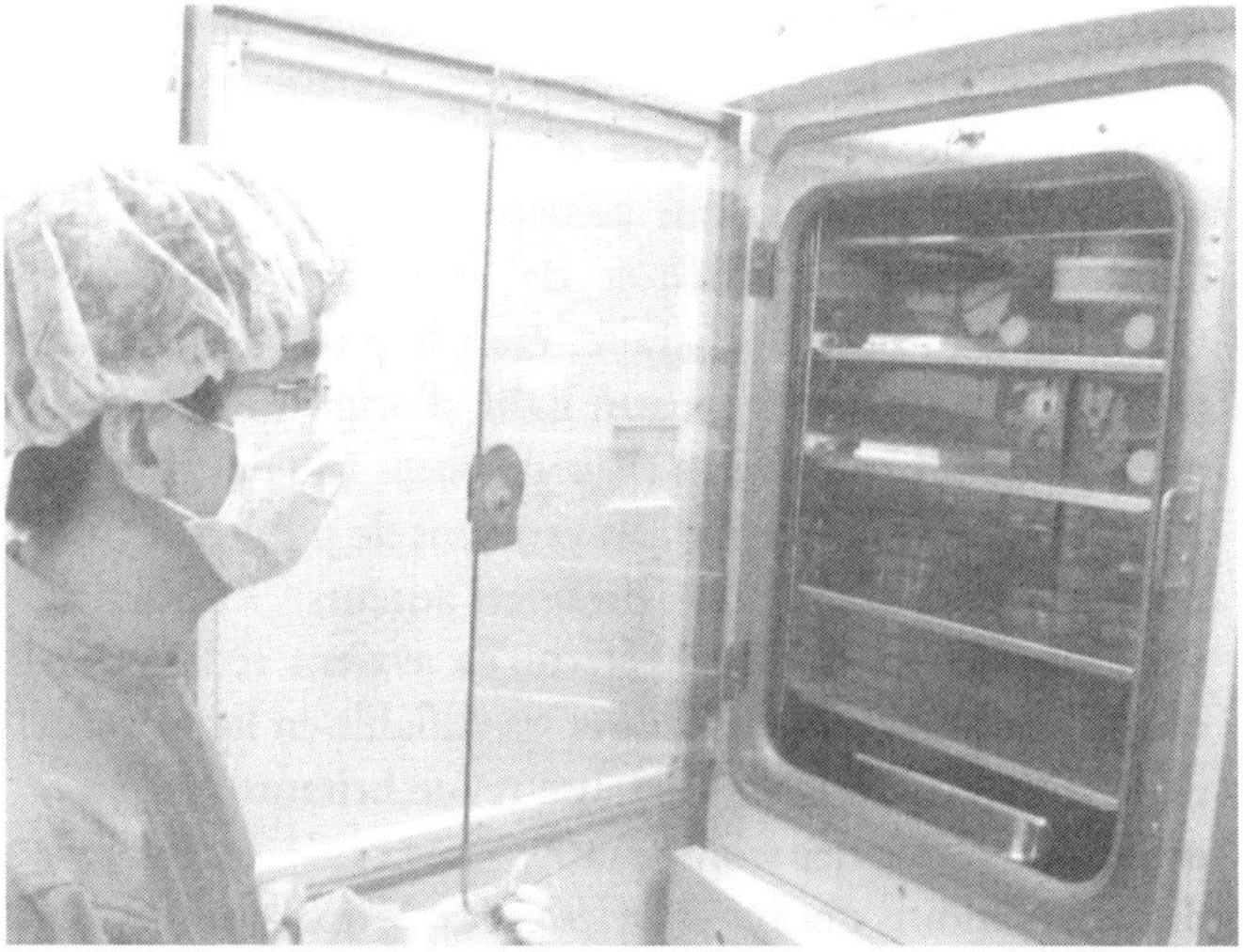

ウェットラボ（ジャン）。

いる。「ヒトのあいだのインフルエンザに対する監視が一般的になったとはいえ、豚に対するシステ
マティックな監視が欠如しているせいで、この潜在的にパンデミック的なウイルス株が、数年間も検
地不可能なまま存続し、進化することが可能になってしまったのである」。

そこでギャヴィンと彼のチームは、パンデミックの時間を遡ることを提案した。二〇〇九年三月三
一日、H1N1パンデミックが始まる数週間前に、彼らは「パンデミック的なインフルエンザウイル
スの出現の日付を定めること」と題された論文を、『米国科学アカデミー紀要』誌に送っていた。こ
の論文は、五月二六日に公表された。彼らはこの論文で、一九一八年のパンデミックウイルスの構成
要素が一九一一年以降に豚のあいだで循環していたことを主張し、H1N1ウイルスが直接鳥からヒ
トに移行したという仮説に反論したのだった。彼らはまた、H1N1ウイルスが、〔新型として〕出
現した結果として季節性インフルエンザ化したのではなく、出現する前に季節性インフルエンザとし
て循環していたことを明らかにした。彼らの方法の独自性は、彼らがウイルスの遺伝学的分析の領野
を著しく拡大したことに由来していた。それまでウイルス学者は、もっぱらウイルスを侵入させたり
遊離させたりする蛋白質（ヘマグルチニン（HA）とノイラミニダーゼ（NA）(c) をコード化する遺
伝子だけを研究していた。なぜならこれら二つの蛋白質によって、ヒトのあいだでのウイルスの挙動
（特にパンデミックを引き起こす能力）における大きな変化を、H1N1、H2N2、H3N2、H
5N1の系列に従って突き止めることができるからだった。ギャヴィンと彼のチームは、ウイルスを
形作る他の六つの遺伝子の変異を研究することを提案した。大きく記されたパンデミックの日付の下
で、これらの遺伝子はウイルスの恒常的な転移を現出させていた。そして〔新興ウイルスの〕突発的
な出現に人間たちの大パニックが対応していたとすれば、これらの遺伝子は継続的な監視の柔軟性を
求めていたのである。つまり彼らに従えば、ウイルスの構成要素を総体として考慮に入れることによ

230

って、そのウイルスが出現する前に行動することができるようになったのである。この論文はこう結ばれている。「もし未来のパンデミックがこうした仕方で出現するなら、このインターバルは、保健当局がパンデミックの効果を抑えるために介入し、あるいはそれを頓挫させるための最良の機会を提供することだろう[6]」。

したがってウイルスは、生命情報学と呼ばれる一揃いの道具を通して、出現する前であっても知覚されることになったのだ。これらの道具は進化論的生物学に、有機体が変異した日付に関する仮説を立てることを可能にする確率論的方法を組み合わせたものである。ギャヴィン、ジャスティン、ヴィジャイは、三人で、菌類のゲノムの塩基配列決定から出発して、その進化に関する博士論文を書いた。遺伝子地図を使うことによって、彼らは、目に見える差異に基づいて打ち立てられた分類学を確証したり覆したりすることができた。そこで彼らは、動物の死体に生えるミズカビのような菌類を集め、研究所で培養し、PCR（ポリメラーゼ連鎖反応）法によってそれらのゲノムを配列した[7]。続いて彼らは、こうした方法をSARSや鳥インフルエンザに応用したのだった。ウイルスと、アフリカのサルに検知された SIV〔サル免疫不全ウイルス[9]〕との系統発生的なつながりは、なおも闇に包まれている[8]。その後こうした研究は、インフルエンザのパンデミックウイルスが病原保有動物から出現するのを理解するために力を貸すことになった。菌類からインフルエンザウイルスへと移行することで、ギャヴィンと彼のチームは、より小さくより有機体の方へと向かった。ヌクレオチドの数は、ミズカビ六〇万、SARS三万、そしてインフルエンザ一万五〇〇〇だった。いくつかの「プライマー」が、ゲノムの中から興味を引く領域を選び出すことを可能にした。インフルエンザに関しては、ウイルスを侵入させたり遊離させたりする蛋白質（HAとNA）がまずは重要視されていたが、

231　ドライとウェット

菌類に関しては、ゲノム全体が研究されていた。系統発生的な差異が、それぞれ別の遺伝子と結びついている可能性があったからだ。つまり菌類からインフルエンザウイルスへと移行することで、ギャヴィンと彼のチームは、ゆっくりとした思索的調査から、より迅速で応用的な調査へと移行したわけである。とはいえ彼らはその後で、インフルエンザの方に、自分たちが最初は菌類に関して描いた地図製作者の夢を移したのだった。

進化論的遺伝学は、たんに塩基配列を空間的に配置するだけでなく、その連鎖を空間的に描き出しもする。遺伝子の塩基配列が「アラインされる[注]」、すなわちBLASTやMSAと呼ばれるコンピューターのソフトウェアを使って互いに近づけられることがあるが、それによって塩基配列の歴史的系統に関する仮説が提示されることになるのだ。これらの塩基配列は、GenBankのサイト上で手に入れることができる。このサイトは、バイオテクノロジーに関する公式の学術論文から出発して、ヒトゲノム計画のフレーム内で構想されたものである。任意に選んだ有機体の塩基配列一式にこれらのソフトウェアのうちの一つを適用することによって、塩基配列を空間的かつ時間的に結び付ける一本の「系統樹」を作り上げることができる。現行のウイルス株は、近い順にこの木の先端に分類され、TMRCA（最も近い共通祖先）と呼ばれる架空の祖先に結びつけられる。こうした木々の形態は、ウイルス学者が「免疫圧」と呼ぶものを明らかにしている。木が均質的である場合にはこの圧力が弱いとみなされ、枝が突発的に飛び出している場合にはそれが強いとみなされる。突然の突出は「隘路（あいろ）」を反映している。つまりその瞬間、ウイルスは、自らの個体群を切り詰め、より上手く自己複製するために転移することによって、抵抗を乗り越えるのに成功しているのである。このように遺伝子の塩基配列決定（シークエンシング）は、時間的なダイナミズムの中に書き込まれている。ウイルス学者はこれを、「分子時計」と形容する。

系統樹は、世界中に由来を持つヌクレオチドの連なりを、現在時において作用しうる歴史的系図に変換するのである。

「こういう樹が大好きなんです」と、ジャスティンは言っていた。そのイメージはウイルスの歴史を繰り広げ、短い論説から衝撃的な結論に至るまで付き添い続けるのであり、それに対しては私も魅力を感じていた。しかしいつも分からなかったのは、こうした系統樹がどうやって科学的に有効と認められるのかという点だった。どこかの誰かがインターネットで適当な塩基配列にアクセスして、アラインメントソフトをまた使用して、歴史を書き換えることもありうるように思われたのだ。ギャヴィンと彼のチームの講義を受講したときに、系統樹とは、系図が描いた図面全体を編成するある仮説と

の関連においてのみ意味を持っているのだということが判明した。「リアルタイムの科学」のシミュレーション演習だった。「あたかも私たちが、このウイルスについて何も知らないかのように進みましょう。想像してください。あなたはいまアトランタにいて、ちょうどカリフォルニアからH1N1の塩基配列を受け取ったので、レポートを書かなければなりません。塩基配列をBLASTにコピーして、できる限り情報を引き出してください。そうすれば、素晴らしい素材が手に入り、調査の労をできないくらい巨大な樹を作ってください。一枚の紙の上にはけっして掲載することが

減らすことになるのです」。講義の受講者はそれぞれ、均質的な塩基配列を比較し、そこに配置転換（ATGC→ATGA）や空白（ATGC→ATGATAC）を見つけ出すことによって、自分でアラインメントを行ってみることができた。受講者はその後、手元にある塩基配列の総体から、生物学的変異に属するものと塩基配列決定におけるエラーに属するものとを決定せねばならなかった。こうした決定に伴って、ブートストラップやジュークス・カントールやタムラなる名の付いたソフトウェアが、諸々の塩基配列間の相関関係に関する静態的な確率を出した。「労を減らすたびに、それが一貫しているかどうか確かめなければなりません。作業はマルコフ連鎖に従って進められます。つまり

233　ドライとウェット

前進する一歩が先立つ段階に関する情報の回顧によってコントロールされる、ベイズ的な確率論に従って進められるのです。私たちは、遺伝子の塩基配列を説明する現実の樹（これを絶対的進化樹と呼びます）に近づこうとしているのです」。したがってウイルスの進化は、直接的に見えるものとして与えられることはない。それは樹々の多様性によって素描されるのである。これらの樹々は現実の生物学的出来事の周囲を回っているのであって、それに対しては近づくことしかできないのである(12)。

ギャヴィンと彼のチームが、どの点において一つの実験室を上手く成り立たせていたのか、少し分かるようになった。そこには水切台も試験管もなく、ただ三台のコンピューターが常時接続されていて、その上には一枚の平面地球図が掲げられていた。中心は香港で、その両側にアメリカとアジア、そして最も端にヨーロッパが描かれていた。そこには塩基配列が並んでいて、どの部分がどの部分と結びついてウイルスの一族を形成しうるのかを生物学者たちが決定するのだった。「これらのソフトウェアの利用法については誰も教えてくれませんでした。好奇心に従って遊びでクリックしてみて、それが自分の仮説と合致しているかどうか見るのです」。しかしそれらの仮説は、たとえ彼らが現在は他の人々にやらせているとはいえ、彼らがそれまで行ってきたウイルス収集に由来するものであった。〔水を使った実験を行う〕「湿った実験室（ウェットラボ）」と〔コンピューターを用いて模擬的な実験を行う〕「乾いた実験室（ドライラボ）」が、汚いものと清潔なもののように対置されているのだった。どちらの場合にもたくさんのデータが投げ捨てられるが、後者の場合においては、アラインメントが間違った仮説に基づいてなされたからといってゴミ箱に投げ込まれるのは、コンピューター上のファイルなのである。「普通私は、実験室の作業は手が汚れるのでしませんで」。ヴィジャイは言った。「私は特にコンピューターで作業するのです。しかし塩基配列決定《シークエンシング》するスタッフが近くにいないときには、私が自分ですることもあるでしょう。長年やってきたことですから」。言い換えれば、まさにウェットラボの経験があるからこそ、ドライラボの潜在的な塩基配列群の中を動き回り、想定されたアラインメントがちゃんと実在するかどうか、つまり過去の生物学的出来事と合致しているかどうかを確かめることができたのである。

こうした生命情報学の世界は、金融の世界ととてもよく似ている。後者も、バックオフィスとフロントオフィスに分かれているのだ。「フロントオフィスの」トレーダーたちは、目の前の画面に並ぶ数字から、まさに現実的な結果に対して決断を下さなければならないのだが、「バックオフィスに接続されている」彼らの仕事場のように、ドライラボは、下流部門としてのウェットラボに接続されていないかぎり有効ではなく、このウェットラボがドライラボの作業を準備し、上流部門として、同じ時期に同系列の作業を行っている別のドライラボにも接続されているのである。生きた有機体から自分で作った塩基配列と、GenBank に置いてあるコンピューター上の塩基配列とのあいだに違いを設けているのか、とヴィジャイに尋ねたところ、彼はこう答えた。「想像してみて。私はあるウイルスの塩基配列を決定しました。私はこのウイルスの進化や、どのヌクレオチドが重要なのかを知るために アラインメントを作ります。しかし、もし塩基配列の中にどこか不明瞭な部分があれば、私はレフ ァレンスを確認し、それを提供した人たちがいつ分析を行ったのかを問い合わせます。インフルエン ザに関しては、問題ありません。こうした分析ができるのは、巨大な実験室だけだからです」。こう していくつかの重要施設のあいだの接続は、金融の世界において そうであるように、「有毒な」デー タ、つまり誤った塩基配列を導き入れてくる似たような施設から離れることを前提とすることになる のだ。

私は GenBank のあらゆる塩基配列をダウンロードして、それがどこから来たのかを知ろうとします。

二〇〇六年にギャヴィンと彼のチームはある論文を発表し、中国における家禽のワクチン接種政策

235　ドライとウェット

がH5N1株に「隘路」を提供することになり、この「福建ウイルス」が繁殖するのに有利に働いたことを明らかにしたことがあった。中国政府は汕頭の実験室を閉鎖することで応じたが、グアン・イはH5N1株を収集するためにここに向かった。実験室の研究者たちは、自分たちが所有するウイルス株の塩基配列決定を続けることができたが、もはやそれを香港に送ることはできなかった。「汕頭では」、とギャヴィンは言った。

私たちが使っているのは、九六本チューブのマシンです。彼らの情報は、即ゴミ箱行きです」。北京ゲノム研究所〔BGI〕が哈爾浜の実験室に保存されていたウイルス株を塩基配列決定したが、彼らは自分たちのデータを農業部にしか伝えずに、福建株はベトナム由来だと断言した。「彼らは、私たちが公表したデータを積極的に無視したのです」、とギャヴィンは言った。「彼らは鳥類学の雑誌に書いていますが、著者たちは非難されてもそれに応じてはくれません。彼らはこう言うのです。鳥は美しいから、ウイルスを運ぶことなどありえない、と」。「中国で起きていることは、否認の類です」、とヴィジャイは述べた。「彼らは監視しているが何も見つかっていないと言い張っています。で

も、私たちはそれを信じることができません」。

したがって、ギャヴィンと彼のチームがコンピューター上のデータを作り上げる際に依拠した仮説は、生物学的なものだけではない。彼らの仮説は、主権国家が設置する限界の彼方まで監視を拡張するがゆえに、政治的な意味を持っていたのである。その仮説は、データが間違っているか欠けているかする地点の手前にまで「分子時計」を遡ることによって、人間の意志とウイルスの真実を対立させている。「私たちは情報の山の上に座っています。ウイルスはその中に、知られぬまま存在しています。たとえ私たちが監視を行わなくても、私たちの手元にはあと五年も作業せねばならないような情報があります」。彼らが見事な子供の夢のように作り上げた系統樹は、秘められた変異に日付と

236

場所を結びつけるのであり、彼らだけがその生物学的で政治的な意味を認識している。GenBankで手に入るウイルス株には、動物種の名と収集された地理的地域が記載されている（たとえば「Avian／Fujian／2006／H5N1」）のに対して、世界保健機関は、特定の地理的なエリアに烙印を押すのを避けるため、こうした地理的名称に、系統樹におけるウイルスの位置を置き換えること（たとえば「分岐群{クレード}二、三、四」）を提案した。ギャヴィンと彼の友人たちは、中国政府に対する譲歩だとして、この決定を批判した。しかしこの決定は、本当は、彼らの世界観の勝利を確立するものだった。政治的な境界線はもはや存在せず、ウイルスの転移を反映する時間的で空間的な点だけが存在しているのだった。ある晩、「私たちは中国の長城を崩しているところなのです」とジャスティンは冷やかすように語った。「ウイルスの塩基配列が決定されるたびに、レンガが一つ引き抜かれるのです！」

ドライラボはこのように際限なき潜在空間を展開している。この宇宙では、監視が拡張されたおかげで、そこでは動物種も地理的地域も連続的に接続されているのだ。新しいウイルスが可能になるのは、系図の樹の枝を増やすことができるからだ。そうすると、ある塩基配列の公表が国家の利害を侵害するからといって、あるいはテロ組織がそれを我がものにする可能性があるからといって、公表を禁止することはできないだろう。しかしこの「ドライラボの」空間は、アクセス不能に留まっている生物学的現実性の周囲を巡るものであるかぎりにおいて、固有の仕方で制限されている。つまり上流部門では、自分にデータと直感を付与するウェットラボと断絶している点で制限されているし、下流部門では、利害が一致しないまま自分のデータを不正利用する政府と衝突している点で制限されているのだ。流感世界の総体へと自らを拡張しようとする意志を持っていながらも、この空間は、そこにある緊張関係や矛盾を細かく捉えることができないのだった。なぜなら、この空間は、それらを恣意的な境界線の数々として大雑把に覆してしまうからだ。しかしながら、まさにそうした緊張関係や矛盾こそが、パンデミックの破局を現実の政治的出来事にしているのであって、たんに小さな生物学的出来事の総体に対する潜在的地平が存在しているというわけではなかったのだ。監視を抹消する傾向を持つインフルエンザウイルスの破局的意味を理解するために、私はウェットラボに入っていかねばならなかった。

ウイルスを養うこと

私は最も多くの調査を、香港大学のパスツールセンターで行ってきた。センターはサスーンロードを挟んで、微生物学部門の反対側に建てられていた。まさにこのセンターを起点として、私は、鳥インフルエンザに関わっていた他の当事者たちの方に向かって動き回り、さまざまな出来事が生じるのに応じて自分の物語《レシ》を豊かにしていったのだった。生物学者たちは、病の動物起源に対する私の関心に、興味を引かれると同時に不信感を感じていた。実際に彼らが扱っていたのは、ヒト間におけるウイルスの生命サイクルだったので、動物に関する側面については、私をギャヴィンのチームに任せることにしたのだった。しかしながら彼らが取り組んでいた問題は、まさに絶えず私の関心を引きつけていた問いであった。すなわち、なぜ動物起源のウイルスが、ヒトの有機的身体の中で発達した場合に、破局的効果を生み出す場合があるのかという問いである。

パスツールセンターの科学部長であるマリク・ペイリスは、この問題に応える一つの仮説を提示した。たとえばH5N1のように種の壁を乗り越えるウイルスは、過剰な免疫反応を生じさせるのではないかという仮説である。こうした過剰な免疫反応の特徴は、「サイトカインの嵐〔サイトカインストーム〕」、すなわち呼吸器系の炎症を引き起こす警告サインの殺到である[18][四]。有機体とウイルスの懸隔が広がれば広がるほど、免疫反応は深刻なものになる[19]。アメリカ合衆国在住のインフルエンザの「法王〕ロバート・ウェブスターのように異議を唱える生物学者もいたが、この仮説は、「交代依存性感染増強現象（ＡＤＥ）と呼ばれる。デング熱に対する十分に確証された反応に依拠していた。デングウイルスの媒介動物は蚊であるが、感染が致死的なものになるのは、二度目に異なる血清型の〔デング〕ウイルスに遭遇した場合であるということが観察されていた。そこで研究者たちは、最初の遭遇時に作られた抗体が、二度目の遭遇時に過剰な反応を引き起こしているのだと想定した。これらのメカニズムの研究が狙っていたのは、とりわけワクチン接種の副作用を制御することだった。パスツールセンターは抗ＳＡＲＳワクチンに関する作業を行おうとしたが、この領域の競争は激しく、センターは、生物学的でもあれば生態学的でもあるような、基本的な免疫メカニズムの方に舵を切らねばならなくなった。実際、ウイルスと免疫系との「不幸な遭遇」が頻繁に起きるのは、気候温暖化のせいであって、これによって蚊の個体群が、以前は生息していなかった地球上の地域に入って来るようになったのである。「増強現象〔enhancement〕」という用語は、しばしばバイオテクノロジーに関する言説の中で用いられ、人間という種が、外的干渉によって改善される事態を指しているのだが、そうするとこの言葉は、〔ＡＤＥの場合には〕逆説的なことに、免疫的防衛が増大して、環境内の変化に対して不均衡なほどに反応している様子を表現しているのである。したがってウイルスが危険なのは、それ自体が内的に有している破壊力によってではなく、それがまずい場所に現れ、脱制御効果を生み出し、免疫系が自分自身に逆らって働くように仕向けるからということになるだろう。実際のところウイルスは、侵入した細胞の中で自己複製することしか目指していないのであって、それが、素通りさせてくれるはずだった免疫系に逆らって向かっていくのは、社会学者ならこう言うかもしれないが、ただ〔宿主の側の〕「察し〔tact〕」が悪いからでしかない。このように、グアン・イがウイルスの範囲を広げながら、政治的専制主義に持続的な監視を対置した地点で、マリク・ペイリスは、動物のウイルスと人間の有機的身体の相互作用から出発して、社会的パニックについての生物学的理解を提案したのである。

このような仮説は、どのように実験室での作業の中で示されるのだろうか？　細胞内のウイルスを追跡しつつ、社会的パニックを理解することなどできるのだろうか？　センターにいる博士課程の学生の一人であるジャンが、生きたウイルスに関する彼の実験を観察してみてはどうかと申し出てくれた。私はそれまで一年間、パスツールセンターで行われる会議の数々に出席し、ウイルス学の基礎理論を習得したり、インフルエンザに適用されている諸々の仮説を把握したりしてきたが、もし実験室での作業が、ウイルスに対する知覚において、私が研究してきた他の諸環境と似ていることが分からなかったら、私は実験室での作業を観察することで、この相互作用が、ウイルスが社会内に生み出す別の相互作用に関する実験室での作業をモデルとして役立つことが分かった。実際私は、バイオセキュリティという中心的発想を再発見したのだった。私はすでに、専門家たちの言説や飼育業者たちの実践の中でこの言葉と出会っていた。そこでは、この相互作用が、ウイルスと細胞の相この言葉は概念であると同時に倫理だった。それは、生物とウイルスのあいだの関係における程良い距離を定義するものだったのである。

ジャンは、フランス人と日本人の両親のもと香港で生まれ、香港のフランス人学校に通い、パリの大学で研究を続けた。二〇〇六年以来、彼は、SARSウイルスと同じ科に属するコロナウイルスに関する博士論文を準備するために、香港大学のパスツールセンターと、パリのパスツール研究所の実験室で交互に研究作業を行っていた。それゆえ彼はセンターの内部で、国外在住のフランス人研究者たちと、香港人あるいは中国人研究者たちのちょうど中間地点という、独特な状況に置かれてい

240

た。二つのグループは人数的にはほとんど同数だったが、お互いになかなか交流し合ってはいなかった。フランス人研究者たちにとってH5N1ウイルスは「流行」であり、基礎研究のための融資を国外から取りつけることも容易だった。この基礎研究は、ウイルスが細胞内に通過する経路、有機体の免疫反応、抗ウイルス剤の同定という三つの領域で成り立っていた。「パンデミックが今年やって来ればいいのですが！　それで、もっと血清が手に入って、……もっと儲かればいいのですが！」フランス人研究者の一人はこう言うのだった。香港人や中国人の研究者たちにとってこうしたウイルスは「殺人者（キラー）」であり、彼らの同国人たちの欲望を掻き立てるものであった。ある中国人研究者は、ウイルスが細胞内と社会問題の解決という二重の欲望を掻き立てるものであった。ある中国人研究者は、ウイルスが細胞内と社会問題の解決という二重の欲望を掻き立てるものであった。ある中国人研究者は、ウイルスが細胞内に通過する経路（trafficking pathways）を研究していたが、彼女は遺伝子の抑制操作（knockdown）を、交通渋滞（traffic jams）と比較した。このとき彼女が言いたかったのは、ウイルスと細胞の関係を、目標の攻撃としてではなく、システムの制御（レギュレーション）として理解する必要があるということだった。フランス人の研究者たちは、このような免疫系とヒトの有機的身体と政治的社会の類比的関係を真面目に受け取らなかったが、彼女は伝統的な中国医学の中からそのような着想を得たのだった。ジャンはウイルスによって攻撃される細胞というイメージを、正確な科学的言語の中で表現しているように思えた。それはたぶん、彼が香港で暮らし、同国人の恐怖を共有していたからである。

ジャンはバイオセキュリティの措置を非常に尊重していた。この措置は、実験室に入る前の数カ月の研修期間中、それについて一通り習得することを要求する。各実験室は、取り扱う病原体の危険度に応じて、異なるバイオセキュリティの水準に分類されている。セキュリティレベル4（バイオセーフティレベル4）は高価な装備（人工呼吸器に繋がれた防護服、何重もの気密室、シャワー室など）を必要としており、エボラのように最高度に感染性の高い因子を取り扱うことができる、世界で約四

○の実験室にしか認められていない。

ており、それを使って生きたH5N1ウイルスを動物（ニワトリ、マウス、フェレットなど）で実験することができた。パスツールセンターの研究者たちはそこに入ることができなかったので、同僚に、生きたウイルスの実験をやってもらうように頼むしかなかったが、彼らは、自分たちのレベル2の実験室でそうした実験の準備を行うことはできた。その際に用いられたのは、遺伝子操作とトランスフェクション〔核酸の細胞内導入〕によって作り出された、「偽型ウイルス粒子」と呼ばれる「キメラウイルス」であった。このウイルスは、AIDSウイルスの殻をなしている蛋白質から作られた「骨格（backbone）」と、〔宿主の〕細胞表面上の蛋白質と相互作用するいわゆる「スパイク」蛋白質を備えた脂質の膜〔エンベロープ〕とを集めることによって構成されている。こうしてできた偽型粒子はSARSウイルスの侵入段階を模倣するが、複製に必要な遺伝子があらかじめ取り除かれていたため、自己複製して繁殖することはあり得ないのだった。最後に、この偽型粒子のゲノムにレポーター遺伝子が導入される。レポーター遺伝子はウイルスが侵入した細胞内でしか可視化されないので、感染サイクルの最初の諸段階を分析し、数量化することを可能にするのだった。「野生型（wild types）」とは異なるこのキメラウイルスによって、細胞への攻撃をシミュレーションするというわけだった。ある農場内の前哨兵ニワトリのように、このウイルスは、その生命サイクルを全うさせるためではなく、ただそれが発する信号（サイン）のために育てられているのだ。諸々の仮説は、レベル2の実験室でウイルス粒子に関して試験され、その結果が陽性であれば、レベル3の実験室で確証されることになっていた。こうして時間と資金を節約することができたのである。

実際レベル2の実験室への入室には五分から一〇分かかるが、それに対してレベル3の実験室の場合は三〇分の準備が必要だった（入室に一五分、退室に一五分）。研究者たちは実験時間を見積もり、

242

実験室の入口にある表に記入せねばならなかった――彼らは、実験室の中で効率よく作業するために、前もって実験に備えておかねばならなかったのである。入口の扉を抜けると除染用の気密室が続いており、そこで作業用コートに袖を通し、頭にはシャルロット帽を被り、防護ゴーグルをつけ、手袋は二重にすることになっていた。最終段階は、床に引かれたラインを跨ぐときに、靴の上に靴カバーを履くことだった。靴は除染用の気密室に触れていてもよいが、靴カバーは実験室だけに接触するのでなければならなかった。こうして、床面上のラインを除いていかなる壁にも隔てられていないにもかかわらず、気密室と実験室は二つの閉ざされた密閉空間を作り出していたのである。実験室の気圧は外部の気圧よりも若干弱められているので、汚染されている空気のある実験室の空気が外的環境に逃げていくことは回避されていた。諸々の実験は、四つのヒュームフード〔局所排気装置〕の中で展開されていたが、この装置は、つねにフィルターを通して換気された空気の流れによって外的環境から切り離されていた。菌類や胞子のような汚染因子が入ってしまうリスクがあるため、空気の流れを何かの容器の上に向けてはならなかった。実験者を危険に晒す可能性のない人工的なウイルスに対してもこれらの措置が厳密に守られていることに、私は驚いた。しかし、バイオセキュリティにはシミュレーションの価値があったのである。〔この価値によって〕バイオセキュリティはウイルスを可視化し、それを適切な循環路の方に向けているのだった。「あらゆる場所にウイルスをイメージしなければなりません」と、ジャンが言った。

ジャンは本質的な点に注意を向けたのだ。バイオセキュリティとは、たんに危険な実験に対して身を守る方法ではなく、実験を台無しにしかねない外的要因から実験を保護する方法でもあったのだ。最初に見たときは、清潔な空間と汚染された空間がはっきりと隔離されているおかげで、実験室は非常に安全な装置に思われるのだが、それは、生物が育成される条件の方に注意が向けられているから

243　ドライとウェット

なのである。[29] たとえばジャンは、実験を行うと微生物が寄って来るが、それは「培地が栄養に満ちている」からだと強調した。「培地」とは栄養素が豊富な生成物であり、これによって細胞が発育したり、研究対象のウイルスに感染したりする。実験中に使用された細胞はサルの腎臓の上皮細胞だったが、栄養の豊富さを増すために牛の胎児の血清がいくらか加えられていた。細胞が培養されるインキュベーター〔恒温器〕内は、温度が三七度に保たれ、空気には多くのCO_2が含まれていて、哺乳動物の体内に近い生理学的条件が再現されていた。浸透圧ショックを避けるため、細胞は実験の異なる段階ごとに生理食塩水（PBS）によって洗浄された。ヒュームフードの周りには、そうした貴重な食品が入った冷蔵庫やガスボンベが備わっていて、病院の一室のようだった。実験が上手く展開し、研究者たちがよく使う言い回しに従えば、細胞が「幸福に」なるためには、以上の条件がすべて噛み合わなければならないのだった。

　ここで、細胞を含んだ二七本の試験管《ウエル》に、ウイルス粒子がピペットで投入される。別の二七本の試験管は陰性対照〔ネガティブコントロール〕として感染しないままにしておかれる。「どの溶液にウイルスが含まれていて、どれには含まれていないかは知らされません」と、ジャンが言った。「ですから反復的に作業して、ウイルスを扱うときにストレスを感じすぎないようにしなければならないのです」。細胞はプレートの底に付着しており、そこで繁殖して単純な株を形成していたが、ウイルスは「浮遊物」として表面に留まっていた。増殖するあいだに、細胞は互いに接近し合った。成長が止まる前にそれらを観察しなければならなかった。コンフルエント状態〔細胞の密集状態〕に達したとき、細胞のレイヤーが容器の表面を隅々まで覆った。この「接触阻止」現象〔細胞の増殖抑制現象〕は、観察するのに最適な地点であり、そこでウイルスと細胞の相互作用は最も強度的に高まるのだった。ジャンが細胞の身になって言った。「女友達のみなさん、もう場所がありませんよ。これ以上増え続けるのはやめなければ！」それは、香港における生活条件との類似性を暗示しているかのようだった。彼の目に映っていたのは、細胞たちの小さなコロニーが、自分たちがそれに対抗して生長し、身を護ってきた潜在的なウイルスに反応して、警告サインを発している様子だったのである。

実験における配慮は、機材の洗浄にまで及んでいた。特に身体の保護装置を含む大部分の機材は、一度使った後で捨てられ、滅菌器に入れられ、高温で加圧された。ビーカーとピペットを入れる箱だけが保存され、エタノールとビルコンで洗浄された──ビルコンとは、実験室や農場でもよく使われているウイルスや細菌を殺す薬剤である。ウイルスが含まれた溶液の採取に使われたピペットの円筒部（コーン）も、ジャベル水で洗浄されてから捨てられた。「たぶん慎重すぎるのかもしれません」と、ジャンは言った。「しかし、もしウイルスが残っていて、ゴミ箱の中で別のウイルスと混ざってしまったら、大発生になりますから」。ジャンは、こうした慎重な措置は金がかかることや、実験室が「環境を尊重する場所ではない」ことを認めていたが、実験助手たちが自らガラス製の機材を洗浄していた時代は、彼には同じくらい時間も金もかかるように思えるのだった。最後に彼は、翌日の実験の準備をしながら、手袋を取り換えてこう言った。「たぶん必要ないのかもしれません。しかし私は清潔でいたいのです」。バイオセキュリティが外部からの強制である以前に、それが自分にとってどれだけ個人的な要請なのかを、彼は強調したのだ。バイオセキュリティとは（30）、調整され、自らを構成する相互作用をはっきりと示している生物へと接近する道だったのである。

この実験の目的は、細胞の蛋白質（エズリン）が、SARSウイルスの侵入にどのように関わっているのかを研究することだった。この蛋白質は、酵母菌の細胞上で「ツーハイブリッド」と呼ばれる方法で篩（ふるい）にかけられた結果、ウイルスのスパイク蛋白質と相互作用するものとして同定されていた。ここで酵母菌は、〔蛋白質同士の〕相互作用を際立たせるための分子的な罠として利用されていた。つまり、研究対象の蛋白質を活性化させる遺伝子に「釣針」を引っ掛け、それを「獲物」の溜まり場に近づけて、どの獲物が釣れるかを見るのだった。色が付けば相互作用が起きたということになるので、それを別の培地で確かめることができた。ジャンは、初めのうちはパリで、酵母菌について作業していた。「動物の細胞を観察するよりも簡単だったのです。実験は水切台の上で、あらゆるバイオセキュリティ的措置の枠外で行われていましたので。それにこの作業は、いい匂いがするのです。まるでお菓子工場の中にいるみたいに[31]」。しかし香港に戻って、彼は免疫系に、そして特に樹状細胞に情熱を注いだ。実際、樹状細胞は身体の「前哨兵」なのであって、これがウイルスやその他の病原体を取り込み、抗原をリンパ球に提示することで、リンパ球は病原因子に対する免疫反応を起動させるのである。ジャンが驚きとともに観察したのは、通常のコロナウイルスは、人間には軽度の風邪しか引き起こさず、樹状細胞には猛烈な死をもたらすのだが、SARSのコロナウイルスは、樹状細胞にとって致死的なものには見えないということだった。彼はそこから、次のような結論を下した。SARSコロナウイルスが樹状細胞の生命を維持することは、このウイルスが樹状細胞を「トロイの木馬」として利用して、[宿主の]身体の他の部分に拡散することを可能にしているのだ、と。つまり樹状細胞は、最前線で他の細胞に警告を発しながら、自らが犠牲になってウイルスを排除することができるという意味では、まさに前哨兵のように見えたのである。この仮説においては、SARSに対する[人間の]破局的反応は、SARSが[樹状細胞の]この第一防衛レベルを迂回して、下気道[咽頭より抹消側の気管]を攻撃する能力によって説明されることになるだろう。

ジャンは、SARSのスパイク蛋白質と上皮細胞のエズリンとのあいだの相互作用を研究していた。そこでは細胞の死という現象は、格別に可視化されていたのだった。[バイオセーフティ]レベル2の実験室内での実験が、ウイルスの侵入における細胞蛋白質の役割を分析することを可能にしたとす

246

れば、この実験は、生きたウイルスに関して、レベル3の実験室内での実験によって確証されねばならなかった。そこでジャンは、中国人の同僚の一人からSARSウイルスに感染した細胞の薄片を手に入れたので、蛍光顕微鏡を使ってこれを観察することができるようになった。この細胞薄片は、温度4度で保存されており、ウイルスによる上皮細胞の感染という出来事を、およそ六カ月間定着させていた。蛍光顕微鏡は、「「データ」取得」を可能にした。つまり、蛋白質に蛍光の印が付いた細胞のデジタル映像が手に入ったのだ。ウイルスの蛋白質の蛍光と細胞の蛋白質の蛍光が釣り合っているが、良い映像とされた。二種類の蛋白質が共局在を示し、それゆえ相互作用の可能性を示唆しているからである。

薄片上の細胞個体群を代表するサンプルの感染率を数量化するために、ジャンはいくつかの「領野」をでたらめに選んだ。そうすることによって、目に見えて最も強く感染が起きている細胞を撮影することを避けたのである。この確率論的な視線は、ジャンが美学的な判断を表明することを妨げはしなかった。つまり細胞は「醜い」ものだった。アポトーシスの過程に入っていたのだ。逆に二枚目の薄片上では、細胞は「健康的」で、感染は「美しい」ものだった。そこでは細胞が、ウイルスの自己複製を妨げるために自己破壊を始めていた。実際細胞の表面に、「ブレブ」と呼ばれる突起が発生していた。ジャンによれば、「それでも」アポトーシスは「清潔な死」である。細胞は最終的に断片化し、潜在的に毒性である自らの内容物を外的環境に漏らすことがないからである。その後、断片化した細胞は他の細胞に消化吸収され、そうやってこれらの細胞が死んだ細胞の構成要素を再利用することができたのである。この「清潔な死」は、ネクローシスと対照的だった。ネクローシスでは細胞が本当に爆発するのであり、それによっていくつかのウイルスが、自らが複製された場所の外に飛び出していくことがあったのだ。ある仮説によれば、アポトーシスを阻止し、「汚れた死」のために有利に働くことが、H5N1の毒性を説明しているというのだ。他の、HIV/AIDSのレト

247　ドライとウェット

胞」たちが、警告サインを交換し合うためにお互いに伸ばし合っている長い手に似ている。

　私は、さらに明確にすべき推論や概念を簡略化している。ここで私の関心を引いているのは、実験室のウイルス学者の歩みなのである。実験室が、ウイルスに対して細胞が護られている空間として形作られるならば、実験によって、ウイルスと細胞のあいだの相互作用の複数性が観察されることになり、ウイルスは、細胞の働きの諸規則を自己複製のために捻じ曲げるその能力のゆえに、生物学者たちによって、細胞の生と死のメカニズムを明らかにするための道具として利用されるのである。ある細胞があるウイルスに感染しても、その細胞は破壊されないのであって、むしろその細胞の行動が修正されるのである。ウイルス感染は、進化の過程において大きな役割を演じてきたが、それは特に、レトロウイルスのようなある種のウイルスが、細胞の全遺伝形質に自らのゲノムを挿入しているからである。卵子や精子のようなある種のウイルスがこのタイプのウイルスに感染すると、挿入されたウイルスの遺伝子がその動物の子孫に伝染することがあるのだ。すると、いくつかの仮説に従うならば、哺乳動物における胎盤の形成は、それ自体、先祖がウイルスに感染した結果だということになる。つまり胎盤形成は、寄生生物に場所を開け、それに栄養を与え、その世話をする一つの方法なのである。実験室での実践は、ウイルスと細胞という、社会的表象が切り離しがちな存在者同士を接近させるものだ。両者はもはや二つの対立した実体ではなく、諸々の相互作用の連続体なのであって、それは長い共進化に遡るのである。こうした展望においては、最初にウイルス学者の視線を引きつけたウイルスに対する有機体の破局的な反応は、生物の諸規則の一時的な迂回路に思えてくる。このときウイルス学者は農場主に近

ロウイルスのようなウイルスは細胞の死を必要としない。そうしたウイルスは、一つの細胞から別の細胞へ「ウイルスシナプス」を通って移動するからである。ウイルスシナプスは、免疫細胞〔樹状細胞〕たちが、警告サインを交換し合うためにお互いに伸ばし合っている長い手に似ている。

こうした相互作用も、変異の中で生物を構成するものとして理解されることになる。ウイルスは、細
248

いのであって、農場主は、消費者にとっては矛盾して見える二つの表象（保護するべきものとしての動物と身を護るべきものとしての動物）をひとまとめにして集団で生産しているのである。

実験室でのバイオセキュリティについて議論しているとき（そうした議論はもっと短かったり、もっとテクニカルだったりしたが）、私はときにこのような（研究者と農場主の）類似性を発見したのだった。たとえばある議論は、ウイルス粒子を取り扱うときに手袋を着用する必要性に関するものだった。何人かの研究者は手袋の使用に批判的だった。手袋を使うと、他人の保護を気にかけずに、怠惰な仕方で自分の身を護ることになるというのだった。「護らねばならないものが三つあることをお忘れなく！　あなた自身と、実験と、それから環境ですよ！」彼らに従えば、ウイルスに対する非合理的な恐怖を、実験室内部におけるリスク評価に置き換える必要があったのだ。つまり、バイオセキュリティの諸規則を理解するということは、絶えずウイルスを組み込み続ける一つの環境内で、他の人間とともに生きることを学ぶということを含意しているというわけだった。「誰であれ、誰かを非難することが問題なのではありません。病原体を使って作業することができるプロフェッショナルが集まって、一つのチームを形成することが大事なのです。手袋を着用するもよし、着用しないもよし。どうしてそうするのかを理解しているかぎりはね」。実験室での別の会議の折にはバイオセキュリティが話題になったが、その議論は驚くほど家禽飼育業者の関心事と類似したものだった。フランス人研究者の一人が、ストックされている上皮細胞は「古い」ものであり、もっと「新鮮な」ものを入手せねばならないだろうと力説した。彼は微生物学部門に、新しい細胞ストックの支給を要求することを望んでいた。このとき、ウイルスによる感染性における「新鮮な」細胞と「古い」細胞の比較をめぐって議論が交わされるのだった。細胞は古ければ古いほどよく感染する、つまりより多くウイルスを複製するが、その分だけ増殖するのは遅いと述べた研究者がいた。そうすると、「古い」細胞を感染させることとは、それ自体では何ら不都合なことはないが、もし「上手な実験」を行いたいのであれば、つまり与えられた空間を占拠しながら生長し増殖するような細胞培養液を作りたいのであれば、一つの容器から別の容器に二〇回以上移されたことのある細胞は感染させないという制限を自分に設ける必要があるというわけだった。この同じ実験室での会合中に、ある論文についての議論が起きた。その論文が示していたのは、H1N1ウイルスはH5N1ウイルスと同じ細胞に感染するが、その速度はより緩やかなものであるということだった。そうすると、H1N1ウイルスは〔H5N1ウイルスに比べて〕より「古い」ものだということになるし、それゆえヒトの免疫系にとってより馴染みのあるものだと考えざるをえない。この研究によれば、パンデミックウイルスのH1N1が生み出すサイトカインの量は、季節性インフルエンザのH1N1ウイルスと同じくらいだったが、前者は、後者が二四時間で到達した〔サイトカイン量の〕レベルに達するのに四八時間かかっていた。これによって、ウイルス抑制因子の注射による処置が可能になったのだ。したがって、H1N1ウイルスが破局的なものではなく、H5N1ウイルスはそうであったことが、同じ免疫メカニズムによって説明できるのだった。ウイルスの危険性は、生物同士の関係における速度の問題という様相を呈したわけである。

ジャンがパスツールセンターで行った実験室での作業を追跡することによって、私は、ギャヴィンや彼のチームとともに遺伝子の塩基配列決定という方法を学んだときと同じ結論にたどり着いた。すなわち、破局的な不連続性は生物学的な連続性のうちに挿入されると、そこで警告サインによって際立たせられるのである。しかしながらウェットラボがこの事実を発見したのは、ローカルな環境内にウイルスと細胞の相互作用を生み出すことによってだったが、ドライラボはウイルスの塩基配列を消費する者の側に立って、系統発生論者のグローバルな視線の前にそれらの塩基配列を展開していたの

250

である。だからこそ、私はウイルス学の実験室に関する民族誌によって、インフルエンザに冒された世界をめぐるこのツアーを締めくくろうと思ったのである。鳥インフルエンザに、そして豚インフルエンザに反応したさまざまな当事者たちに関するこの調査を終えたとき、私には、彼らの行動を、生産から消費に向かう一本の軸の上に、ウイルスが出現した病原保有動物との近さに応じて整理することができるのではないかと思った。専門家たちは、実験室の外に移動して動物の保健と人間の保健を結びつける能力を持っているため、これらの当事者たちの仕事を関連づけることができるものだと私は想定していた。しかし調査の行程が終わる頃には、私は道すがら非常に不安な政治的破局の数々に遭遇しており、まさに実験室での作業それ自体がそうした関連づけを構成しているように思えたのだった。それは実験室での作業が、ウイルスに対して二つの対立する観点を採用することによって、その作業がウイルスの起源に立ち帰ったときに、ヒトにおけるウイルスのさまざまな経路の連続性を再構成することになったというかぎりにおいてである。この現象を描写するのに、マリク・ペイリスはしばしば次のような慣用表現を使った。ウイルスと細胞の関係においては、どちらが最初に現れたか分からないが、それは、卵が先かニワトリが先か知ることはできないのと同様である、と。免疫系はウイルスに先立っていたのか、あるいはウイルスによる反応によって構成されることになったのか？この問いは、免疫学の根本問題の一つだが[34]、一つの人類学に通じてもいる。すなわち、ウイルスによって媒介された、動物と人間のあいだの諸関係についての人類学だ。起源の神秘を測深しようと求めるよりも、微生物学者たち自身がそうしているように、動物と人間の諸関係をその変異性において追跡し、それらが展開されている領土についての地図を作成する方がよい。まさにここで、破局によって喚起された非合理的な恐怖の中でもそうだったがそれ以上に、科学は神話の足取りに合流している。

結論　パンデミックは神話か？

本書において私は、インフルエンザを社会的事実[1]として扱おうと試みた。しかしインフルエンザを社会的構築物と断言し、その生物学的な現実性を否定することなど問題ではなかった。反対に、私は生物学者たちの知見に依拠しながら、インフルエンザウイルスの挙動に関する不確実性を割り出して、多様な文脈の中でそのような不確実性に対処せねばならない当事者たちの複数性を記述することを目指したのだった。[1] 私は次のような仮説を提示した。微生物学者たちは、さまざまな当事者たちのあいだを媒介する役割を演じているが、それはたんに彼らが、当事者たちがインフルエンザウイルスと闘っている多様なエリア（農場、自然保護地区、市場、病院、メディアなど）に赴くことができるからというだけではなく、彼らが自分の実験室の内部で、ウイルスによって明らかにされた、生物に対する二つの関係の矛盾を再現することができるからだ、という仮説である。このとき生物は、消費に向いた商品として、あるいは復讐されるリスクを負ってでも世話をしなければならない存在として、交互に知覚されているのである。[2] したがって私には、実験室が社会的な製造所であるように見えた。それは、実験室で何かが発明され、その後で相当数の商取引を取り持つ社会の他の部分に普及していくと言う意味ではなく、実験室で何らかの緊張関係が発見され、その後で、それと関わっていつも不安定な妥協や調停を強いられている当事者の数やサイズが大きくなるのに応じて、この緊張関係が他の場所で変異するのを観察することができるという意味である。それゆえ私は、ウイルスを追う微生物学者たちを追跡することによって、本書の銘《エピグラフ》句に引用されているボナールの表現を借りるならば、「社会的世界のツアー」を行っていたのである。私の視線は来るべき破局へと向けられていたのではなく、むしろこの破局によって共通の地平に投げ込まれ、破局によってその地図を描くことが可能になった当事者たちの複数性へと向けられていたのだ。

この調査の終わりに、社会科学がインフルエンザのような現象に取り組む際に立てざるをえない問いの一つに答えを示すことができる。ウイルスの行動に関する不確実性は、どのように権力の専制主義を呼び起こすのか？　インフルエンザウイルスの転移に関する追跡調査は、どのようにパンデミックの地平へと向かって行くのか？　いかなる点において、そうした全体化——人類全体を震撼させるパンデミックの告知——は、生物の間近でなされる作業を変形するのか？　社会科学が示すところによれば、社会を循環する実体には不確かで目に見えないという特徴があるため、近代社会を構成している予防政策を受けつけないのだが、そのせいでウイルスの伝染にはつねに観念の伝染が伴うことになる。(3)二〇〇九年のH1N1パンデミックウイルスに対するワクチン接種キャンペーンは、新しいコミュニケーション技術や、情報の大波や、予防原則についての相矛盾した解釈などのおかげで引き起こされた、新しいウイルスと新しいワクチンのあいだの緊張関係に対処するのに、噂が果たした役割をはっきりさせた。(4)しかしながらパンデミックの恐怖は、厳密に分析するならば、社会的現象についての研究において、観念の伝染や噂の循環よりもさらに遠くまで進むことを可能にするものである。それは、社会の構成において全体化が果たす役割についての問いかけに繋がっているのだ。簡単に言うならば、なぜ伝染は人類全体を襲い、動員を呼び起こさざるをえないのか、というわけである。この調査の途中で私たちが何度も出会うことになった「備え」という概念は、この事態を上手く指し示している。つまり当事者たちは、共通のパンデミックに備えることによって、自分が巻き込まれている諸関係について語り、自分に特有の脆さに気づくことになるのである。この全体化という地平における不確実性の管理を記述するために、社会科学は「神話」という概念を持っている。この概念は普通の言葉遣いの中にも繰り返し現れているが、その場合には違った意味で、明らかにより批判的な意味で用いられている。したがって、今や素朴であると同時に学問的な仕方で問いを立てるべきときが来た。すなわち、パンデミックは神話なのだろうか？

　季節性インフルエンザよりも危険性は低いと証明されていたインフルエンザ・パンデミックが、世界保健機構によって公式に告知されてから一年、このような問いは挑発的なものに見える。この最初の意味において神話は、存在しない何かについての、あるいは、ようやく自らに固有の現実性を生み出すに至った何かについての社会的表象を指し示している。たとえば、入手可能なあらゆる書類から出発して十分に繊細な調査を行うなら、この年の初めにＷＨＯがいかにしてパンデミックの定義を修正し、深刻度の基準を取り下げ、地理的に異なる二つのエリアへの拡張度の基準だけを保持したのかを明らかにすることができるし、それによって、Ｈ１Ｎ１ウイルスの危険性に関する不確実性が大きく、製薬産業の活動が減退していた時期に、どうやって製薬産業に対してワクチンが注文されたのかを説明することができるだろう。パンデミックという概念はこの場合、法的な意味で「行為遂行的《パフォーマティヴ》」な次元を帯びている[5]。つまりこの概念は、たんに疫学的に現前している状況を表現しているだけではなく、〔実際的な効力として〕技術的装置の総体を生み出してもいるのであって、こうした装置が目に見えない脅威の現実性を明示しているのだ。その上このような分析は、既に与えられている疫学的データを拡大適用することによって、破局的な地平の構築における、生命情報学的《バイオインフォマティクス》モデル[二]が果たしている役割を考慮に入れなければならないだろう。公衆衛生の最終決定機関のもとで、この入り組んだ数学的モデルにどのような効力があるのかを理解することは、次のことを含意しているだろう。すなわち、このモデルがどうやって日常生活の集団的恐怖に影響し、動員力のある物語《レシ》を生み出すかを見るために、とりわけこのモデルが提示される諸々の儀式を追跡するということである[6]。こうして数字の列と道徳的感情の交点で、社会的活動を告知された破局の方へと向ける現代の「神話」（狂牛病や鳥インフルエンザなどの動物由来の疫病や、人間由来の炭素ガスによる地球温暖化）がどのように形作られているのかが把握されるだろう[7]。

　とはいえ、私が神話という概念をパンデミックに適用するのは、この〔第一の〕意味においてではない。神話は、表象と現実の連関や、計算的な合理性と道徳的感情の連関より以上のものを含意している。この概念が提示するのは、ドイツ語の「Weltanshauung」という意味における「世界観」なのである[三]。つまりそれは、共通の世界という地平に含まれるすべてのものを知覚させ、逆説的にこの世界を、それが常に脅かされてきたがゆえに、構築される前のものとして表象するものなのだ。まさにこの意味において、この概念は、特にカルチュラルスタディーズにおいて、ドイツのモデルに影響を受けていたアメリカの人間科学の中に入って行った。たとえば、ニコラス・キングは「新興の病の世界観」を描き出し、新興感染症に対して設置された公衆衛生装置のあいだの一貫性の在り処を示している。彼はこの世界観を次のように特徴づけている。「それは極度に柔軟で、非常に多くの当事者が採用できるものであり、諸々の部分を再配置し、いくつかの要素に光を当てつつ、逆にその他の要素を矮小化することによって、当事者それぞれの目的に適合しようとする。この世界観は当事者に、首尾一貫していて自律的な、疫病の存在論を提供する。この存在論は、疫病の原因、結果、形態、展望などを定義し、この世界観が表しているリスクの布置や、このリスクを予防したり対処したりするのに最も適切な方法の輪郭を定めるものである。この世界観は、モラル・エコノミーや歴史的な物語を備えている。歴史的物語は、悪人と英雄を同等に扱い、過ちに対する非難や勝利に対する褒賞を分配しながら、私たちがどうやって、そしてなぜ現在の状況に身を置いているのかを説明する。最後にこれは、人間と微生物の世界のあいだの相互作用を理解するための普遍的モデルである。この世界観に含まれている諸規則や諸前提は、グローバルに適用されるものとみなされている」(8)。この最後の要素によって、ニコラス・キングはこの世界観をイデオロギーとして批判し、この一貫性が何人かの当事者の利害に利用されていることを示すことができる。たとえば製薬産業のような当事者は、自らのネットワークを拡張し、彼が「グローバル臨床」と呼んでいるフレーム内で、新たな脅威に対してローカルに反応することができるのである。「新興の病の世界観は、中心から周辺への知の伝播や、さらに医療製品のグローバルな流通に関する効率的な管理に関わることが比較的少ないという点で、植民地的な世界観とは異なっている」(9)。

しかしながら、こうした認識上の一貫性に関する記述は、多岐にわたる利害を知の新しいエコノミー内に連合する力によって神話の有効性を説明する傾向があり、物語《レシ》が扱っている存在者の型を本当の意味で分析するものではない。『伝染的』(*Contagious*)と題された近著において、プリシラ・ヴァルドは、神話の概念を再び取り上げながら、さまざまな新興感染症による伝染についての物語を分析している。彼女が示しているのは、これらの物語が、社会にとって内的であると同時に外的な一つの存在を描写するという共通の修辞的特徴を持っているということだ。それは「患者ゼロ号」という形象であり、アメリカ合衆国にＡＩＤＳを導入したカナダ人スチュワードのガエタン・デュガ、ＳＡＲＳウイルスを香港に持ち込んだ広州の医師リ・ジャンリュン、さらには、もっと天使的なバージョンとしては、メキシコのベラクルス州の村で二〇〇九年のH1N1パンデミックウイルスに最初に感染したエドガー・エルナンデス少年らの不安げな表情を集めて造形されている。プリシラ・ヴァルドによれば、これらの物語が構成されたのは、細菌学と社会学が同時に生まれた二〇世紀初頭であり、このとき問題だったのは、移民の保健的・社会的な効果に関する認識によって、移民の流れをコントロールすることである。こうして彼女は、医学的分類学と外国人恐怖をめぐる集団的感情の交点に、「医学と神話の遭遇」を探り当てている。「神話とは」と彼女は書く。「説明的な歴史であって、それは特定の著者を持たずに、自らの集団的アイデンティティの起源や帰結の表現として、グループから出現するのである。それが感情に強く訴える力を生み出しているのは、基本的価値であり、ヒエラルキーであり、分類学であって、これらはそうしたアイデンティティの前条件なのである」[10]。人類学者のポール・ファーマーに従って、プリシラ・ヴァルドが最終的に批判するのは、これらの物語が、先進国の限界に位置するいくつかの個体群に烙印を押すやり方であって、それによって低開発社会の貧困や不平等といった、〔新興感染症の〕出現の諸要因が脇に置かれてしまうのである[11]。

以上の二つの批判が収斂していくのは、新興感染症の世界観は、あるグループによって利用され、別のグループを犠牲にしているがゆえに、共通の世界を生み出すことに失敗しているのだということを示している点である。これを、ベルクソンの言葉を借りて敷衍することもできるだろう。彼は神話を「閉じた社会」に割り当て、正義の新しい規範を担う「開いた社会」の神秘主義に対置しているのである[12]。しかしながら、微生物学者たちの傍らで自分が進めてきた作業によって、私は、特に彼らがウイルスの破局的転移を環境的破局に結びつけるような場合には、正義の言葉でバイオセキュリティ装置を表現する彼らの能力に注意を向けるようになった。自然の限界における彼らの監視は、烙印を押された個体群の排除としてではなく、人間を脱中心化して生物の総体を気にかけるような視線の拡大として理解されうるものである。[13] もしたんに新興感染症の世界観を構成する言説だけではなく、新興感染症が引き起こしたもろもろの行動をも観察するならば、パンデミックという神話がどのように生物を別の仕方で知覚するよう導くものであるか、あるいはベルクソンの言葉を借りるなら、神話がどのように一つの「神秘主義」を含んでいるのかが分かるだろう。科学に関する人類学の中では、［「神秘主義」という］この言葉はいかにも奇妙なものに見えるだろうが、微生物学者たちが発達させてきた警戒能力や、こうした能力が、異なる場所に広がった当事者のネットワーク同士を連関させるやり方を上手く表現している。神話は、境界を取り巻く世界についての共通の表象を前提とする。そして神秘主義は、決められた行動を起こさせる目に見えない現実性についての特異な知覚を含意しているのである。

パンデミックというもののこの「神秘主義的な」特性を私が意識するようになったのは、インフルエンザとストライキの類似性について考えているときだった。二〇〇九年六月一一日にマーガレット・チャンがWHOの演壇で、「世界は今一九六八年以来のパンデミックに立ち向かっているのです」と宣言したとき、一九六八年を参照したのはいささか奇妙なことだった。一九六八年にはインフルエンザはメディアの関心の中心にはなかったし、WHOは回顧的な仕方でしかパンデミックを思い描くことができなかったのだ。メディアにとっての中心的話題は、ニューヨークのタクシーストライキや、パリの学生ストライキや、あるいは植民地政府を揺さぶるために共産党によって支持された香港の労働者ストライキであった。[14] そうすると、インフルエンザ・パンデミックという神話がゼネストの神話に置き換わり、同じような恐怖と動員の感情を呼び起こしたとでもいうのだろうか？ 実際インフルエンザとストライキは、人間的活動の総体を、それが停止するかもしれないという角度から表象するという共通点を持っている。この二つはただ伝染によって進行し、個別的ケースの系列をいくつも打ち立てていくだけではなく、[15] そうした系列を、社会の破局的な停止という地平に関係づけるのである。つまりそれら二つがともに導いていくのは、社会的構造における脆弱点を評価しながら破局に備えることなのである。

ジョルジュ・ソレル〔一八四七―一九二二〕は、活動の破局的停止への備えが社会的全体化の効果を生み出すことを示して、神話についての力強い考え方を提示した。ソレルによればストライキが人々の精神に働きかけるためには、それはゼネストとして考えられなければならない。細部についての議論は知性の働きをそぐからである。部分から全体へと移行することによって、労働者たちの中に運動的な観念が芽生えることになる。そして労働組合が、この観念を組織することを担う。「諸神話は、現在へ働きかける手段として批判されねばならない。これを歴史の過程に対して現実的に適用する方法に関するあらゆる論議は、少しも意味を持たない。ひとり重要なのは、神話の全体である。その各部分は、それが全体の構図中に含まれている観念を浮き立たせることによってのみ、興味をもたれるに過ぎない」[16]。ゼネストとは、働きかける神話なのだ。なぜならそれは活動の停止に備える人々（労働者階級）と、それを危惧する人々（ブルジョワ階級）とを区別するからである。ニーチェにインスパイアされ、革命についてのマルクスの考えを読み直すことによって、ソレルはストライキを破局的地平として描き出している。この破局的地平が、それを信じる人々と警戒する人々との断絶を現在に導入するのだ。[17] このような描写は、「事業継続計画」との衝撃的な類似性を示している。この計画によって、企業や国家は数年来パンデミックに備えてきたのだった。保健大臣のグザヴィエ・ベルトランは、二〇〇五年に「パンデミックに対する備えという主題については、金額の問題はありえません」[18]。と宣言したが、このときの彼の言い回しは、いつも経費の問題によって制限される部分ストからゼネストへ移行することをめぐって前世紀に行われた討論を思い出させるものだった。そうすると、パンデミックの中に超流動的な新しいブルジョワ階級の神話を見てみたくなる。この階級はグローバルな活動の停止を、自らが備えている一つの可能性として表象することができるが、それと対面する労働者階級の方は非常に不安定で、あまりにローカルなものに繋がれているため、もはやストライキを運動的な観念にするには至らないのである。[19] インフルエンザ対ストライキ。これらは敵対する二つの階級が担う二つの神話であり、前者においてはその侵略的な本性によって、後者においては集団的努力を通して、来るべき破局を表象する二つの異なるバージョンなのであろう。

しかしながらソレルについては、彼が「生産の神秘」と呼ぶ事態から出発して、別の読みを行うことができる。ソレルによると、活動の停止を想像することによって、実際には労働者階級は、自分たちの社会的構造を構成する反応を総体として調査することになる。この階級は、自分たちを働き手にしている生産の起源を認識することができないため、生産を破局的な未来に投じることによってしかそれを表象することができない。それゆえ、〔労働者階級にとって〕活動が生産との関係におけるそれぞれの社会的グループの独特な立ち位置を可視化するものではないのと同様に、活動の破局的停止も、働き手の階級と有閑者の階級を対立させるものではないのである。このとき、動きのない自然と向き合う生産活動なるものを思い描き、この活動の中に環境を構成する存在者の総体を含めていない点でソレルを非難することもできる。こうした異論は、ソレルの友人であるシャルル・ペギー〔一八七三―一九一四〕を読むときにも差し挟まれるものだろう。彼は同じ時期に、ソレルがストライキに対して適用した破局モデルに基づいて、インフルエンザについて考えている。一九〇〇年、ペギーは創刊されたばかりの『半月手帳』誌に、「インフルエンザについて」と題されたテクストを発表している。彼はそこで、「敵対する微生物たちの一個連隊」が自分に生み出した効果について語っている。ベッドから身動きできなくなった彼は、知的生産者という自らの活動の脆弱性を経験したという。というのも敵対する微生物たちは、彼が自分の雑誌を広めるためにパリからオルレアンに行くことを可能にするコミュニケーションの鎖の上を移動していたからである。この「普通の」インフルエンザに関する挿話は、見たところ大変根拠のある彼の「仮説」について調べてみることをペギーに促した。「私はぼんやりと、そして深く、自分が頑健であると思っていたのだ」。つまりインフルエンザは、社会の脆弱性を明らかにするがゆえに、その揺るぎなさに対する試練として現れたのである。それは、「神秘主義」の光によって社会的メカニズムを明らかにしたのだ。[20] ペギーは預言の概念に依拠しつつ、あらゆる活動が停止してしまった破局的未来への投射を描いている。「私は、病に伏せながら、（……）『半月手帳』に不幸が訪れるという預言の正しさを証明してしまったと思った。大会社は一人の人間に基づいてはけっして設立されないからである」[21]。インフルエンザは、彼の個人的意志を「一般意志」の前に傾けるように促す。それは危機の瞬間に、社会を構成する相互関係の総体に気づかせる。そこには微生物も含まれている。微生物はもはや排除すべき敵ではなく、不確かで脆い世界の中で活動するためには折り合いを付けねばならない、目に見えぬ実体として姿を現していた。[22] インフルエンザとストライキについてのこれらの考察は、いずれも第一次世界大戦以前に書かれたものであるが、この戦争はゼネストに関するある種の観念に終止符を打つと同時に、地球上を移動する人間たちの膨れ上がった循環が引き起こした破局的な帰結を示すことによって、パンデミックという概念が新たに現実化されるきっかけにもなったのである。

そうすると、かつてゼネストの神話がパンデミックの神話に置き換えられたであろうように、私たちは、二〇〇九年にH１N１ウイルスに対する世界的動員に失敗した後、今この瞬間に、「パンデミックという」この神話の崩壊に立ち会っているのだろうと考えるべきだろうか？　特に中国で新たな形態の社会的全体化を生み出しかねないストライキが再燃しているのを見れば、そう考えることもできるかもしれない[四]。その意味では、私が語ってきた物語は、ある神話の生誕と死を描いたことになるだろう。しかしむしろ、クロード・レヴィ゠ストロースが「神話はいかにして死ぬか」という論文の中で行った、神話は死ぬのではなく変換されるのだという指摘を追求してみる必要がある。実際本書で私が試みたのは、変換というレヴィ゠ストロースの概念を、インフルエンザ・パンデミックに適用してみることであった[23]。この概念が含意しているのは、神話とは自分自身の上に閉じた全体性ではなく、むしろ「薄層構造」だということである。この構造は、他の社会における他の神話からさまざまな要素を借用し、複数の論理的レベルを連関させるものである。別の言い方をすれば、神話はローカルなレベルにおいてのみ全体化効果を生み出すのであり、神話の全般的総体は単独的な文脈の中で変換されるのである。「[なるほど、神話が変換することはよく知られている。］ある同一の神話のヴァリアントと他のヴァリアントの間に、ある神話と別の神話の間に、同一の諸神話または別々の神話についてある社会と別の社会との間に働くこのような変換（……）したがって、このような変換においては、神話の素材の保存則とでも言うべきものが忠実に守られ、別の神話は、その保存則に応じて、他のあらゆる神話をもとにして生じるのかもしれない[24]」。

本書において私が試みたのは、「神話の大地は丸い」というレヴィ゠ストロースの断言を取り上げ直すことだったのだ。私は微生物学者たちを追いながら、ウイルスの起源に関する彼らの神話を共有していたが、彼らが国境を跨ぐときには、この神話の変換に注意を向け続けていた。微生物学者たちがウイルスは国境を知らないと言い続けるとしても、それでもなお、ウイルスについての社会的表象が意味をなすのは、歴史によって構成された国境を取り巻く文脈においてなのであり、ウイルスが国境を跨ぐときにこの表象が変換されたり反転したりするその在り方においてなのである。私にとっては、そこから香港に戻るという関心が生じたのだった。香港では、インフルエンザに関する社会的表象は非常に強度なものだった。それはこの表象が、この領土が中国国境についての見方を深く考え直した瞬間に構成されたものだったからだ。パンデミックの神話が香港から出発して理解されるのは、この神話の起源がこの場所だという意味においてではなく――ウイルスの起源は謎に包まれたままなのだ――、この場所の生態学的条件――経済的・政治的移行期における動物と人間の密集度の高さ――が、この場所を、ヒトと動物とウイルスのあいだの諸関係について考えるための格別豊かな文脈にしたという意味においてである。この点を、当事者たちの言葉を借りて、「前哨」と呼んだのだ。だから私は、自分の利害に基づいて動き回る当事者たちが背負っているグローバルなイデオロギーとしてパンデミックの神話を描くのではなく、レヴィ＝ストロースの言う「知的直観」[25]を通して神話が表現され、伝染のように別の文脈へと広がろうとしているこの特異なる場所から始めたのである。

したがってパンデミックの神話を理解するために、それが使い果たされている地点、つまり、それが生み出した豊かな知的活動が、予防原則や利害相反についての抽象的な議論に堕してしまっているような地点に身を置く必要はない。「哲学者たちが、神話学を何ものも意味しない言説にした廉で構造分析をとがめるとき、彼らは藪蛇の愚を犯している」とレヴィ＝ストロースは書いている。「なぜなら、彼らの選んだ観測所――もっとも高い場所に置かれているため、神話が民族誌学的な現実とまったく触れ合わなくなってしまっている――からは、たしかに神話は何も物を言わないからである」[26]。しかし逆に最も強度な地点、つまり神話的可能性の総体が供犠的な身振りの中に折り畳まれているような地点に身を置く必要もないのだ。こうした身振りは、動物や動物が持っているウイルスに対する公衆衛生の優位性を断定し、「特殊な言説［を表象するもの］」であって、（……）良識《ボン・サンス》（正しい意味）を欠いている」のである。[27]だから私は、パンデミックの神話の真ん中、つまり微生物学者たちが動物に関してかき集めた諸々の分類的図式の中に身を置いたのだ。そして私は、パンデミック的破局がローカルに配置される様子をそのつど辿るように努めながら、ウイルスが残していった痕跡の上の彷徨《さまよ》うような行程を追ったのである。実際この水準では、神話においてそうであるように、動物たちは、私たちが一つの社会から別の社会に移動するときにその意味を反転させる媒介者として姿を現すのであり、ここにおいてパンデミックは、生物同士の諸関係を異なる方法で方向づけているのである。こうして「バイオセキュリティをめぐる回り道」が、一つのグローバルな装置のさまざまな変換を、保健的なものと軍事的なものの交点において追跡するように私を導いたのである。こうした追跡は、テロリズムの恐怖、農業政策の編成、さまざまな環境上の動員、政治的破局の後の社会再建といった諸々のローカルな強制に応じてなされねばならなかった。

したがって、二〇〇九年のH1N1パンデミックの終結が私の本を全体化の一形態に従わせ、私がそれを仕上げることを可能にしたのだとしても、それはパンデミックの神話の死そのものを意味しているわけではないのである。この神話がこれから新たな変換を経験することは請け合ってもよいが、その破局的地平が一時的に緩和されたせいで、この神話が自らの神話的可能性をさらに解放していると想定することすら可能だ[28]。インフルエンザ・パンデミックによる差し迫った人類終焉の告知は、おそらくその動員力を失ってしまったわけだが、専門家たちは、事前に新興ウイルスを知らせるために動物を監視し続けている。野生動物や家畜の移動量の増加、気候温暖化、土壌汚染、森林破壊などといった、ウイルスの出現と結びついているさらに緩やかな生態学的破局の数々は、消え去ってはいないからである。香港が鳥インフルエンザに対する前哨地の役割を演じ、メキシコが豚インフルエンザに対してこの機能を果たすことに失敗したとすれば、その他の場所も、動物たちが人間に害をなす災いを事前に知らせる境界になりうるだろう。動物たちの監視をめぐる諸変換は、破局に関する私たちの表象を現実化するものだが、これを追跡するにはまた別の本が必要だろう。本書で私にできたのは、旅をしながら、そうした諸変換のいくつかの形態の在り処を突きとめることだけだった。論理的仮説を導入しながらも、私はこの旅の線形性は保とうとしてきた。英語圏の民族誌家に対するフランスの民族誌家の独特さは、どちらかと言えば学術的な本とどちらかと言えば文学的な本と、二つの本を発表することである。[29]〔本書を構成する〕これらの旅の手帳は、性急に、そして私の調査材料に発するある種の後悔の中で書かれたものであり、今述べた規則に抵触することなく、もっと突き詰められた証明によって必然的に補われることを求めている。しかし今からこの二重の理想が日の目を見るまでのあいだに、パンデミックは新たな変換を次々に経ることになるだろう。そしてそこから、その表情の一つを捉えようという私の欲望が生まれるだろうし、その後で新たな世界ツアーがそれを再び配置することになるだろう。

香港の概略地図と本書で引用されている地名

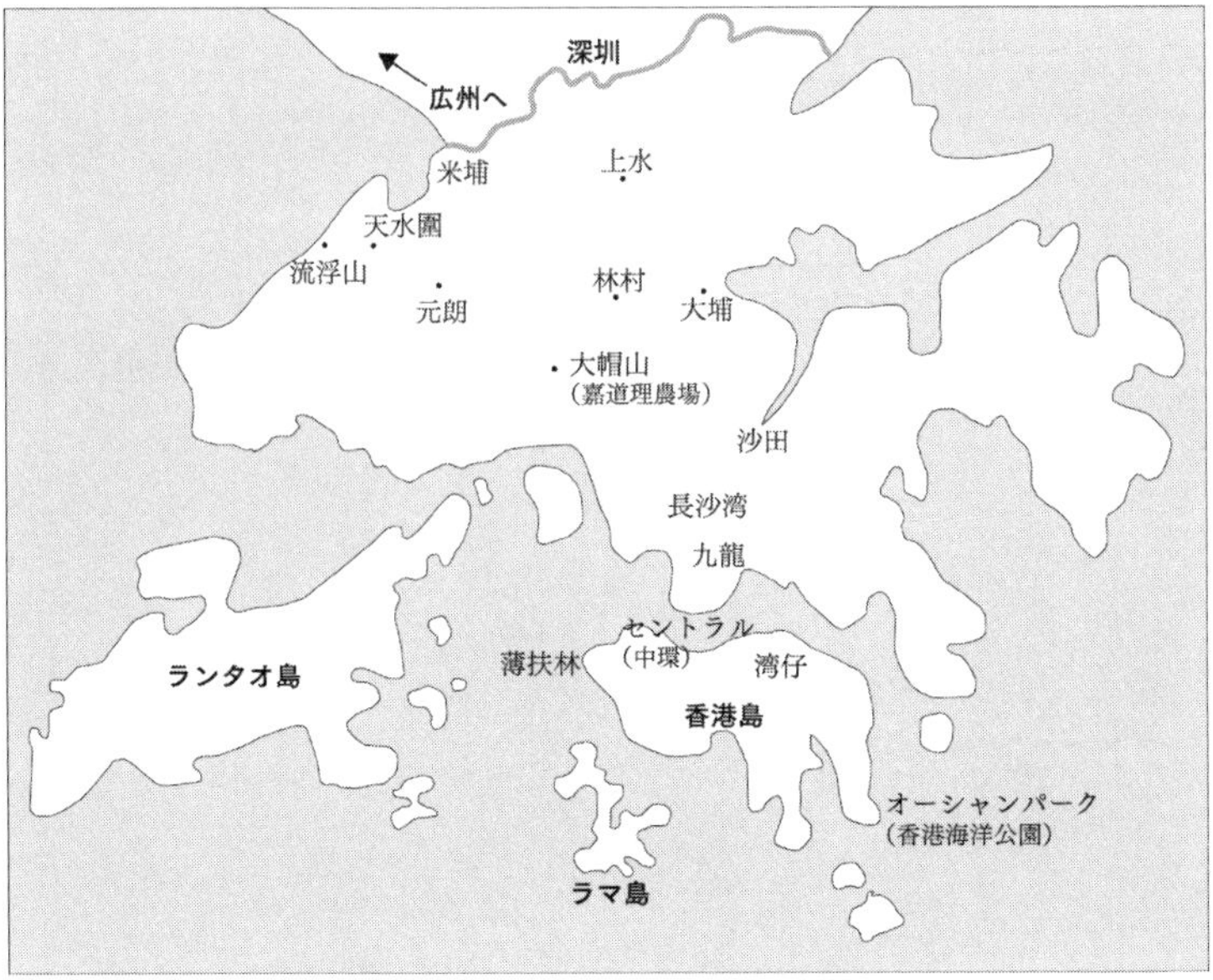

謝辞

本書は、私がＣＮＲＳ〔フランス国立科学研究センター〕で研究した最初の四年間に端を発している。この制度が与えてくれた自由なくしては、本書は成立しえなかったであろう。そのおかげで、それぞれ独自の計画に従うさまざまな研究センターのもとを訪れることができたのだ。

ＥＨＥＳＳ〔社会科学高等研究院〕に属する政治的道徳的社会学グループは、諸々の社会科学的な方法や原則に習熟するための、とてつもなく刺激的な場を作り上げている。ＣＮＲＳのおかげで私はこのグループに関係し、リュック・ボルタンスキー、エリザベート・クラヴリー、エマニュエル・ディディエ、ニコラ・ドディエ、ジャネット・ロイトマン、ソファリ・テらとの議論を享受する幸運に恵まれた。

フランス食品衛生安全庁のおかげで、私は「実地に」フィールド調査を身につけることができた。人間の保健と動物の保健との境界の両側から、バルバラ・デュフォー、ムリエル・エリアシェヴィッチ、クリストフ・フーレル、フランソワ・ムトゥらの好意的な支援を受けた。この民族誌の最初の歩みに付き添ってくれたフロランス・ウェベールにも感謝したい。

パリのENS〔高等師範学校〕に属する現代フランス哲学研究国際センターは、哲学が別のものへの生成変化の総体と接続している開かれた場である。私の調査が経たさまざまな変形は、この場所で、エリー・デューリング、フレデリック・フルートー、フレデリック・ヴォルムス、パトリス・マニグリエ、クァンタン・メイヤスー、ダヴィド・ラボワン、ジルダ・サルモンらの友好的な眼差しに照らされた。ヴァンサン・ドゥバヌは、私とともにレヴィ＝ストロースの書いたものに付き従いつつ、私がこの「最初の本」を書くことを強く後押ししてくれた。彼はこのグループのアメリカ支部を形成している。このグループはまた、フレデリック・ヴォルムスが特にジャン＝ピエール・デュピュイ、アントワーヌ・ガラポン、フレデリック・グロらと作った「2040」グループの会合のために信じがたい時間・空間を生み出した。オリヴィエ・モンジャンとマルク＝オリヴィエ・パディが運営している『エスプリ』誌は、このグループの作業を二〇〇八年四月号で特集〔「破局の時代」〕し、二〇〇九年に私が送ったH1N1インフルエンザに関する時評を掲載してくれた〔二〇一〇年二月号〕。

INRA〔フランス国立農学研究所〕の「リスク・仕事・市場・国家」実験室が企画した数多くの仕事日の中で、私は自分の研究の進展を発表したり、この領域の素晴らしい仕事の数々を発見することができた。とりわけ、ロール・ボノー、ラファエル・ラレール、ディディエ・トルニーらに感謝したい。私はまた、二〇〇七年から二〇〇八年に、自然というテーマでCERSES〔意味・倫理・社会研究センター〕やパリ第一大学との共同週間を過ごす恩恵に浴した。これによって、長いあいだマリー・ガイユやカトリーヌ・ラレールと行っていた友好的な議論に形が与えられることになった。

フィッセン財団は、コレージュ・ド・フランスの社会人類学実験室に「動物に病む人間」という題目のもとに集まったチームの作業に資金を提供してくれた。励ましとともに受け入れてくれたフィリップ・デスコラと、私と一緒に熱意のこもったグループを作り、それをいつも支えてくれたマテュー・フィンス、アニック・ゲネル、ヴァネッサ・マンスロン、ノエリー・ヴィアルらに感謝したい。アンヌ＝マリー・ムーランはこのグループを作ったり、本書を書いたりすることに付き合ってくれた。医学の歴史家としての彼女の眼差しは、私たちのプロジェクトの形成にとってなくてはならないものだった。

ポール・ラビノウによって創設された、カリフォルニア大学バークレイ校の「現代についての人類学」のための実験室は、私にとって長いあいだ、視線を中心から逸らして新しい文化を学ぶ場であった（それを「Bildung」〔教養〕という言葉で表すことができるだろう）。カルロ・カドゥフ、スティーヴン・コリア、ライル・ファーンリー、スティーヴン・ヒンチリフ、アンドリュー・レイコフ、トバイアス・リーらとの議論は、つねに生物の新たな諸規範を発見させてくれるものだった。

フランス現代中国研究センターは、私が香港に滞在しているあいだ見事にもてなしてくれた。アンヌ・オー・ユン、セバスチャン・ビリオー、ダヴィド・バルテル、グウェンドリヌ・デテテュヌ、ニコラ・ドゥアイ、ジャン＝フィリップ・ベジャ、ジャン＝フランソワ・ユシェ、アデリーヌ・チュウ、セバスチャン・ヴェグらは、中国的環境に注意を払う小さなフランス語共同体を形成していた。フランス領事館では、クロード・ドゥトレとクリスチャン・ラマジュの助けで、香港の制度的風景へと赴くことができた。ウォン・リーピンは杭州大学に、クリスティーヌ・コルネルは北京文化センター〔北京致承文化〕に、渡辺公三は京都大学に、藤田尚志は東京大学にそれぞれ招待してくれた。感謝したい。

香港大学のパスツールセンターは会議や実験にも快く受け入れてくれたし、二〇〇九年二月に討論会「鳥インフルエンザ――社会的展望と人類学的展望」を開催する手助けもしてくれた。私が描いた物語は、私の疑問に答えてくれたロベルト・ブルツォーネ、イザベル・デュトゥリ、ジャン＝ミシエル・ガルシア、マルシャル・ジョーム、ナデージュ・ラガルド、ジャン・ミエ、ベアトリス・ナル、マリク・ペイリス、ドンジャン・タンらの忍耐強さに対する十分なオマージュにはとてもならない。

ブエノスアイレス大学のフランス・アルゼンチン・センターは、アメリカにおける豚インフルエンザ出現の時期に、私を講演に招待してくれた。歓迎してくれたステファン＝エロイス・グラ、ジャック・ポロニ＝シマール、パトリス・ヴェルメラン、フランシスコ・ナイシュタットらに感謝したい。

パリ公立病院連合のエスパス・エティックは、二〇〇九年一二月にH1N1のワクチン接種に関する調査を行うことを許可してくれた。話を聞かせてくれたマルティーヌ・オーギュスタン＝ブルジョワ、ナタリー・コリン・ド・ヴェルディエール、マルク・ゲリエ、エマニュエル・イルシュらに感謝したい。

私は自分を信頼してくれる一人の編集者に出会うという幸運を得た。熱心に読んでくれたブノワ・シャントルに本当に感謝したい。

ジョエル・ソレルは、世界をめぐる苦難と本書の執筆に付き添ってくれた。彼女の手を借りて、私は、私たちの二人の子供、シルヴィとラファエルを流感世界に送り出しているのである。

序論　動物疾病の人類学

（1）　さまざまな場所を移動する必要性によって生まれる、（人類学者が一つの社会を記述するときに行っていることという意味における）民族誌的エクリチュールの変形に関しては、次を参照。G. Marcus, « Ethnography in/ of the World System: the Emergence of Multi-Sited Ethnography », *Annual Review of Anthropology* 24, 1995, pp. 95-117, trad. fr. « L'ethnographie du/ dans le système-monde. Ethnographie multi-située et processus de globalisation », in D. Cefaï (dir.), *L'Engagement ethnographique*, Paris, Editions de l'EHESS, 2010; M. Burawoy (ed.), *Global Ethnography*, Berkeley, University of California Press, 2000; M. Abélès, *Anthropologie de la globalisation*, Paris, Payot & Rivages, 2008, chap. 2.

（2）　次を参照。A. Osterhaus, « Catastrophes after Crossing Species Barriers », *Philosophical Transactions of the Royal Society of London*, 356, pp. 791-793.

（3）　次を参照。A. Rasmussen, « Dans l'urgence et le secret. Conflits et consensus autour de la grippe espagnole, 1918-1919 », *Mil neuf cent. Revue d'histoire intellectuelle*, 1/ 2007 (n° 25), pp. 171-190.

（4）　次を参照。J. K. Taubenberger *et alii*, « Characterization of the 1918 Influenza Virus Polymerase Genes », *Nature*, 437, 2005, pp. 889-893. 一九一八年のウイルスの塩基配列決定《シークエンシング》は科学的な冒険だった。北極圏で凍っていた死体からのサンプル採取を実行したのだ。次を参照。G. Kolata, *Flu. The Story of the Great Influenza pandemic and the Search for the Virus that Caused It*, New York, Simon & Schuster, 2005.〔ジーナ・コラータ『インフルエンザウイルスを追う』渕脇耕一／森下麻矢子／小田切勝子／山下恵美子／村瀬真由子／久村典子／遠藤由香里訳、ニュートンプレス、二〇〇〇年。特に第九章「アラスカからノルウェーへ」に関係する記述がある。〕

（5）　次を参照。R. A. Weiss et A. J. MacMichael, « Social and Environmental Risk Factors in the Emergence of Infectious Diseases », *Nature Medicine Supplement*, 10, 2004, pp. 70-76. インフルエンザウイルスが細胞内に侵入することを可能にするレセプターにおいて、ヒトが持っているα2,6 シアル酸と、鳥が持っているα2,3 シアル酸のあいだには違いがあることが、さまざまな研究によって証明されている。豚はこの二つのタイプの酸を持っているので、「中間媒体」としての豚の役割が分子的レベルで説明されることになるだろう。したがって、特定の感染性の原因となるような何らかの遺伝子が問題なのではなく、微生物学的レベルに翻訳された何らかの生態系が問題なのである。次を参照。J. S. M. Peiris, M. de Jong et Y. Guan, « Avian Influenza Virus (H5N1): a Threat to Human Health », *Clinical Microbiology Review*, vol. 20, n° 2, 2007, pp. 243-267.

（6）　次を参照。Ph. Descola, *Par-delà nature et culture*, Paris, Gallimard, 2005, p. 534.

（7）　次を参照。M. Augé et C. Herzlich (éds.), *Le sens du mal. Anthropologie, histoire, sociologie de la maladie*, Paris, Archives contemporaines, 1983.

（8）　次を参照。J.-F. Saluzzo, *La Variole*, Paris, PUF, 2004.

（9）　次を参照。A. Gessain et J.-C. Manuguerra, *Les Virus émergents*, Paris, PUF, 2006. 病原保有動物が意味しているのは、病原体がつねに循環しているような種の総体である。病原体はそこから標的となる個体群に向かって「溢れ出る(spill over)」のであり、こうした個体群はときに病原体にとっての「遺伝学的袋小路」の役割を果たしているのである。「新興ウイルス」という言葉に、三つの事柄を見分けねばならない。まず、病原保有動物に由来する本当の意味で新しいウイルス。次に、それがまだ知られていない地理的地帯に移動してきたウイルス。最後に、抗ウイルス剤に抵抗するようになった再興的なウイルスである。次も参照。M. Schwartz et F. Rodhain, *Des microbes ou des hommes, qui va l'emporter?*, Paris, Odile Jacob, 2008. 新興疾患に関する医学的言説はしばしば次の創設的著作に結びついている。C. Nicolle, *Naissance, vie et mort des maladies infectieuses*, Paris, Alcan, 1930.

(10) しかしその後、ペストがネズミやノミを通って人間にやって来る道が発見されたのだった。次を参照。F. Audoin-Rouzeau, *Les Chemins de la peste. Le rat, la puce et l'homme*, Paris, Tallandier, 2007.

(11) 次を参照。F. Delaporte, *Le savoir de la maladie. Essai sur le choléra de 1832 à Paris*, Paris, PUF, 1990.

(12) M. Greger, *Bird Flu. A Virus of Our Own Hatching*, New York, Lantern Books, 2006, p. 73. 次も参照。R. Wallace *et alii*, « Are Influenza in Southern China Byproducts of its Globalizing Historical Present? », in T. Giles-Vernick et S. Craddock (eds.), *Influenza and Public Health: Learning from Past Pandemics*, Londres, Earthscan, 2010.

(13) リトレ辞典の「インフルエンザ〔Grippe〕」の項には、次の文が引用されている。「彼は気まぐれで〔homme de grippe〕、気ままで、血気盛んな男だ」（サン＝シモン）。「この危険な流行風邪について人が話しているのを聞いたかもしれません。フランス人は何にでも名前をつけるもので、この病気は『インフルエンザ』と呼ばれています。この言葉は実際、非常に意義深いものです」（ボネ）。「インフルエンザは世界をツアーし、我らがシベリアを通過した。老いて貧相な私の顔色はやや血の気を失ったのだった」（ヴォルテール）。

(14) 次を参照。A.-M. Brisebarre, Introduction au dossier « Mort et mise à mort des animaux », *Études rurales*, n° 147-148, 1998, et C. Rémy, *La fin des bêtes. Une ethnographie de la mise à mort des animaux*, Paris, Economica, 2009.

(15) 次を参照。J. Diamond, *De l'inégalité parmi les sociétés. Essai sur l'homme et l'environnement dans l'histoire*, Paris, Gallimard, 2000.〔ジャレド・ダイアモンド『銃・病原菌・鉄——一万三〇〇〇年にわたる人類史の謎（上）（下）』倉骨彰訳、草思社文庫、二〇一二年。〕この文献では、「家畜がくれた死の贈り物」について述べられている。

(16) 次を参照。N. Gualde, *Comprendre les épidémies. La co-évolution des microbes et des hommes*, Paris, Le Seuil, 2006.

(17) 次を参照。C. et R. Larrére, « L'animal, machine à produire: la rupture du contrat domestique », in F. Burgat et R. Dantzer (éds), *Les animaux d'élevage ont-ils droit au bien-être?*, éditions de l'INRA, 2001, pp. 9-24.

(18) 次を参照。F. Moutou, *La vengeance de la civette masquée. SRAS, grippe aviair... D'où viennent les nouvelles épidémies?*, Paris, Le Pommier, 2007.

(19) 次を参照。J.-P. Digard, *L'Homme et les animaux domestiques. Anthropologie d'une passion*, Paris, Fayard, 1990.

(20) 次を参照。M. Bloch, « Commensality and Poisoning », *Social Research*, 66, n° 1, 1999, pp. 133-149.

(21)　次を参照。A. S. Lipatov, *et alii*, « Influenza: Emergence and Control », *Journal of Virology*, 78 (17), 2004, pp. 8951-8959.「新型ウイルス対策の理想的方法は、種間転移の可能性を抑制するか、少なくとも縮減することである。感染した家禽の殺処分は、この目的を達成するための時間を誇る方法である。（……）しかしこの行動が可能だとはかぎらない。もう一つの戦略は、監視にワクチン接種を付加することである」。

(22)　新しい存在を命名して存在論的「ストック」に加えることの問題に関しては、次を参照。C. Lévi-Strauss, *La pensée sauvage*, Paris, Plon, 1962, chap. 7.〔クロード・レヴィ＝ストロース『野生の思考』大橋保夫訳、みすず書房、一九七六年、第七章。〕

(23)　次を参照。D. Torny, « Une mémoire pour le futur: la traçabilité comme allocateur de responsabilité », in P. Pédrot (éd.), *Traçabilité et responsabilité*, Paris, Economica, 2003, pp. 72-87. 同様に、次のような一文もある。「食品安全の（いつも正当であるとは言えないものの）理想的なモデルは、自家消費〔生産者による生産物の消費〕である。この場合にだけ、人は『何を食べているのか知っている』。自分自身でそれを生産し、加工し、保存し、調理したからだ。まさにこの理想との距離が、推測される安全性の程度や食品の信頼性の程度を定義するのだ」（Noëlie Vialles, « La peur au ventre? Le risque et le poison », *Terrain*, n° 43, 2004, pp. 107-122.）。当事者の総体が系列化する際の衛生危機の役割に関しては、次を参照。C. Gilbert, *Risques collectifs et situations de crise. Apports de la recherche en sciences humaines et sociales*, Paris, L'Harmattan, 2003.

(24)　私はここで、以前の著作で作り上げた図式を取り上げ直している。F. Keck, *Lévi-Strauss et la pensée sauvage*, Paris, PUF, 2003.

第一章　バイオセキュリティをめぐる回り道

(1)　次を参照。M. Leiris, *Journal de Chine*, Paris, Gallimard, 1994, présentation et annotation de J. Jamin.

(2)　次を参照。P. Rabinow, *French DNA. Trouble in the Purgatory*, Chicago, University of Chicago Press, 1999, traduction française et présentation de F. Keck, *Le Déchiffrage du génome. L'aventure française*, Paris, Odile Jacob, 2000; G. Palsson et P. Rabinow, « Iceland: The Case of a National Human Genome Project », *Anthropology Today*, vol. 15, n° 5, 1999, pp. 14-18.

（3）　次を参照。P. Macherey, *Histoires de dinosaure. Faire de la philosophie en France, 1965-1997*, Paris, PUF, 1999.

（4）　次を参照。V. Descombes, *La Denrée mentale*, Paris, Minuit, 1995, et *Les Institutions du sens*, Paris, Minuit, 1996.

（5）　次を参照。F. Gros, *État de violence. Essai sur la fin de la guerre*, Paris, Gallimard, 2006.

（6）　私はここで、次の著作の副題を取り上げ直している。P. Rabinow, *French Modern. Norms and Forms of the Social Environment*, Chicago, University of Chicago Press, trad. fr. *Une France si modern. Naissance du social (1800-1950)*, Paris, Buchet-Chastel, 2006.

（7）　次を参照。L. Lévy-Bruhl, *La Mentalité primitive*, Paris, Flammarion, 2010, édition et présentation de F. Keck.

（8）　警戒の概念に関しては、次を参照。F. Chateauraynaud et D. Torny, *Les Sombres Précurseurs: une sociologie pragmatique de l'alerte et du risque*, Paris, Éditions de l'EHESS, 1999.

（9）　次を参照。F. Keck, *Lucien Lévy-Bruhl, entre philosophie et anthropologie. Contradiction et participation*, Paris, Éditions du CNRS, 2008.

（10）　次を参照。L. Blondiaux, *Le Nouvel Esprit de la démocratie. Actualité de la démocratie participative*, Paris, Le Seuil, 2008, et Y. Sintomer, *Délibérer, participer, représenter. Vers une théorie de la délibération politique*, Paris, Economica, 2008.

（11）　私はつまり、リスクに関する社会学者たちの考察を交叉させているのである。次を参照。C. Granjou, « Quand la précaution se fait discrète. L'État et les professionnels dans la co-production d'une politique sanitaire », *Politix*, vol. 20, n° 78, 2007, pp. 135-154.「人々が目撃しているのは、参与や熟慮のモデルの台頭というよりは、警告と警戒の新たな特権を担う行為であって、それは改革された専門鑑定の技術的で行政的な装置の中で果たされているのである」。

（12）　次を参照。F. Keck, « Causalité mentale et perception de l'invisible. Le concept de participation chez Lévy-Bruhl », *Revue philosophique*, n° 3, 2005, pp. 303-322, et « La participation au sacrifice comme moment originaire de la vie sociale. Robertson Smith, Durkheim, Lévy-Bruhl », *Alter. Revue de phénoménologie*, 17, 2009, pp. 137-152.

（13）　次を参照。E. Evans-Pritchard, *Les Nuer : description des modes de vie et des institutions d'un peuple nilote*, Paris, Gallimard, 1968.〔E・E・エヴァンズ＝プリチャード『ヌアー族――ナイル系一民族の生業形態と政治制度の調査記録』向井元子訳、平凡社ライブラリー、一九九七年。〕リスク社会の分析に関するレヴィ＝ブリュールの妥当性に関しては、次の文献で強調されている。 M. Douglas et A. Wildavski, *Risk and Culture*, Berkeley, University of California Press, 1982, p. 32.

（14） 次を参照。 M. Hirsch, « Politique publique et sécurité alimentaire », *Cités*, n° 4, 2000, pp. 101-111; *Ces peurs qui nous gouvernent. Sécurité sanitaire, faut-il craindre la transparence?*, Paris, Albin Michel, 2002.

（15） 次を参照。 C. Clergeau, *Le processus de création de l'Agence française de sécurité sanitaire des aliments: généalogie, genèse et adoption d'une proposition de loi*, Paris, Institut d'études politiques, 2000; J. Beançon, O. Borraz et E. Friedberg (dir.), *Étude auprès des publics et du personnel de l'Afssa*, Paris, CNRS-CSO, 2004; D. Benamouzig et J. Beançon, « Administrer un monde incertain: les nouvelles bureaucraties techniques. Le cas des agences sanitaires », *Sociologie du travail*, n° 47, 2005, pp. 301-322.

（16） 諸々の試練を通して対応能力《コンピテンス》が発揮される、安定した形態としての「闘技場《アリーナ》」の観念に関しては、次を参照。 N. Dodier, *Leçons politiques de l'épidémie de sida*, Paris, Éditions de l'EHESS, 2003.

（17） こうした演出的次元に気づいたのは、ちょうど以下に示すインタビューにおいてだった。「このテーブルの周りには、いくつかの知的機構のようなものが円滑に作動しています。聞いていると心地よく感じます。その上、こういったことは、私たちの多くにとってはある種のレジャーです。映画館に行ったり、海辺で過ごしたりといったレジャーではありません。いつも簡単にやり過ごしているわけではない日常の束縛の外に、お互い連れ出されるのです。澄んだ空気が吹き込むようなもので、これから物事を学ぶのだということが分かるのです。学生っぽい世界を離れるときにも、『私はこれからも物事を学び続けるのだ』と思うかどうかは分かりません。私にとっては、普通の営みから時に何光年も離れたところにいる人々と触れ合って、プロフェッショナルとしての人生に僅かな情熱の火を点すためにも、こういうレジャーが大事なのです。つまり、まさに有益な仕事に参与しているという感覚こそが、そして同時に、知的刺激と互いの尊重に溢れた雰囲気の中にいるという感覚こそが、まったくもって本当に興味深いものなのです」（二〇〇六年五月に行われた「人間の食糧」専門家委員会の議長へのインタビュー）。

（18） 次を参照。 J. Beançon, O. Borraz et C. Grandclément-Chaffy, *La Sécurité alimentaire en crises. Les crises Coca-Cola et Listeria en 1999-2000*, Paris, L'Harmattan, 2004.

（19）　ドルモン委員会に関しては、次を参照。J. Estade, E. Rémy, *L'Expérience en pratique. Les risques liés à la vache folle et aux rayonnements ionisants*, Paris, L'Harmattan, 2003.

（20）　次を参照。B. Toma, *et alii*, *Épidémiologie appliquée à la lutte contre les maladies animales transmissibles majeurs*, Paris, AEEMA, 2001.

（21）　次を参照。R. Hubscher, *Les Maîtres des bêtes. Les vétérinaires dans la société française, XVIIe siècle*, Paris, Odile Jacob, 1998.

（22）　次を参照。A. M. Mol, *The Body Multiple: Ontology in Medical Practice*, Durham, Duke University Press, 2002.〔アネマリー・モル『多としての身体――医療実践における存在論』浜田明範／田口陽子訳、水声社、二〇一六年。〕

（23）　同一構造の中で諸々の職種を区別するように仕向ける論理に関しては、次を参照。A. Abbott, *The System of Professions. An Essay on the Division of Expert Labor*, Chicago et Londres, University of Chicago Press, 1988.

（24）　次を参照。C. N. Schwabe, *Veterinary Medicine and Human Health*, Baltimore, Williams and Wilkins, 1964.

（25）　次を参照。A. Stanziani, *Histoire de la qualité alimentaire, XIXe-XXe siècle*, Paris, Le Seuil, 2005.

（26）　次を参照。D. Tabuteau, *La Sécurité sanitaire*, Paris, Berger-Levrault, 2002.

（27）　私は、こうした対立関係をまさに辿ったことがある。この対立は、一見すると害のない見解に関するものだが、実は「Q熱」という、潜在的にバイオテロ的な病に通じる（空気とミルクという）根本的に異なる伝達経路に関わっていた。次を参照。F. Keck, « Conflits d'experts. Les zoonoses, entre santé animale et santé publique », *Ethnologie française*, 1, 2009, pp. 79-88.

（28）　獣医と鳥類学者によって書かれた次の文献を参照。F. Moutouet, P. Orabi, *Grippe aviaire: ce qu'il faut savoir*, Paris, Delachaux et Niestlé, 2006.

（29）　H. Chen *et alii*, « H5N1 Virus Outbreak in Migratory Waterfowl », *Nature*, 436, 2005, pp. 191-192.

（30）　次を参照。V. Manceron, « Les oiseaux de l'infortune et la géographie sanitaire: la Dombes et la grippe aviaire », *Terrain*, n° 51, 2008, pp. 160-173.

（31）　次を参照。S. Collier, A. Lakoff et P. Rabinow, « Biosecurity. Towards an Anthropology of the Contemporary », *Anthropology*

Today, 20, 2004, pp. 5-7.

(32)　タミフルには、ノイラミニダーゼ（インフルエンザウイルスが細胞内に侵入するための蛋白質）を抑制するオセルタミビルが含まれている。感染して二四時間以内に経口摂取することが推奨されている。タミフルと競合する薬剤に、リレンザがある。こちらにはザナミビルが含まれている。吸引タイプという難点はあるが、いくつかの研究に従えば、タミフルよりも効果があると考えられている。

(33)　次を参照。J.-P. Moatti et P. Pierre-Wattel, *Le Principe de prévention. Le culte de la santé et ses dérives*, Paris, Le Seuil, 2009.

(34)　次を参照。P. Kourilsky et G. Viney (dir.), *Le Principe de précaution*, Paris, Odle Jacob, 2000.

(35)　次を参照。A. Lakoff, « Preparing for the Next Emergency », *Public Culture*, 19, 2006, trad. fr. « Jusqu'où semmes-nous prêts? », *Esprit*, avril 2008, pp. 104-111.

(36)　次を参照。S. Collier et A. Lakoff (dir.), *Biosecurity Interventions*, New York, SSRC-University of Columbia Press, 2008. 私の論文のタイトルは次の通り。« From Mad Cow Disease to Bird Flu. Transformations of Food Safety in France » (pp. 195-225).

(37)　次を参照。M. Cooper, « Pre-empting Emergence. The Biological Turn in the War on Terror », *Theory, Culture & Society*, vol. 23, n° 4, pp. 113-135 (2006).

(38)　アメリカの公共討論におけるこの問題に関係する参考文献は以下の通り。S. Morse (ed.), *Emerging Viruses*, New York, Oxford University Press, 1993.〔スティーヴン・モース編『突発出現ウイルス――続々と出現している新たな病原ウイルスの発生メカニズムと防疫対策を探る』佐藤雅彦訳、海鳴社、一九九九年。〕（元になった会議はＮＩＨ〔アメリカ国立衛生研究所〕とロックフェラー大学がスポンサーとなって開催されたもので、特にノーベル医学賞を受賞したジョシュア・レーダーバーグが参加していた。）; R. Preston, *The Hot Zone*, New York, Random House, 1994.〔リチャード・プレストン『ホット・ゾーン』高見浩訳、飛鳥新社、二〇一四年。〕（アフリカにおけるエボラウイルスの出現に関する劇的な物語で、「ウイルスハンターもの」の先駆けとなった。）; L. Garret, *The Coming Plague. Newly Emerging Diseases in a World out of Balance*, New York, Farrar, Strauss and Giroux, 1994.〔ローリー・ギャレット『カミング・プレイグ——迫りくる病原体の恐怖（上）（下）』山内一也／大西正夫／野中浩一訳、河出書房新社、二〇〇〇年。」（公衆衛生の責任者による、さまざまな新興感染症に関する総合的な文献。）よりジャーナリスティックなスタイルとしては、次も参照。M. Drexler, *Secret Agents. The Menace of Emerging Infections*, Washington, Joseph Henry Press, 2002.

（39）　次を参照。N. Kandun et alii, « Three Indonesian Clusters of H5N1 Virus Infection in 2005 », *New England Journal of Medicine*, vol. 355, 2006, pp. 2186-2194.

（40）　次を参照。S. Padmawati et M. Nichter, « Community Response to Avian Flu in Central Java, Indonesia », *Anthropology and Medicine*, vol. 15, n° 1, 2008, pp. 31-51.

（41）　次を参照。D. Fidler, « Influenza Virus Samples. International Law and Global Health Diplomacy », *Emerging Infectious Diseases*, 14, 1, 2008, pp. 88-94.

（42）　次を参照。R. Neustadt et H. Feinberg, *The Epidemic That Never Was: Policy Making and the Swine Flu Scare*, New York, Vintage Books, 1983.

（43）　この問題は次の文献で提起されている。C. Enemark, *Disease and Security. Natural Plagues and Biological Weapons in East Asia*, Londres, Routledge, 2007. しかしこの文献は、アジア社会の中にバイオセキュリティ措置の別の方向性を探るのではなく、この措置の拡張に対する障害を見出している。

第二章　自然に面した衛生前哨地

（1）　次を参照。C. C. M. Bing, « Resurgent Chinese Power in Postmodern Disguise: The New Bank of China buildings in Hong Kong and Macau », in G. Evans et M. Tam, *Hong Kong: the Anthropology of a Chinese Metropolis*, Richmond, Curzon Press, 1997.

（2）　SARS危機の物語に関しては、次を参照。K. T. Greenfeld, *China Syndrome. The True Story of the 21st Century First Great Epidemic*, New York, Harper Collins, 2006 (trad. fr. *Le Syndrome chinois. La première grande épidemie du XXIe siècle*, Paris, Albin Michel, 2006), et T. Abraham, *Twenty-First Century Plague. The Story of SARS, with a new preface on Avian Flu*, Hong Kong, Hong Kong University Press, 2007 (première édition 2004).

(3)　中国人と日本人の姓について、本書では慣例に従って名字を先に、名を後に表記した。
(4)　シンガポールでは、隔離措置は全国民に対して専断的に行われた。実際にこれによって病の拡大は抑えられた。
(5)　危機におけるWHOの役割に関しては、次を参照。D. Fidler, *SARS, Governance and the Globalization of Disease*, Basingstoke, Palgrave Macmillan, 2004. 中国における反応に関しては、次を参照。A. Kleinmann et J. Watson (eds.), *SARS in China, Prelude to Pandemics*, Stanford University Press, 2006.
(6)　次を参照。P. C. Leung, « Efficacy of Chinese Medicine for SARS », in P. Tambyah et P. C. Leung (eds.), *Bird Flu. A Rising Pandemic in Asia and Beyond*, World Scientific Publishing Co, Singapore, 2006, pp. 147-166.
(7)　この観念について、私は次の文献で発展させた。F. Keck, « Une sentinelle sanitaire aux frontières du vivant. Les experts de la grippe aviaire à Hong Kong », *Terrain*, n° 54. 2010, pp. 26-41.
(8)　オーストラリアにおける微生物学の流派は、フランク・マクファーレン・バーネット〔一八九九—一九八五〕によって創設されて以来、新興感染症研究の柱の一本をなしている。そしてオーストラリアは、アジアにおいては、ヨーロッパ由来の個体群に対する前哨地の役割を果たしてもいる。次を参照。W. Anderson, *The Cultivation of Whiteness. Science, Health and Racial Destiny in Australia*, Melbourne, Melbourne University Press, 2002, et *The Collection of Lost Souls: Kuru, Moral Peril, and the Creation of Value in Science*, Baltimore, Johns Hopkins University Press, 2008. 次も参照。C. Sexton, *The Life of Sir Macfarlane Burnett*, Oxford University Press, 1991.
(9)　次を参照。K. L. MacPherson, « One Public Two Health Systems: Hong Kong and China, Integration without Convergence », *The China Reviews*, 8, n° 1, 2008, pp. 85-104. この論文は、香港と中国の公衆衛生システムの食い違いがAIDSに遡ることを証明している。このとき香港が検診を進めるために同性愛者を処罰の対象から外したのに対して、中国は、自国領を訪れる外国人に対して、非感染証明書の提示を求めたのだった。
(10)　香港のエリートたちと彼らの植民地当局との同化に関しては、次を参照。J. Caroll, *Edge of Empires: Chinese Elites and British Colonials in Hong Kong*, Cambridge (Mass.), Harvard University Press, 2005. 香港経済における三合会の役割に関しては、次を参照。Y. K. Chu, *The Triads as Business*, New York, Routledge, 2000.
(11)　次を参照。P. C. Y. Woo, S. K. P. Lau et K. Y. Yuen, « Infectious Diseases Emerging from Chinese Wetmarkets: Zoonotic

Origins of Severe Respiratory Viral Infections », *Current Opinion in Infectious Diseases*, 19, 2006, pp. 401-407.

（12）　これらの研究は、この病の転移における豚の（蚊を中間媒介とする）役割を証明し、そこからローカルな養豚業についての諸帰結を引き出すものであった。次を参照。J. S. M. Peiris *et alii*, « Japanese Encephalitis in Sri Lanka: Comparison of Vector and Virus Ecology in Different Agro Climatic Areas », *Transactions of the Royal Society of Tropical Medicine and Hygiene*, 87, 1993, pp. 541-548.

（13）　J. S. M. Peiris *et alii*, « Coronavirus as a Possible Cause of Severe Acute Respiratory Syndrome », *Lancet*, 361, 2003, pp. 1319-1325.

（14）　次を参照。Y. Guan *et alii*, « Isolation and Characterization of Viruses Related to the SARS Coronavirus from Animals in Southern China », *Science*, 302(5643), 2003, pp. 276-278.

（15）　次を参照。K. S. Li, Y. Guan *et alii*, « Genesis of Highly Pathogenic and Potentially Pandemic H5N1 Influenza Virus in Eastern Asia », *Nature*, 430, 2004, pp. 209-212.

（16）　次を参照。R. Dubos, *Man, Machine and Environment*, Londres, Pall Mall Press, 1968 et W. Anderson, « René Jules Dubos », *New Dictionary of Scientific Biography*, New York, Charles Scribner's Sons, 2007, pp. 317-319.

（17）　「認知的不協和」の概念を社会心理学に導入したのは、レオン・フェスティンガーであった。それによると、世界終焉の正確な日付の告知や、地球外生物による特定の宗派の救済など一見すると不合理な信念は、両立不可能にもかかわらず別々に保持されている二つの表象のあいだの矛盾を利用しているのである。次を参照。L. Festinger, *A Theory of Cognitive Dissonance*, Stanford, Stanford University Press, 1957.〔フェスティンガー『認知的不協和の理論――社会心理学序説』末永俊郎訳、誠信書房、一九六五年。〕

（18）　「ケイパビリティアプローチ」は、アマルティア・センが練り上げた概念である。貧困問題や、ジェンダー問題や、低開発問題に集約される新しい政治的エコノミーであり、最も脆弱なグループへの参与に注意を向けるものである。次を参照。J. de Munck et B. Zimmermann (éd.), *La liberté au prisme des capacités*, coll. « Raisons pratiques », n° 18, Paris, Éditions de l'EHESS, 2008.

（19）　F. J. Simmons, *Food in China. A Cultural and Historical Inquiry*, Boston, CRC Press, 1991, p. 298.

（20）　K. Shortridge, M. Peiris et Y. Guan, « The Next Influenza Pandemic: Lessons from Hong Kong », *Journal of Applied Microbiology*, 94, 2003, p. 70.

（21）　J. S. M. Peiris, et Y. Guan, « Confronting SARS: a View from Hong Kong », *Philosophical Transactions of the Royal Society of London*, 359, 2004, p. 1078.

（22）　これは、新興ウイルスや二〇〇一年九月一一日直後のバイオテロについて書かれたものを貫くライトモチーフの一つである。「もっとも差し迫ったバイオテロリストは、母なる自然その人なのだ」（M. Drexler, *Secret Agent. The Menace of Emerging Infections*, Washington, Joseph Henry Press, 2002）。「アジアではＨ５Ｎ１インフルエンザを使い、ヨーロッパではＨ７Ｎ７を試しながら自然が行っている実験は、史上最大のバイオテロ脅威である」（R. Webby et R. Webster, « Are We Ready for Pandemic Influenza? », *Science*, 302, 2003, p. 1522.）。

（23）　次を参照。T. Ellis *et alii*, « Analysis of H5N1 Avian Influenza Infections from Wild Bird Surveillance in Hong Kong from January 2006 to October 2007 », *Avian Pathology*, 38 (2), 2009, pp. 107-119.

（24）　バードウォッチャーにおける愛好家と学者のあいだの緊張関係に関しては、次を参照。S. Moss, *A Bird in the Bush. A Social History of Birdwatching*, Londres, Aurum Press, 2004.

（25）　次を参照。M. A. Benitez, « In Fear of Another Outbreak », *South China Morning Post*, 23 janvier 2009, p. 9.

第三章　家禽経営

（１）　« Poultry from Guangdong Banned », *China Daily*, 18 septembre 2007.

（２）　香港と広州の関係に関しては、次を参照。R. Y. W. Kwok et A. Y. So (ed.), *The Hong Kong-Guangdong Link. Partnerships in Flux*, M. E. Sharpe, Armonk (NY) et Londres, 1995. 香港と広州との境界は、一九四九年から一九七九年、つまり鄧小平の開放政策まで閉鎖されていた。この件が生態学的な関心の的になったのは、一九八六年に、香港から五〇キロメートル先の大亜《ダヤ》湾に原子力発電所が建設されたときだった。発電所の閉鎖を求める嘆願書には、二〇〇万の香港住民がサインした。もっとも、多くの香港人が退職すると広州地域に居を移して、高い生活水準で暮らそうとするのであるが。次を参照。P. Tse Hau-Ming, *Crossborder Movements of People from Hong Kong to Guangdong Province*

(*1996-2001*), these soutenue à l'université de Hong Kong, 2004.

（3）　次を参照。V. K. Y. Ho, « City versus Countryside: the Growth of an Urban Identity and its Meanings in Canton », in *Understanding Canton. Rethinking Popular Culture in the Republican Period*, Oxford University Press, 2005, pp. 9-47.

（4）　このセンターの責任者と会ったとき、彼らは、フランスにもこういう類の可搬式実験室は存在するのかと訊いてきた。私はこう答えた。フランスにはまだ鳥インフルエンザの被害者が出ていないのです、と。すると彼らは爆笑したのだった。

（5）　銃型温度計と警官が持つ銃との類比は、中国メディア自身が行っている。二〇一〇年六月二三日付けの『チャイナデイリー』紙には、二つの記事が並んでおり、一つは中国人の学校におけるインフルエンザの検査《コントロール》について、もう一つは警察によるテロリストの制圧訓練について取り上げていた。そして前者には、こめかみの熱を測定されて嫌そうな顔をしている若い娘のイラストが付され、後者には、組み敷いたテロリスト役に銃を突きつける二人の警官が描かれていたのだ。

（6）　毛沢東時代以降の販売業者と地元当局の関係の変形に関しては、次を参照。I. Thireau, Introduction au dossier « Le retour du marchand dans la Chine rurale », *Études rurales*, nº 161-162, 2002.

（7）　以下の方々に感謝します。マンディ・ラム（香港への旅のガイド）、スン・ヤン（広州の中山大学で伝統的中国医学を学ぶ学生）、ミン・ミン（北京師範学校で社会学を学ぶ学生）、ウォン・リーピン（杭州の浙江大学の哲学教員）。

（8）　次を参照。« HK Police, Poultry Traders Scuffle », *South China Morning Post*, 21 janvier 2009, p. 7. 三〇名の販売業者が、中秋節の祭りの時期に、中国からの生きたニワトリの輸入量を七〇〇〇羽から二万羽に増やすことを政府に対して要求し、警官隊と衝突した。

（9）　次を参照。A. Au-Yeung, M. Bonnin et R. Jacquet, *Lexique des nouveaux mots de la langue chinoise*, Paris, You Feng, 1997, p. 196.

（10）　次を参照。He Bochuan, « L'essor des marchés dans les villages de la rivière des Perles », *Études rurales*, nº 161-162, 2002, pp. 91-107.

（11）　次を参照。E. Allès, *Musulmans de Chine. Une anthropologie des Hui du Henan*, Paris, Éditions de l'EHESS, 2000.

（12）　私はここで、この時期の香港と中国の報道関係者に関する研究に依拠している。この研究は、次のタイトルで出版された。F. Keck, « L'affaire du lait contaminé », in *Perspectives chinoises*, 2009. この危機をめぐる別の分析に関しては、次を参照。E. Wishnick, « Of Milk and Spacemen: The Paradox of Chinese Power in an Era of Risk », *Brown Journal of World Affairs*, 2009.

（13）　騒動の社会的な力学、及び騒動と噂と事件の区別に関しては、次を参照。D. de Blic et C. Lemieux, « Le scandale comme épreuve. Élements de sociologie pragmatique », *Politix*, 18-71, 2005, pp. 9-38, et L. Boltanski, E. Claverie, N. Offenstadt, S. Van Damme, *Affaires, scandales et grandes causes. De Socrate à Pinochet*, Paris, Stock, 2007.

（14）　次を参照。F. Chateauraynaud et D. Torny, *Les Sombres Précurseurs. Une sociologie pragmatique de l'alerte et du risque*, Paris, Éditions de l'EHESS, 1999.

（15）　次を参照。E. Anderson, *The Food of China*, New Haven, Yale University Press, 1990, p. 66.

（16）　私が出会った中国経済システムの観察者たちの大半は、製品の質の粗悪さの原因として、製品を傷物にしようという意図や、規範に対する無知ではなく、商品経済の国際的流通路に統合される際に急ぎすぎたことを挙げている。その規則は、長い時間をかけて学ばれなければならぬものだったのだ。上海で、あるフランス人実業家が、中国人実業家との会話について話してくれた。その会話の途中、この中国人実業家はこう言ったという。「私たちは海賊です。私たちは乗り込んでいって、あなた方の遊覧船《クルーザー》を奪います。私たちは死を恐れませんから」。

（17）　中国人エリート内部の交換回路に関しては、次を参照。S. Balme, *Entre soi. L'élite du pouvoir dans la Chine contemporaine*, Paris, Fayard, 2004.

（18）　家庭の母親の健康を守ることが、マーガレット・チャンの優先事項の一つであり、彼女はこの点を、「パンデミックを越えて」（二〇〇九年六月一八日付の『サウス・チャイナ・モーニング・ポスト』紙）という題の記事において思い起こさせているのだが、それは、Ｈ１Ｎ１のパンデミックが宣言された一週間後だった。「何よりも大事なのは、家庭の母親の健康に投資することです。特に最貧国では、女性たちが社会を作る役割を担っているのです」。

（19）　次を参照。I. Thireau et H. Linshan, *Les Rues de la démocratie. Protester en Chine*, Paris, Le Seuil, 2010.

（20）　広州では、二〇〇七年一二月に似たような法案をめぐって省レベルの投票が行われていた。« Guangdong Legislation a Mainland First. Officials Will Be Liable Under Food Safety Law », *South China Post*, 3 décembre 2007, p. 4.

（21）　« Will China Food Safety Law make China's Food safer? An Analysis of China's New Food Safety Law and its Impact on China's Food & Beverage Industry », *APCO Worldwide*, 2010, pp. 1-10.

（22）　二〇〇七年一二月に江蘇でＨ５Ｎ１の症例が発生した。家族間転移の可能性もあった。« Father of Man Who Died of Bird Flu Has it as well », *South China Morning Post*, 8 décembre 2007, p. 4.

（23）　飢饉の記憶と最近の中国の食事習慣の変化に関しては、次を参照。J. Becker, *Hungry Ghost: Mao's Secret Famine*, New York, Free Press, 1996.〔ジャスパー・ベッカー『餓鬼（ハングリー・ゴースト）――秘密にされた毛沢東中国の飢饉』川勝貴美訳、中公文庫、二〇一二年。本文にある「数十年に及ぶ飢饉」は、一九五八年から六一年にかけて行われた毛沢東による「大躍進政策」が原因である。そして、「一九七六年に毛が死去するまで、一人あたりの穀物生産高は一九五七年の水準に達しなかった。そして一九七〇年代の初めには、食糧生産高が飢饉のときと同じになった。中国の専門家が一九八〇年に書いている。『第二次五カ年計画（一九五八～六二）の開始から一九七九年の四人組の打倒まで、ほぼ二十年間、生活水準はほとんど改善されなかった〔……〕』。農民が一九五〇年代の半ばに食べていた量と同じだけ食べれるようになるのは、一九七八年になってからのことである」（下巻一五二頁）。〕; J. Jing (ed.), *Feeding China's Little Emperors: Food, Children, and Social Change*, Stanford, Stanford University, 2000; J. Farquhar, *Appetites : Food and Sex in Post-Socialist China*, Durham, Duke University Press, 2002.

（24）　次を参照。P. Haski, *Le Sang de la Chine. Quand le silence tue*, Paris, Grasset 2005.〔ピエール・アスキ『中国の血』山本知子訳、文藝春秋、二〇〇六年。たとえば次のような記述がある。「二〇〇三年、中国の衛生部長、呉儀夫人の圧力によって、各省政府はついに重い腰を上げた。呉儀夫人は、前任者が失墜に追い込まれた、伝染病ＳＡＲＳの事実隠蔽事件後、そのＳＡＲＳ危機が最高潮のときに衛生部長に就任した。公衆衛生に対する国の風向きが完全に変わったのだ」（一〇一頁）。しかし同書には次のような指摘もみられる。「したがって、二〇〇三年の転換期は実際には見た目ほど華々しくもなければ効果的でもなかった。その要因は、政治的、官僚的そして技術的なものである。ある外国人専門家は、二〇〇四年末、その失望について、報告書類のなかでこう打ち明けている。『呉儀夫人は、衛生部長に就任したとき、SARSのときと同様にエイズに対して〝人民戦争〟を起こすと約束したが、結局まだ実現していない……』」(一九二頁)。〕フランスでこの騒動に関する物語が読まれたのは、次の文献の翻訳が最初だった。Yu Hua, *Le Vendeur de sang*, Actes sud, 1997.〔余華『血を売る男』飯塚容訳、河出書房新社、二〇一三年。〕

(25)　次を参照。M. A. Hermitte, *Le Sang et le Droit. Essai sur la transfusion sanguine*, Paris, Le Seuil, 1996, et A. Morelle, *La Défaite de la santé publique*, Paris, Flammarion, 1996.

第四章　仏教的批判

(1)　ウォン・カーウァイは、香港映画のギャングものというジャンルを取り上げ直している。アクションの敏捷性と見栄えの良い達人技でこのジャンルを開拓したのが、ブルース・リーだった。しかしウォン・カーウァイはそこに、アジアが持つ対照性についての考察を付け足しており、このことが彼の作品に実存的な射程を与えている。たとえば『今すぐ抱きしめたい』は、香港とランタオ島の対照性に基づいて構成されており、この島でギャングのメンバーたちが休息し、恋に落ちるのである。他にも、『欲望の翼』は香港とフィリピンの対照性に、『恋する惑星』は九龍と香港の対照性にそれぞれ基づいている。地理的移動によって、ウォン・カーウァイ作品の登場人物たちは実存的な緊張を表現することができるのであって、香港という狭隘なフレームがこの緊張を爆発させるのである。

(2)　C. Lévi-Strauss, *Œuvres*, Paris, Gallimard, « Bibliothèque de la pléiade », 2008, p. 441.〔レヴィ゠ストロース『悲しき熱帯（Ⅰ）（Ⅱ）』川田順造訳、中公クラシックス、二〇〇一年、第Ⅱ巻四二一―四二二頁。少し後には次のように書かれている。「人間をその第一次的な鎖から解き放そうとするマルクス主義の批判――人間の条件の表面に現れた意味は、人間が、彼の考察する対象を拡大するのに同意すれば、消滅することを人間に教える――と、解放を完成させる仏教の批判とのあいだには対立も矛盾もない。各々は、もう一方と同じことを異なる水準で行っているのである」。〕

(3)　次を参照。L. Boltanski, *De la critique*, Paris, Gallimard, 2008, et C. Lemieux, *Le Devoir et la Grâce*, Paris, Economica, 2009.

(4)　変形という方法を、観点の変異を可能にする批判的存在論として用いることに関しては、次を参照。E.

Viveiros de Castro, *Métaphysiques cannibales*, Paris, PUF, 2009.〔エドゥアルド・ヴィヴェイロス・デ・カストロ『食人の形而上学――ポスト構造主義的人類学への道』檜垣立哉／山崎吾郎訳、洛北出版、二〇一五年。ここで特に問題になっているのは、「神話」の概念に他ならないだろう。「結局、神話は、流動的で内包的な差異によって命じられた存在論的領野――それは異質的な連続性のそれぞれの点における偶発事をそなえている――を提示するのである。そうした領野では、変容〔transformation〕は形式に先立ち、関係は項に優先し、あいだは存在に内在する。それぞれの神話的主体は、純粋な潜在性であるので、『あらかじめすでに』それが『ついでなるところのもの』でもあり、それゆえに、それは現実的に規定されたものではない」（六四頁）。「神話」については、さらに本書の結論を参照。〕

（5）　*Œuvres, op. cit.*, p. 25.〔レヴィ＝ストロース『悲しき熱帯』、前掲書、第I巻四七頁。なお同書の第I巻二四〇頁に「がら空きの熱帯〔tropiques vacants〕」と「満員の熱帯」の対照が描かれている。直前には以下のように書かれている。「あらかじめ企てたわけでもないのに、一種の知的『移動撮影《トラベリング》』が、私をブラジル中央部から南アジアに連れて行った。それは、〔……〕人間の最も疎《まばら》な土地から最も充満した土地への移動である」（第I巻二三八頁）。〕

（6）　*Ibid.*, pp. 118-121.〔同書、第I巻二一三―二二〇頁。〕

（7）　*Ibid.*, p. 140.〔同書、第I巻二五一頁。〕

（8）　*Ibid.*, p. 131 et 439.〔同書、第I巻二三七頁と第II巻四一九頁。〕祈る人々についてのこうした思索は、〔エルネスト・〕ルナンの「アクロポリスの丘の上の祈り」を取り上げ直している。西洋文明の先端で、自ら知識が欠けていたことを認めている東洋の社会に直面して、レヴィ＝ストロースは、西洋の未来についての「道徳的不安」を表現しているのだ。『悲しき熱帯』に付されたヴァンサン・ドゥバヌの註記を参照（*Ibid.*, pp. 1688-1690）。〔ルナンは、ギリシアのアクロポリスの完全な美を前にして、次のように記していた。「どんなにたくさんの困難が待っているか、まったく、私には今から予見できる！　どんなに多くの心の習慣を変えなければならないことだろう！　どんなに多くの楽しい思い出を自分の胸からむしりとらなければならないことだろう！　私は一心につとめよう。しかし、私には自信がない。ずっとおそくなってからおんみを知ったのだ、完全なる美よ」。（ルナン『思い出（上）』杉捷夫訳、岩波文庫、一九五三年、七五頁）。〕

（9）　*Ibid.*, p. 433.〔当該箇所にこの言葉は見られないが、「仏教の万物に対する慈しみやキリスト教の対話の欲求を前にして、イスラムの不寛容は、不寛容ゆえに自らを罪ある者とする彼らの中で、無意識な或る形を取っている」との記述がある。なお仏教については、別の箇所にたとえば次のように書かれている。「仏教には来世はない。そこでは、すべては一つの根源的な批判に還元される。人間は、その批判の力が自分に具わっていると主張することがもう永久にできないものとされているので、批判の果てに、聖賢が事物と人間の意味の拒否へと道を拓いてくれる。それは宇宙を無と観じ、自らをもまた宗教として否定する一つの修練である」（第II巻四一五頁）。〕

（10） *Ibid.*, p. 444.〔同書、第II巻四二七頁。〕

（11） レヴィ＝ストロースは「極東」（人間的経験の基本的座標が反転している地点）としての日本というイメージを、イエズス会の旅行団の伝統に結び付けている。次の文献に付された彼の序文を参照。L. Frois, *Européens et Japonais. Traité sur les contradictions & différences de mœurs*, Paris, Chandeigne, 2003.〔ルイス・フロイス『ヨーロッパ文化と日本文化』岡田章雄訳、岩波文庫、一九九一年。〕注目すべきことに、レヴィ＝ストロースは中国についてほとんど語っていない。例外としては、『親族の基本構造』においてマルセル・グラネ〔フランスの民族学者・中国学者〕の仕事に触れている個所、『野生の思考』においてロバート・ファン・ヒューリック〔オランダの外交官・中国学者〕の仕事に触れている個所がある。

（12） 次を参照。V. Debaene et F. Keck, *Claude Lévi-Strauss, l'homme au regard éloigné*, Paris, Gallimard, « Découvertes », 2009, pp. 94-95.

（13） 川田順造は、一九七七年に出版された『悲しき熱帯』の日本語版に寄せられたレヴィ＝ストロースの最初の序文を引用しながら、こう記している。おそらくレヴィ＝ストロースは、幼児期の幻想に身を許し、自身が「子供らしい愛着に包まれた緑の楽園」と呼ぶものに結びついているのだ、と。レヴィ＝ストロースの家庭環境は、二〇世紀初頭に流行した「ジャポニズム」を偏愛していた。しかしレヴィ＝ストロースは、次のことを認めている。日本の哲学者の中には、「当時支配的だった、自然《じねん》という読み方に対応する仏教的『自然』観の影響から脱して、始まりも終わりもない自律的プロセスとして世界を構成する『自然』を尊重する必要性を定式化した」者たちもいた、と（in M. Izard (dir.), *Lévi-Strauss*, Paris, L'Herne, 2004, p. 264.）。しかしだからといって、「日本のアニミズム的神道においては、人間は生物と同じ資格で宇宙を構成するものとして描かれているのだ」（p. 265）と言ってもよいものだろうか？

この〔「日本のアニミズム的神道」という〕言葉は、非常に悩ましい。その大部分は、一九世紀に明治維新を正当化するために作り出されたものだからである。川田自身も、この考え方に関しては、レヴィ＝ストロースとの食い違いを書き留めている。この考え方は、川田にとっては「基本的な与件」なのだが、レヴィ＝ストロースにとっては、仏教的瞑想法を通じて「方法的な推論の果てに到達されるべき目標」なのである、と。その上レヴィ＝ストロースは、ある文献（B. Frank, *Amour, colère, couleur: essai sur le bouddhisme au Japon*, Paris, Institut des hautes études japonaises, 2000.）に寄せた序文において、こう記しているのだ。「日本の仏教思想に特有の性格は、他のどこよりも複雑である。というのも日本の仏教思想は、一方では六世紀に朝鮮から渡来した中国の宗教が形成していた『社会や実践の中にインドの神々が根づいたこと』に由来し、もう一方では『仏教の神々の神道化』〔神仏習合〕に由来するからである」（p. IX）。

（14）　C. Lévi-Strauss, « Préface à la dernière édition japonaise de *Tristes tropiques* (2001) », in M. Izard (dir.), *Lévi-Strauss*, Paris, L'Herne, 2004, pp. 268-269.〔レヴィ＝ストロース「『中公クラシックス』版のためのメッセージ」『悲しき熱帯』、前掲書、五―七頁。〕

（15）　この表現はレヴィ＝ストロースのものである。「喜ぶにせよ、不安を覚えるにせよ、哲学は再び舞台の前景を占めるようになっている。もはや私たちの哲学ではなく（私たちの世代は、異国民族たちに頼んでこれの自己解体を助けてもらったのだ）、むしろ事物への驚くべき回帰によって、彼らの哲学が〔舞台の前景を占めるようになっているのだ〕」（*L'Homme*, 154-155, 2000, p. 720.）。

（16）　S. Nakazawa, « What is the "Structure" of Lévi-Strauss », *Coucou notchi*, 1, 1999, p. 87.〔中沢新一「レヴィ＝ストロースの『構造』とは何か」『くくのち（1）』、一九九九年、八八頁。〕この資料を教えてくれたSophie Houdartに感謝します。

（17）　C. Lévi-Strauss, « L'anthropologia a frente dei problrmi del monde moderno », *Nuovo Sviluppo*, 3, 2000, p. 6.〔C・レヴィ＝ストロース『レヴィ＝ストロース講義――現代世界と人類学』川田順造／渡辺公三訳、平凡社ライブラリー、二〇〇五年、二七―二八頁。〕

（18）　C. Lévi-Strauss, « Nous sommes tous des cannibales », in M. Izard (dir.), *Lévi-Strauss*, Paris, L'Herne, 2004, p. 36.〔ク

ロード・レヴィ＝ストロース「われらみな食人種《カニバル》」泉克典訳、『思想』二〇〇八年一二月号（第一〇一六号)。〕

（19） http://www.temperatures.com/sarssensors.html

（20） 仏教的伝統に結びついていると思われる無常性というこの発想は、東京の観察と、日本文学や日本映画についての広範な知識に基づく次の文献によって最近光を当てられたものである。François Laplantine, *Tokyo, ville flottante. Scène urbaines et mise en scène*, Paris, Stock, 2010.

（21） 当該の家禽農場は山口県（本州の最西端）に位置していた。このＨ５Ｎ１症例は、初めのうち農場の経営陣によって隠されたが、ある雇用者によるリークによって発覚した。次を参照。J. McCurry, « Bird Flu Suicides in Japan », *Guardian*, 9 mars 2004.

（22） M. Mase *et alii*, « Characterization of H5N1 Influenza A Viruses Isolated during the 2003-2004 Influenza Outbreaks in Japan », *Virology*, 332(1), 2005, pp. 167-176.

（23） 次を参照。L. D. Sims *et alii*, « Origin and Evolution of Highly Pathogenic H5N1 Avian Influenza in Asia », *Veterinary Record*, 157, 2005, pp. 159-164.「家禽産業の構造については、国同士のあいだにも、国の内部にも重要な違いがある。たとえば華南では、『黄色い』肉のニワトリが生産されている。そして、少なからぬ家禽が生きたまま市場に売られ、中国のアヒルの大部分がこの地方で生産されている。他方華北では、雄鶏と採卵鶏の生産が支配的である。このことは、病の発生地が華南各省に集中していたことの一要因であろう。対照的に、日本には事実上生きた家禽の市場は一つも存在しないし、アヒルも生産されていない。この点が、病が広がらなかったことを説明しているのかもしれない」。

（24） 次を参照。R. Rogaski, *Hygienic Modernity. Meanings of Health and Disease in Treaty-Port China*, Berkeley, University of California Press, 2004.

（25） 次を参照。S. H. Harris, *Factories of Death: Japanese Biological Warfare 1932-45 and the American Cover-Up*, Routledge, 1994.〔シェルダン・Ｈ・ハリス『死の工場――隠蔽された７３１部隊』近藤昭二訳、柏書房、一九九九年。〕石井四郎は、一八九二年に生まれ、一九二四年に四国で日本脳炎の最初の症例を研究した。これは、今日でもなおアジアで最も広まっている感染症である。彼は一九四五年にアメリカ人に特赦を与えられた。そして、若松有次郎と協力した。若松は、一九三六年に獣疫研究のための１００部隊を創設した獣医である。敵の飼育場を全滅させることも、生物兵器とみなされていたのである。７３１部隊の存在は、一九八一年になるまで日本人には隠されていた。

（26）　次を参照。J. Guillemin, *Biological Weapons. From the Invention of State-Sponsored Programs to Contemporary Bioterrorism*, New York, Columbia University Press, 2005.

（27）　次を参照。M. Powell et M. Anesaki, *Health Care in Japan*, Londres, Routledge, 1990.

（28）　M. Hokazono, *Emergence*, Paris, Kurosawa, 2006. pp. 141-142.〔外薗昌也『エマージング』第１巻、講談社、二〇〇四年、一四一―一四二頁。〕森という女性は、同国民を救いたいからではなく、ウイルスが好きだからという理由で高セキュリティの実験室に入ろうと思うような奇特な人物として描かれている。最終的には、問題のウイルスがある種の患者の体内に抗体を作り出すことが発見されたので、血清を培養するために森はＢＳＬ－４の実験室に入ることができるのだ。こうして日本は自らの免疫防御によって救われるのだが、森は「愛しのウイルス」の研究を続けるために、アメリカのＣＤＣに旅立つことになる。この資料を教えてくれたダミアン・ドゥブリックに感謝します。日本の漫画における破局表現に関しては、次を参照。V. Nahoum-Grappe, « Paysage du monde d'après. Lecture de quelques mangas de science-fiction », *Esprit*, n° 343, 2008, pp. 124-138.

（29）　二〇〇一年に、河岡は、諸々のインフルエンザ・パンデミックに関する総合的な論文を発表している。この論文では、華南におけるウイルス転移に関する疫学的データの不足と、管理《コントロール》措置の不在を理由として、実験室での分子研究の必要性が結論づけられている。T. Horimoto et Y. Kawaoka, « Pandemic Threats Posed by Avian Influenza A Viruses », *Clinical Microbiology Review*, janvier 2001, pp. 129-149. また河岡は、二〇一〇年二月二三日、Proceedings for the National Academy of Sciences のサイトに、Ｈ５Ｎ１ウイルスとＨ３Ｎ２ウイルスの結合がマウスに与える効果に関する論文（« Reassortment Between Avian Viruses with Substantial Virulence »）を発表している。

（30）　日本の実験室と西洋の実験室が協力する際の連携の問題に関しては、次を参照。S. Houdart, *La Cour des miracles. Ethnologie d'un laboratoire japonais*, Paris, CNRS Éditions, 2007.

（31）　H. Korn, P. Berche et P. Binder, *Les Menaces biologiques. Biosécurité et responsabilité des scientifiques*, Paris, PUF, 2008, pp. 39-40.

（32）　I. Fuyuno, « Tamiflu Side Effects Comme Under Scrutiny », *Nature* 446 (7134), mars 2007, pp. 358-359.

（33）　渡辺公三は、自然の問題や、人間と動物の関係の問題をめぐって書かれたレヴィ＝ストロースに関する重要な著作の著者である。次を参照。J. Kawada, « Un structuraliste à la recherche d'une éthique interspécifique? », à propos de K. Watanabé, *Lévi-Strauss*, Tokyo, Kodansha, 1996, in *L'Homme*, n° 154, 2000, pp. 755-758.

（34）　汚染をめぐる日本市民の動員に関しては、次を参照。P. Jobin, *Maladies industrielles et syndicats au Japon*, Paris, Éditions de l'EHESS, 2006.

（35）　T. C. Bestor, *Tsukiji. The Fish Market at the Center of the World*, Berkeley, University of California Press, 2004, pp. 143-148.〔テオドル・ベスター『築地』和波雅子／福岡伸一訳、木楽舎、二〇〇七年、二六二頁。〕

（36）　*Ibid.*, pp. 174-176.〔同書、三〇五―三〇七頁。〕

（37）　次を参照。W. La Fleur, *Liquid Life. Abortion and Buddhism in Japan*, Princeton, Princeton University Press, 1992, chap. 9, « Apology ».〔ウイリアム・R・ラフルーア『水子――〝中絶〟をめぐる日本文化の底流』森下直貴／清水邦彦／遠藤幸英／塚原久美訳、青木書店、二〇〇六年、第九章。〕ラフルーアの指摘によれば、許しを求める儀式（「供養」）は、縫い針や、食事に供された動物や、流産した胎児に対して、感謝から謝罪のあいだのグラデーションに基づいて行われる〔「針や、茶器、その他に対しては、感謝／鰻、実験用動物に対しては、感謝および謝罪／中絶された胎児に対しては、謝罪」（一八七頁）。〕

（38）　この事実は以下の文献によって報告されている。C. Pilet, *L'animal-médecin*, Arles, Actes Sud, 2005, p. 147.

（39）　川田順造は次のように記している。「徳川時代の人々は、趣味を満たすために何種類かの家禽を改善したが、食肉や卵の生産から、物質的あるいは経済的な優位を引き出そうとはしなかった」。雄鶏が飼育されていたのは、その歌声に持続力があったためであり、あるいはサイズが小さかったためである（« version "volaille" de bonsaï » in M. Izard (dir.), *Lévi-Strauss*, Paris, L'Herne, 2004, p. 265.）。

（40）　この点を最近、ある日本人の研究が明らかにした。A. Fumihito *et alii*, « One Subspecies of the Jungle Redfowl (Gallus Gallus) Suffices as the Matriarchic Ancestor of All Domestic Breeds », *PNAS*, 91, 1994, pp. 12505-12509.

（41）　次を参照。N. Thomas, « The Reorganization of Avian Influenza in East Asia », Asian Survey, 46, n° 6, p. 925. チャルンポーカパン（CP）グループは一九六四年にチア・エークチョーによって創立された。彼は広州地域からの移民の子

孫で、その後タニン・チャラワノンに名前を変えている。グループの拠点はバンコクだが、従業員は世界中で一〇万名を数えている。

（42）　次を参照。K. Chuengsatiansup, « Ethnography of Epidemiologic Transition: Avian Flu, Global Health Politics and Agro-Industrial Capitalism in Thailand », et P. Auewarakul *et alii*, « Institutional Responses to Avian Influenza in Thailand: Control of Outbreaks in Poultry and Preparedness in the Case of Human-to-Human Transmission », in *Anthropology & Medicine*, vol. 15, n° 1, 2008, pp. 53-59 et 61-67.

（43）　次を参照。A. Guénel, « La grippe aviaire en Asie du Sud-Est: risques sanitaires et enjeux régionaux », *Lettre de l'Afrase*, n° 70, pp. 6-8, et M. Figuié *et alii*, « La grippe aviaire au Vietnam. Risques et modernité alimentaire », *Économies et Sociétés*, n° 30, 2008, pp. 2211-2228.

（44）　P. Buchy *et alii*, « Influenza A/H5N1 Virus Infection in Humans in Cambodgia », *Journal of Clinical Virology*, n° 39, 2007, pp. 164-168.

（45）　この灌漑政策の成功については今日再検討されている。次を参照。B. Groslier, « La cité hydraulique angkorienne: exploitation ou surexploitation du sol », *Bulletin de l'École française d'Extrême-Orient*, 1979, p. 161.

（46）　D. Chandler, *Facing the Cambodian Past*, University of Washington Press, 1998, p. 302.

（47）　次を参照。J.-C. Simon, « Le Garuda dans l'iconographie thaïlandaise », in P. Le Roux et B. Sellato, *Les Messagers divins. Aspects esthétiques et symboliques des oiseaux en Asie du Sud-Est*, Paris, Connaissances et savoirs, 2006, pp. 827-851. ガルダは人間の特徴（胴体と冠）とハゲワシの特徴（爪、翼、頭部）を取り入れている。ガルダはヒンドゥー教の図像学における本質的要素であり（ヴィシュヌ神の乗り物とみなされている）、タイ王権の象徴でもある（国王旗、硬貨、官報などに描かれている）。

（48）　東南アジアの仏教徒にとって雄鶏は攻撃性に関連するものであり、通常の供犠の一部をなしていた。色欲が強いとされていることから、（虚偽に結びつく）豚や（憎悪に結びつく）蛇とともに使用禁止とされていた。次を参照。D. et J. Gear, « Some Birds Representations in Southeast Asia », in P. Le Roux et B. Sellato, *Les Messagers divins*, *op. cit.*, p. 513.

（49）　次を参照。D. Chandler, *A History of Cambodia*, Boulder, Westview, 2000, p. 68.「カンボジア国民が（「解放的」と

考えられた在り方における）上座部仏教に改宗したことは、民主カンプチアのイデオロギーと奇妙なほど似ている」。上座部仏教はまた、「小乗〔小さな乗り物〕」とも呼ばれ、限られた人々の浄化しか認めない。それに対して大乗仏教、つまり「大きな乗り物」はより多くの人々に浄化を開いており、中国やベトナムに信者が多い。

（50）　次を参照。B. Dagens, *Angkor. La forêt de pierre*, Paris, Gallimard, 1989.〔ブリュノ・ダジャンス『アンコール・ワット――密林に消えた文明を求めて』中島節子訳、創元社、一九九五年。「鉱山」に関する記述は、同書の一五一―一五二頁に見られる。〕同時代のいくつかの証言が、すでに鳥類や医薬品の存在について語っている。「病気の僧侶たちに会いに行き、明日キニーネを持ってくるから、よくなるよと告げた。［シェムリアップに戻り、フランス極東学院と連絡を取る］途中、見事な鷺を一羽殺した。帰ると、料理人の姿がない。どこかで遊んでいたのか、あるいはアヘンを吸っていたに違いない。罰として、鶏一〇羽とパン五個、卵数ダースを、シェムリアップから遺跡の作業現場まで運ばせた」（C. Carpeaux, *Les Ruines d'Angkor*, Paris, 1908, cité in B. Dagens, *ibid.*, p. 146.〔同書、一五五頁〕）。

（51）　次を参照。P. Edwards, *Cambodge: The Cultivation of a Nation, 1860-1945*, Honolulu, Hawai'i University Press, 2007, chap. 4: « Colonialism and its Demerits: Bringing buddhism to Books ». Penny Edwards によると、フランスのオリエンタリズムは、理論の上で真正の純粋な仏教思想を発明したが、それだけではなく、それを実践に移して、サンスクリット語やパーリ語の学派の中に、この伝統の非常に原初的なバージョンを求めたのだった。そしてそのことによって、クメール人の仏教思想の内部に、口伝による伝承と文字による伝承のあいだの論争を引き起こしたのだった。

（52）　次を参照。D. Chandler, *Brother Number One: a Political Biography of Pol Pot*, Boulder, Westziew Press, 1992.〔デービット・P・チャンドラー『ポル・ポト伝』山田寛訳、めこん、一九九四年。たとえば次のような言及がある。「ポル・ポトは内省的で民族主義的な人間だが、彼の思想、そして経歴は、外国の影響によって形成された。カンボジアを植民地としたフランスは、彼に十七年間もの正規教育を施した。彼が話すことがわかっている唯一の外国語もフランス語だ。このフランスによる教育が、彼を進歩の思想や民主主義、帝国主義、革命的変化といった概念へと導いた。パリ留学中に彼はマルクス・レーニン主義思想と出会う。この三年間の留学で、急進路線へと進んでいくことになった。一九五二年にフランス共産党に参加したと見られている」（二一一頁）。〕

（53）　イギリスによる香港の植民地化、あるいはフランスによるベトナムの植民地化は、海洋の循環路を管理《コントロール》する必要性によって正当化されており、国の内部に深く関わるものではけっしてなかった。逆にカンボジアでは、過去の文明の中心であるアンコールの偉大さが、保護領制度を正当化していたのだ。

（54）　パスツール研究所の東南アジアにおけるネットワークの歴史に関しては、次を参照。A. Guenel, « The Creation of the First Overseas Pasteur Institute, or the Beginning of Albert Calmette's Pastorian Career », *Medical History*, t. 43, 1999, pp. 1-25.

（55）　本書の第八章参照。次も参照。C. Caduff, « Anticipations of Biosecurity », in S. Collier, S. et A. Lakoff (dir.), *Biosecurity Interventions*, *op. cit.*, pp. 257-277.「一九三三年以降、生命医学の研究者たちや公衆衛生の専門家たちは、ウイルス株の絶え間ない流れの生産と管《コントロール》理にかなりのリソースを割いてきた。ウイルス株の流れは、種や身体や生体組織を跨いでいるだけではなく、国や制度や規範を横断してもいた。まさに生物学的物質のこうした流動性を管《コントロール》理することによって、インフルエンザに関する研究は、インフルエンザ流行の季節性から独立することができたのだ。

（56）　次を参照。A. Y. Guillou, *Cambodge, soigner dans les fracas de l'histoire. Médecins et société*, Paris, Les Indes savantes, 2009.

（57）　この観点は、法律家による次の文献と共有されている。Olivier Beaud, *Le Sang contaminé*, Paris, PUF, 1999.

（58）　A. Dubus, « Marcel Lemonde. Juge de la terreur khmère rouge », *Libération*, 14 avril 2008.

（59）　国際裁判において訴訟を引き延ばすことを目指す諸々の戦術（裁判の正当性に異議を唱えることなど）に関しては、次を参照。E. Claverie, « Bonne foi et bon droit d'un génocidaire », *Droit et société*, n° 73, 2009, pp. 635-665.

（60）　次を参照。B. Keirman, *The Pol Pot Regime. Race, Power and Genocide in Cambodia under the Khmer Rouge, 1975-1979*, Harvard, Yale University, 1996, chap. 2, « Cleaning the City: the Quest for Total Power » (trad. fr. *Le Génocide au Cambodge 1975-1979. Race, idéologie et pouvoir*, Paris, Gallimard, 1998).

（61）　ハラルド・ヴェルツァーは、ジェノサイド的状況つまり破局的状況のことを「認知的不協和」、すなわち明らかな矛盾を把握する能力の欠如と特徴づけている。次を参照。H. Welzer, *Les Exécuteurs. Des hommes normaux aux meurtriers de mass*, Paris, Gallimard, 2007, p. 96.

（62）　B. Kiernan, *The Pol Pot Regime*, *op. cit.*, pp. 2-3.

（63）　「犠牲」という言葉を使っているのはドッチ〔カン・ケク・イウ〕である。彼はこの言葉で、学校で学んだフランス革命のモデルを参照している。「君だって革命を行い、数百人を断頭台に送り、数百個の頭を転がしたのではないか？　いったいいつ処刑された人々の記憶が、君たちの書物の中で、当時新国家を創設した人々を称揚することを妨げたのか、私に言ってみてくれないか？　これはアンコールの記念碑を見ているようなものなのだ。全世界の人々が、その建築やその荘厳さを褒めているではないか。支払われた代償のことなど、誰が気にするのか。数世紀続いた雑役の最中で、亡くなった無数の個人の人生のことなど誰が気にするのか？」（F. Bizot, *Le Portail*, Paris, La Table ronde, 2000, p. 189. cité in M. Timmermann, « Duch: un homme, une institution, un communisme en procès », *Esprit*, n° 10, 2000, pp. 125-137.）。

（64）　第二次大戦中のユダヤ人虐殺をめぐる同様の考察に関しては、次を参照。C. Ingrao, *Les Chasseurs noirs. La brigade Dirlewanger*, Paris, Perrin, 2006.

（65）　次を参照。M. Bonnin, *Génération perdue: le mouvement d'envoi des jeunes instruits à la campagne en Chine, 1968-1980*, Paris, Éditions de l'EHESS, 2004.　一九六八年から一九八〇年までのあいだ、一七〇〇万人の「知識青年」（「知青」）が農村部へと送られた。雲南省を中心に暴動やストライキが起きたので、政府はこの地域に身を置いていた「知識青年」全員に都市部への帰還を許可した。それはとりわけ、当時中国と戦争状態にあったベトナムとの国境付近でトラブルが起きることを避けるためだった。M・ボナンは、かつての「知識青年」の言葉を引用している。自分のグループは新しい配属を拒否しようと試みたのだが、その理由は、「アヒルの群れみたいに」移動させられることにうんざりしていたからだ、と（p. 305）。

第五章　動物を解放すること

（1）　こうした〔宗教の〕再開に関しては、次を参照。V. Goossaert et D. Palmer, *The Religious Question in Modern China*, University of Chicago Press, 2010, et S. Billioud et D. Palmer, « Les reconfigurations religieuses dans la République populaire de Chine », *Perspectives chinoises*, n° 4, 2009.

（2）　一九世紀のヨーロッパの医者たちは、まさにこのように宗教的実践を描いていたのだった。次を参照。F.

Bretell-Establet, *La Santé en Chine du Sud (1898-1928)*, Paris, CNRS Éditions, 2002, et C. Benedict, *Bubonic Plague in Nineteenth Century China*, Stanford, Stanford University Press, 1996.

（3）　伝統的中国医学がヨーロッパ医学のオルタナティヴなのかどうかという問いは保留しておく。次を参照。R. Croizier, *Traditional Medicine and Modern China. Science, Nationalism and the Tension of Cultural Change*, Cambridge, Harvard University Press, 1968〔ラルフ・C・クロイツァー『近代中国の伝統医学――なぜ中国で伝統医学が生き残ったのか』難波恒雄訳、創元社、一九九四年〕, et P. Unschuld, *Medicine in China: A History of Ideas*, Berkeley, University of California Press, 1985.

（4）　V. Goossaert, *L'Interdit du bœuf en Chine. Agriculture, éthique et sacrifice*, Paris, De Boccard, 2005.

（5）　次を参照。A. Cheng, *Histoire de la pensée chinoise*, Paris, Le Seuil, 1997, chap. 2.〔アンヌ・チャン『中国思想史』志野好伸／中島隆博／廣瀬玲子訳、知泉書館、二〇一〇年、第二章。たとえば次のような説明を参照。「孔子にとって、仁（人間的であること）は、まず何よりも他人との関係においてあることだが、この関係は、儀礼的な性質のものとして認識されている。人間的に振舞うことは、儀礼的に振舞うことなのである。〔……〕仁を斬新で大いなる概念として広める中で、孔子はそれを緊密に礼と結びつけることで、魂が抜けて空虚な形式に堕していた当時の礼、古い貴族制に由来する儀礼の法則としての礼に、新しい意味を吹き込んだ。〔……〕こうして、文字が新たに精神によって賦活される。『君子』や『仁』という言葉に対してと同様に、孔子は『礼』に対しても『意味をずらし』、供儀や宗教に関わる意味から、各人が内面化する態度という観念に移行させた」（五三―五六頁）。〕儒教は古代的供犠の内在化と捉えることができる。浄化の儀式としては、動物の屠殺が古典的文献の読解に置き換えられているのだ。次を参照。L. Vandermeersch, *Wangdao ou la Voie royale. Recherches sur l'esprit des institutions de la Chine archaïque*, Paris, École française d'Extrême-Orient, 1980, et J. Lévi, *Confucius*, Paris, Pygmalion, 2002.

（6）　次を参照。T. A. Wilson, « Sacrifice and the Imperial Cult of Confucius », *History of Religions*, vol 41, nº 3, 2002, pp. 251-287; M. Puett, « The Offering of Food and the Creation of Order: The Practice of Sacrifice in Early China », in R. Sterckx, *Of Tripod and Palate: Food, Politics, and Religion in Traditional China*, New York, Palgrave Macmillan, 2005, pp. 75-95; A. Zito, *Of Body and Brush, Grand Sacrifice and Text Performance in 18th Century China*, University of Chicago Press, 1997, chap.

6, « Cosmic Preparation ». トーマス・ウィルソンは、供犠は贖罪であるという定義（マルセル・モースやアンリ・ユベールによる）に異議を唱えている。彼によれば、（1）儒教的供犠を行う者の純潔は、純粋な精神集中によって定義されるのであり、このような精神に食事が供されることになるのであって、そこには罪の贖罪は含まれていない。そして、（2）儒教的供犠の犠牲は大きな祭りの一部をなしているのであり、その目的は、宇宙的秩序を維持してもらえるように神々に供物を与えることなのである。マイケル・プエットによれば、祭式の有効性を信じることは、たんに社会的秩序の維持を求めること（ラドクリフ・ブラウンの定義による）を越えている。「その有効性は、次のような観念に基づいていたのである。すなわち、ある意味で祭式とは神的世界の人間化である――気ままで潜在的に対抗し合っている神々の力を、人間の形をしていて、人類にとっての祖先として行動してくれるような神性に変形することである、という観念だ」（p. 82）。アンジェラ・ジットは、供犠を次のように描写している。〔供犠とは〕「政治的なものと家族的なものとの矛盾が媒介されるパフォーマンスである。（……）帝国における供犠では、皇帝が、離れて見える物事が実は同じ所有地（つまり皇帝の所有地）の一部をなしていることを示していたのである」（p. 154）。

（7）　たとえばフィリップ・デスコラは、彼が「アナロジスト的」と規定する体制における供犠を次のように表現している。それは、四散するリスクをはらんだ所有権の総体を、社会的分類のうちに接続することを可能にする操作である、と。次を参照。Ph. Descola, *Par-delà nature et culture*, *op. cit.*, pp. 314-320.

（8）　礼記（「禮記《リジ》」）には、次のように書かれている。「供犠は外からやって来るものではない。それは中心に生じ、心臓のうちに生まれる。心臓は、震えながら祭礼のうちに姿を現す」（Cité in Zito, *ibid.*）。

（9）　次を参照。S. Billioud et J. Thoraval, « Lijiao: le retour en Chine continentale de cérémonies en l'honneur de Confucius », *Perspectives chinoise*, nº 4, 2009, pp. 87-108.

（10）　次の文献では、儒教的価値観が香港の公衆衛生の改革に役立てられている。G. Leung et J. Bacon-Shone (ed.), *Hong Kong's Health System. Reflections, Perspectives and Visions*, Hong Kong University Press, 2006.

（11）　次を参照。A. Cheng, *Histoire de la pensée chinoise*, *op. cit.*, chap. 14. 〔アンヌ・チャン『中国思想史』、前掲書、第一四章。たとえば次のような説明がある。「漢王朝崩壊直後から三〇〇年間にわたる分裂時代に、中国世界は物心両面において混乱状態にあった。それに乗じて、仏教は儒教的な心性の及ばないところに入り込み、中国に深く根を下ろしていった。〔……〕漢代において仏教への関心は、まずは魂の不死や、輪廻、業といった問題に集中していた。〔……〕しかし道教徒が報いを集団的なものと主張したのに対し、仏教の業の概念によって導入された個人の責任という考え方は、やはり新しいものであった」（三五〇—三五一頁）。〕

（12）　次を参照。J. Kieschnick, « Buddhist Vegetarianism in China », in R. Sterckx, *Of Tripod and Palate: Food, Politics, and Religion in Traditional China*, op. cit., pp. 186-211. 菜食主義は、普通の人々に流布する前は、最初、仏教の僧侶だけが行っていた実践だったが、仏教思想に共鳴する者たちに広まった後、今日では仏教が参照されることはない。

（13）　次を参照。V. Goossaert, « Les sens multiples du végétarisme en Chine », in A. Kanafani-Zahar, S. Mathieu et S. Nizard (dir.), *À croire et à manger. Religions et alimentation*, Paris, L'Harmattan, 2007, pp. 65-93.

（14）　次を参照。K. Schipper, *Le Corps taoïste – corps physique, corps social*, Paris, Fayard, 1982; P. Fava et J. Lagerwey, *Le Continent des esprits. La Chine dans le miroir du taoïsme*, Paris, Maisonneuve, 1998; V. Goossaert, *The Taoists of Peking, 1800-1949. A Social History of Urban Clerics*, Cambridge, London, Harvard University Asia Center.

（15）　次を参照。R. Graziani, « Le Roi et le Soi; ou de quel soi parle-t-on dans la culture de soi? Contribution à une anthropologie philosophique en Chine ancienne », *Cahiers du Centre Marcel Granet*, 2004.

（16）　次を参照。T. S. Liu, « Custom, Taste and Science. Raising Chickens in the Pearl River Delta, South China », *Anthropology & Medicine*, vol. 15, n° 1, pp. 7-18.

（17）　次を参照。C. Lévi-Strauss, *La Pensée sauvage*, *op. cit.*, chap. 7.〔クロード・レヴィ＝ストロース『野生の思考』、前掲書、第七章。たとえば以下の個所。「鳥は羽毛に覆われ、翼があり、卵生であるし、また生理的にも、空中をとびまわれるという特権があって人間社会とは分離している。この事実によって鳥類は、人間のコミュニティから独立した別のコミュニティを形成している。しかし、そのコミュニティは、まさにその独立性そのもののゆえに、別個ではあるがわれわれの社会と相同の社会であるように思われるのである」（二四五頁）。〕

（18）　中国におけるバードウオッチングの出現に関しては、次を参照。R. Waller, *Discovering Nature. Globalization and Environmental Culture in China and Taiwan*, Cambridge University Press, 2006, pp. 69-70.

（19）　つまり私は、次の文献で推奨されている民族誌的方法に従ったのである。A. Arluke et C. Sanders, *Reading*

Animals, Philadelphia, Temple University Press, 1996.

（20）　次を参照。R. Layton, *Songbird in Singapore. The Growth of a Pasttime*, Oxford University Press, 1991. 東南アジアでは、本当の鳥の歌のコンクールが開催されているのだ。

（21）　中国から香港に輸入された野禽の数は、一九七九年には一〇〇万羽、二〇〇九年には五〇万羽と見積もられている。こうした輸入は、漁農署が発効するライセンスによって管理《コントロール》されている。香港の鳥相に新たに付け加えられた五〇種は、中国との取引によって入ってきた疑いがある。次を参照。S. V. Nash, *Sold for a Song. The Trade in Southeast Asian non-CITES birds*, Cambridge, Traffic International, 1993.

（22）　この検証を中国全体に広げることはできない。華南では、鳥市場は重要な活動だからである。私は杭州や北京でも調査を行ったが、こちらではこの活動の重要度はより低いものだったし、SARSのせいでほとんど停止していた。杭州の鳥市場は、歴史的地区の中に建つ石造りの伝統的な場所だったが、もはや売り子が一人残っているだけである。北京では、十里河の市場が最近街の南部に建設されたのでもう少し繁盛している。そこでは特に伝書鳩が売られており、その活動は華南よりも発達している。この商店街に最近来た若い男が、自分が学んだことを見せたがっていた。彼はこう言った。鳥を売ることは、中国では裕福さのしるしである。鳥は必需財ではないからだ、と。「携帯電話を持っているのに、人々は伝書鳩を買い続けるのです」。

（23）　この表現は次の文献に見られる。P. Singer, *Animal Liberation*, New York, Harper Collins, 1975.〔ピーター・シンガー『動物の解放（改訂版）』戸田清訳、人文書院、二〇一一年。〕ピーター・シンガーは、アニマリスト〔動物の権利を主張する者〕の倫理学という潮流の創設者である。この倫理学は、西洋的な「種差別〔ヒト以外の種に対する差別〕」を批判し、抑圧された社会的カテゴリーに認められていた権利を動物にまで拡張することを推奨する。彼は特に、工業的農場や動物実験の実験室における生命の状況を描き、解放に資するような運動に参加することを読者に呼び掛けている。以下も参照。J. Porcher, « Ne libérez pas les animaux! Plaidoyer contre un conformisme analphabète », *Revue du Mauss* 2007/1, n° 29, pp. 575-585, et le numéro spécial de *Critique*, « Libérer les animaux? », août-septembre 2009, n° 747-748.

（24）　次を参照。J. F. Handlin Smith, « Liberating Animals in MingQing China: Buddhist Inspiration and Elite Imagination »,

Journal of Asian Studies, vol. 58, nº 1, 1999, pp. 51-84. この論文によれば、哲学者の雲棲袾宏（一五三五―一六一五）は「放生」を仏教擁護のモチーフにしたが、この実践は古典的な仏典には記載されておらず、むしろ実際には学識ある中国の貴族階級というテーマを取り上げ直すものである。

(25)　フランスにおいても、同様の批判が環境論者からアニマリストに向けられた。アニマリストは実験動物を自然環境に放つのだが、その動物たちはこの環境に適応しなかったからである。

(26)　S. W. Chan, *Religious Bird Release in Hong Kong*, thèse sous la direction de Richard Corlett soutenue en 2007 au département d'études environnementales de l'université de Hong Kong. この研究によれば、二〇〇四年から二〇〇五年のあいだに旺角の市場で売られた鳥類の八〇パーセントはその後で放生されたという。

(27)　異なるフレームに基づいて状況と関わる当事者たちの争いを管理する方法としての「歩み寄り〔compromis〕」という発想に関しては、次を参照。L. Boltanski et L. Thévenot, *De la justification. Les économies de la grandeur*, Paris, Gallimard, 1991.〔リュック・ボルタンスキー／ローラン・テヴノー『正当化の理論――偉大さのエコノミー』三浦直希訳、新曜社、二〇〇七年。特に次の説明を参照。「妥協〔compromis〕においては、相談のために合意が行われる。つまり、紛争は中断されるものの、単一の世界における試練へと訴えることで紛争が解決されることはない。妥協の状況は混合的なままであるが、紛争は回避されるのだ。〔……〕妥協が目指す原理は、ある市民体を構成する共通善の形式と関連づけられない限り、脆弱なものにとどまる。〔……〕妥協を強固にする方法のひとつは、さまざまな世界に属する要素からなる諸事物を共通善へと奉仕させ、〔……〕それらに固有なアイデンティティを与えることである」（三四〇―三四二頁）。〕

(28)　香港で特に「放生」に用いられる鳥に、放たれると非常に高く飛ぶコウテンシ〔「モンゴルのヒバリ」〕がいる。この鳥はモンゴルから華南まで一五〇〇キロメートル以上輸送されて来て、放たれて大量に死ぬのである。

(29)　この点に関して、人類学者のミシェル・ド・ラ・プラデルは次のように述べている。「新鮮さは、生産業者から発送業者へ、発送業者から卸売業者へ、卸売業者から小売業者へと続く複雑な取引回路全体の否認である。新鮮さとは、製品と自然の直接的な関係を示す一つのやり方なのである。新鮮さはただそれだけで起源の神話なのだ」。M. de la Pradelle, *Les Vendredis de Carpentras. Faire son marché en Provence ou ailleurs*, Paris, Fayard, 1996, p. 174.

（30）　生きたニワトリの消費者たちがどのように鳥インフルエンザのリスクを知覚したのかという点に関する研究によれば、彼らは、販売業者や、自分たちが登録されているバイオセキュリティ的装置を信頼して、危険な家禽の肉を食用の肉に変形したのである。また彼らは、調理によってウイルスが破壊されるという事実を拠り所としていたのである。次を参照。R. Fielding, « Avian Influenza Risk Perception, Hong Kong », *Emerging Infectious Diseases*, 11 (5), 2005, pp. 677-682.

第六章　生物を生産すること

（1）　« Alert as Bird Flu Resurfaces », *South China Mornig Post*, 10 décembre 2008, p. 1.

（2）　Lessie Wei, cité dans G. Kolatta, *Flu. The Story of the Great Influenza Pandemic and the Search for the Virus that Caused it*, New York, Simon & Schuster, 2006, p. 240.

（3）　次を参照。D. G. Powell, K. L. Watkins, P. H. Li et K. Shortridge, « Outbreak of Equine Influenza among Horses in Hong Kong during 1992 », *Veterinary Record*, 1995, pp. 531-536.

（4）　生態学における前哨的動物の概念に関しては、次を参照。C. Gramaglia et D. Sampaio da Silva, « De la difficulté de “faire parler” les rivières. L’enrôlement d’organismes sentinelles (*corbicula fluminae*) pour évaluer la qualité des eaux du Lot », in S. Houdart et O. Thiéry, *Humains non-humains. Comment repeupler les sciences sociales*, Paris, La Découverte, 2010. 戦時下における鳥類の使用に関しては、次を参照。J. Wajorowski, « La Grande Guerre des pigeons voyageurs », in D. Baldin, *La Guerre des animaux, 1914-1918*, Paris, Éditions Art Lys, 2007, pp. 59-69.

（5）　« Egg-Smuggling Claim Sparks Checks on Farms », *South China Morning Post*, 12 décembre 2008.

（6）　香港ではただ一つの農場が「オールイン・オールアウト」モデルに従っていた。このモデルは、他よりもバイオセキュリティの諸規範を尊重するものとみなされていたのだが。次を参照。N. Kung *et alii*, « Risk for Infection with Highly Pathogenic Influenza A Virus(H5N1) in Chickens, Hong Kong, 2002 », *Emerging Infectious Diseases*, vol. 13, n° 3, 2007, pp. 412-418.

（7）　アフリカにおける中国人の起業家精神に関しては、次を参照。S. Michel, S. et M. Beuret, *La Chinafrique. Pékin à la conquête du continent noir*, Paris, Hachette, 2008.〔セルジュ・ミッシェル／ミッシェル・ブーレ『アフリカを食い荒らす中国』中平信也訳、河出書房新社、二〇〇九年。「中国がアフリカに対して行っていることは、『敵を倒すには油断させ、敵から奪うにはまず与えよ』という孫子の兵法と同じ戦略だと言う者もいる。とはいえ、中国政府の標榜する《ウイン・ウイン》の関係を本気で信じる者もいる。実際のところ、中国はアフリカの資源を自国に持ち帰るばかりではない。廉価な商品を自国からアフリカまで持ってくるし、道路や鉄道や公官庁の建物の建設・修復もする。これらはアフリカにとって良いことだ。〔……〕フランスは、旧植民地に対していつまでも尊大な父親面をしてきた。このため、アフリカが変わり始め、第一次産品の値上がりによって豊かになりつつあることにも、中国が進出してきてフランス離れが始まろうとしていたことにも、気がつかなかったのである」（一六—一七頁）。〕

（8）　次を参照。J. L. Borges, *Essais d'autobiographie*, Paris, Gallimard, 1980, pp. 274-275.〔ホルヘ・ルイス・ボルヘス「自伝風エッセー」『ボルヘスとわたし――自撰短篇集』牛島信明訳、ちくま文庫、二〇〇三年、二七一—二七二頁。「一九四六年、その名も思い出したくない男が大統領として権力を握った。彼の就任後間もなく、わたしのもとに公共市場の、家禽や兎の検査官に昇進させるという、栄誉ある知らせが届いた。〔……〕翌日わたしは辞表を提出した。〔……〕わたしは今や失業の身だった。〔……〕ところが失業中のわたしに、ある友人が救助の手を差しのべてくれ、わたしは『アルゼンチン・イギリス文化協会』の英文学の講師にさせられてしまった。時を同じくして、また『自由高等専門学校』で、アメリカの古典文学について講義するよう要請された」。〕

（9）　次を参照。J. D. Spence, *The Gate of Heavenly Peace. The Chinese and their Revolution*, New York, Penguin Books, 1982, p. 383.

（10）　アメリカ合衆国南部の家禽屠殺場で参与的観察を行った人類学者の一人によれば、メキシコからの移民労働者たちはニワトリを食べるのを拒否していた。彼らは、フライドチキンを買ってきてくれた現場監督に、「こんなもの食べるか！」と答えたという。次を参照。S. Striffler, *Chicken. The Dangerous Transformations of America's Favorite Food*, New Haven, Yale University Press, 2005, p. 123.

（11）　飼育業者が動物と関わる際の日常生活と衛生危機の緊張関係は、次の文献で分析されている。J. Porcher, *Éleveurs et animaux, réinventer le lien*, préface de B. Cyrulnik, Paris, PUF/Le Monde, 2002.

（12）　次を参照。E. Yeung, *Poultry Farming in Hong Kong*, unpublished undergraduate essay, Departement of Geography and Geology, University of Hong Kong, 1956.

第七章　ウイルスの回帰

（1）　次を参照。A. Woods, *A Manufactured Plague: the History of Foot-and-Mouth Disease in Britain*, Londres, Eartchan, 2004.

（2）　次を参照。R. Caillois, *Œuvres*, Paris, Gallimard, 2008.〔この討論会で〕私はバタイユの供犠理論とカイヨワのそれを比較した。バタイユが、供犠からの脱出を無際限に先延ばしして、神秘的体験が彼に開く可能性を享受することを望むまさにその地点で、カイヨワは、むしろ供犠を加速化して、「精神的力」と彼が規定する位置に到達することを望んでいるのである。〔いずれにしても〕ドゥニ・オリエがまさに注記しているように、バタイユとカイヨワにおける供犠理論は、「まだ限られた地域にしか発生していなかったこの病気を、流行病として蔓延させること」を目指している。つまり、デュルケームの社会学が社会の周囲に寄せておいた、「聖なるものの経験」がはらんでいる潜在性を解放することを目指しているのだ（D. Hollier, *Le Collège de sociologie*, Paris, Gallimard, 1995, p. 8.〔ドゥニ・オリエ編『聖社会学』兼子正勝／中沢信一／西谷修訳、工作舎、一九八七年、一二頁。引用個所は以下のように続く。「社会学の正しい使用法。それを有毒の、伝染性のものに変えること。それをすばやく、回避できないほどすばやく伝播させること。この真昼のデーモンたち〔バタイユやカイヨワ〕は社会を彼らの角灯の光のなかにとらえようとしたのだが、それは社会にこうした知のウイルスを接種するためだった」。〕

（3）　C. Lévi-Strauss, « Diogène couché », *Les Temps Modernes*, n° 110, 1955, p. 1217. カイヨワは一九五五年に『新フランス評論』誌上で、進歩という価値や文明という価値の名のもとにレヴィ＝ストロースの講演（「人種と歴史」〔クロード・レヴィ＝ストロース『人種と歴史（新装版）』荒川幾男訳、みすず書房、二〇〇八年〕）を批判していた。

（4）　アメリカのスミスフィールド社〔豚インフルエンザの発生地とされた養豚場を経営していた会社〕がラ・グロリア村を選んだのは、北カリフォルニア州やバージニア州に設置した農場の汚染に関する法的な諸問題を回避するためだった。〔「患者ゼロ号」の〕エドガー・エルナンデス少年はインフルエンザを生き延びたが、村民の多くが慢性的な呼吸器疾患に苦しむことになった。次を参照。M. Davis, « Global Agribusiness, SARS and Swine Flu »: http://japanfocus.org/-Mike-Davis/3134. マイク・デイヴィスは鳥インフルエンザに関する本の著者であり、そこでは交換のグローバル化と結びついた自然的破局についての分析が展開されている。M. Davis, *The Monster at our Door. The Global Threat of Avian Flu*, New York, Henry Holt and Company, 2006.〔マイク・デイヴィス『感染爆発――鳥インフルエンザの脅威』柴田裕之／斉藤隆央訳、紀伊國屋書店、二〇〇六年。〕

（5） 次を参照。A. Lakoff, *Pharmaceutical Reason. Knowledge and Value in Global Psychiatry*, New York, Cambridge University Press, 2005; trad. fr. *La Raison Pharmaceutique*, Paris, Les Empêcheurs de penser en rond, 2008.

（6） 次を参照。« Alerta sanitaria. Ecos del tratamiento de la epidemia », *La Nacion*, 19 avril 2009, p. 20.

（7） これらの情報に関して、Federico Barberis（ブエノスアイレス大学フランス・アルゼンチンセンターの学生）に感謝します。

（8） 責任というものは、自然と社会という古典的な対立の彼方で構成されているのである。それが関わってくるのは、ある偶発事によって、環境を構成している諸存在の総体に問いかけるように促され、そうした諸存在と当の偶発事の発生地との関係を規定しなければならなくなった場合である。次を参照。P. Fauconnet, *La Responsabilité*, Paris, Alcan, 1920.

（9） « Les Quejas de los Argentinos varados », *La Nacion*, 30 avril 2009, p. 1.

（10） *La Nacion*, 18 juillet 2009.

（11） I. Hacking, *The Taming of Chance*, Cambridge Unversity Press, 1990.〔イアン・ハッキング『偶然を飼いならす――統計学と第二次科学革命』石原英樹／重田園江訳、木鐸社、一九九九年。「私が本書で述べる諸転換は、我々がすぐにも気づかないわけにはいかないほどきわめて大規模なある出来事に密接に関連している。すなわち〈印刷された数字の洪水〔an avalanche of printed numbers〕〉である。国民国家はその臣民を新たに分類し数え上げ、表に載せたのである。〈数え上げ〉そのものは現在でも、少なくとも課税と徴兵目的で我々の身近にある。ナポレオン時代以前には、大部分の公式の計測値は為政者により秘匿されていた。しかしそれ以降はものすごい量の数字が印刷され公刊されるようになったのである」（五頁）。〕

（12）　A. Flahaut et J.-Y. Nau, *A(H1N1), Journal de la pandémie*, Paris, plon, 2009, p. 49.「この機械仕掛けはいつか停止するのだろうか？　公表されている数字の大半にはいかなる意味もないことを、あれ以来私たち全員知っている。しかし国際的な疫学的ロザリオが毎日爪繰られているのだ。来る日も来る日も、刻一刻と」。アントワーヌ・フラオは疫学者であり、高等公衆衛生研究所の所長である。ジャン＝イヴ・ノは『ル・モンド』紙で働いた後、サイト slate.fr の医療問題専門委員になった人物である。本書の以下に続く分析は、この文献に依拠するものである。

（13）　この決定に至るまでのさまざまな論争に関しては、次を参照。J. Coen et M. Ensenrink, « After Days, WHO agrees: the 2009 Pandemic Has Begun », *Science*, 19 juin 2009, 324, p. 1496. 論文には、マイケル・ライアン（ＷＨＯの「地球規模感染症に対する警戒と対応ネットワーク（ＧＯＡＲＮ）」の所長）の発言が引用されている。「これは地球に向けられたメッセージなのです。私たちは、科学と政治と民主主義の交差点で作業しているのです」。そしてＷＨＯの躊躇を正当化する発言。「頭を切り落とされたニワトリみたいに走り回る人々がいるわけではないのです！」

（14）　アルバート・オスターハウス（もともとの専門は獣医）は、ロッテルダムのエラスムス大学でウイルス学の実験室を指導している。彼は動物（特に北欧のアザラシ）のウイルスを追い詰めた後、さまざまな動物種をＳＡＲＳウイルスに感染させ、このウイルスにコッホの公準を適用したことで、二〇〇三年に国際的な科学者共同体に知られるようになった。二〇〇三年にオランダ人獣医がＨ５Ｎ１で死亡した後、特に鳥インフルエンザ対策に関与することになった。彼は家禽の殺処分を推奨し、動物からヒトに移る病原体について、メディアを使って警告を発した。二〇〇九年六月に、彼は、ＷＨＯに代わってパンデミックに対処することができるインタラクティブなソフトの着想を得た（www.thegreatflu.com）。二〇〇九年一二月に、彼は利益相反の罪でオランダ議会に告訴された。ＷＨＯの戦略諮問専門家グループ（ＳＡＧＥ）のメンバーであると同時に、製薬産業の後援を受けていたヨーロッパインフルエンザ科学作業グループ（ＥＳＷＩ）の議長であるという二重の立場に立っていたせいだった。

（15）　この殺処分は、保健上の理由によっては正当化されるものではなかった。それが目指していたのは、キリスト教的なコプト共同体に、鳥インフルエンザ対策措置を強いられていた国民の怒りを向けることだったのだ。次を参照。M. Fintz et S. T. Youla, « Les guerres de la grippe aviaire. Le traitement médiatique d'un virus émergent », *Égypte/ Monde arabe*, 4, 2007, pp. 269-302; A. M. Moulin et S. Radi, « La société égyptienne au risque de la grippe aviaire, ou une pandémie au quotidien », *Sociologie Santé*, 31, 2010, pp. 115-138.

(16) *A(H1N1), Journal de la pandémie*, *op. cit.*, p. 266.

(17) *Ibid.*, p. 173.

(18) サン＝テティエンヌで二八歳の男性が死亡したことを受けて、この決定は九月に修正された。この男性はリスクファクターをまったく示しておらず、感染して数時間以内にタミフルを処方されることもなかった。

(19) « A Lesson in Crisis Management », « By Day Four, to Put It Bluntly, We Had Been Tamed », *South China Morning Post*, 28 juin 2009, p. 11.

(20) 七月四日に開催されたカンクンにおける首脳会議で、〔中国〕衛生部部長の陳竺は、中国領内のメキシコ人患者の隔離を協議せずに決めた点について、メキシコの保健大臣に謝罪の意を示した。

(21) « Mainland Confirms Nine More Cases of Swine Flu », *South China Morning Post*, 1er juin 2009.

(22) « Mainland Faces Threat of Mass Flu Outbreak » et « Pigs Prove Too Much for Mainland's Porn-Busting Software », *South China Morning Post*, 13 juin 2009, p. 1.

(23) « Mainland Officials Concede They Can't Contain Swine Flu », *South China Morning Post*, 30 juin 2009, p. 6.

(24) 二〇〇九年七月二七日に行われたトーマス・チャンとの面談。彼は、香港の衛生防護中心《センター》の危機管理室の室長である。

(25) « Nurse Confirmed as Swine Flu Patient », *South China Morning Post*, 18 juin 2009. この看護婦はＨ１Ｎ１に罹った一〇カ月の赤ん坊の世話をしていたが、そのときすでに喉に痛みを覚えており、高熱症状を呈して隔離された。彼女がウイルスに罹ったのが病院内なのか外部なのかが、専門家たちの議論の的になった。

(26) « With Classes Closed, Children Head to Malls and Disneyland », *South China Morning Post*, 13 juin 2009.

(27) フィリピンのことを、情熱と病が増殖する野性的な場所と考えている香港人たちの様子を、ウォン・カーウァイは『欲望の翼』において見事に映画化している。次の文献は、新興疾患に関する実験と管理《コントロール》の場所としてのフィリピンの歴史を語っている。Warwick Anderson, *Colonial Pathologies: American Tropical Medicine, Race, and Hygiene in the Philippines*, Durham, Duke University Press, 2006.

(28)　« A Hole in City's Defences Against Swine Flu », *South China Morning Post*, 30 juillet 2009.

(29)　« Work Set to Start on Last Defence for Swine Flu », *South China Morning Post*, 7 août 2009.

(30)　V. Olivier, « Vaccins. Le défi technologique », et V. Lion, « Une bataille économique », *L'Express*, 20 août 2009, pp. 58-59.

(31)　M. Ensenrink et J. Kaiser, « Devilish Dilemmas Surround Pandemic Flu Vaccine », *Science*, 324, 8 mai 2009, pp. 702-704.

(32)　« Questions éthiques soulevées par une possible pandémie grippale », Avis n° 106 du CCNE, rendu le 5 février 2009.

(33)　F. Gruhier, « Le mirage du vaccin », *Le Nouvel Observateur*, 30 juillet-5 août 2009, pp. 50-52.

(34)　私がフランスで集めたインタビュー記録の中では、ワクチンを製造したのが中国人だと発言することによって、多くの人が自分たちの警戒心を正当化していた。しかし逆に、次のように言うこともできたはずだった。適切な仕方で歴史に立ち戻ることが肝要だ。なぜなら、種痘〔天然痘の予防接種〕に関する最初のテクニックは中国で発明され〔人痘接種〕、ジェンナーはそれを取り上げ直したのだから〔牛痘接種〕、と。次を参照。A. K. C. Leung, « Variolisation et vaccination dans la Chine prémoderne », in A.-M. Moulin, *L'Aventure de la vaccination*, Paris, Fayard, 1996, pp. 57-71.

(35)　多くの医師が、ワクチン接種を受けないことを患者に勧めていた。ワクチン接種の義務が徐々に解除されていくことによって、逆説的にも、ワクチン接種に対する反対意見が徐々に復活していたのだ。次を参照。J. Skomska-Godefroy, « La résistance contemporaine à la vaccination: le cas français », in A. M. Moulin, *L'Aventure de la vaccination*, *op. cit*., pp. 423-437.

(36)　より一般的な人々におけるワクチン接種の決断に関するさらに定量的な調査としては、次を参照。M. Setbon, et J. Raude, « Factors in Vaccination Intention Against the Pandemic Influenza A/ H1N1 », *The European Journal of Public Health*, 5 mai 2010 (doi: 10. 1093/ eurpub/ ckq054).

(37)　産業医学に関しては、次を参照。N. Dodier, *L'Expertise médicale. Essai de sociologie sur l'exercice du jugement*, Paris, Métailié, 1993.

(38)　二〇一〇年二月三日に行われたナタリー・コリン・ド・ヴェルディエール（サン＝ルイ病院・感染病センター）へのインタビュー。

（39）　二〇〇九年一一月一〇日に行われたドロテ・ポリドール（サン＝ルイ病院・産業医学センター）へのインタビュー。

（40）　二〇〇九年一一月九日に行われたマルティーヌ・オーギュスタン＝ブルジョワ（サン＝ルイ病院・産業医学センター）へのインタビュー。

（41）　次を参照。C. Bonah, *Histoire de l'expérimentation humaine en France. Discours et pratiques, 1900-1940*, Paris, Les Belles Lettres, 2007.

（42）　身体に対する権力的支配の個人への委任に関しては、次を参照。D. Fassin et D. Memmi, *Le Gouvernement des corps*, Paris, Éditions de l'EHESS, 2004.

（43）　« Mainland Children May Rush to HK to Get Flu Shots », *South China Morning Post*, 19 décembre 2009.

（44）　二〇〇九年一二月八日に行われたトーマス・チャン（衛生防護中心《センター》）へのインタビュー。

（45）　私も一月九日にこうした〔予防原則に対する〕批判を『ル・モンド』紙上で提示したのだが、翌日の新聞には、予防原則を擁護するフランソワ・エヴァルドのインタヴューが掲載されていた。とはいえ私にとって重要だったのは、危険などないと言って予防原則を非難することではなく（この批判は必ず失敗する）、この予防原則がフランス独自の〔ローカルな〕ものになっており、ワクチン接種のグローバルなキャンペーンに上手く対応していないという点を指摘することであった。実際予防原則とは、科学製品に関して〔その科学的根拠などが〕不確かな状況において、その科学製品を人々に導入するリスクの評価を義務づけるものであって、どんな状況であってもリスクを最小化するということではない。だからこそ一〇月に人々がワクチンの副作用を心配していたとき、予防原則は、政府側でそれを推進する者たちに跳ね返ることになったのだ。今回の衛生危機とこれまでの危機との関連を明確にして、備えと慎重さをもっと結びつけておく必要があったのかもしれないのである。

（46）　この情報は、記事の中では簡単に言及されているだけだったが、新聞の編集はこれを強調した。ロズリーヌ・バシュロは『ル・モンド』紙に釈明の手紙を送ったが、それを公表することは望まなかった（二〇一〇年二月一九日に行われたポール・ベンキムンへのインタビュー）。

（47）　« Bachelot n'est pas vaccinée contre les bobards », *Le Canard enchaîné*, 6 janvier 2010, p. 3.

（48）〔WHOに対する〕非難に引き続いて、二〇〇九年一二月八日に「顧みられない病気」〔開発途上国における貧困層を中心とする流行病〕に関するWHOの機密レポートが漏洩した。それを受けて『ランセット』誌は、製薬産業のロビー活動が〔WHOの〕作業グループに影響を与えたと非難した。WHOは、二〇一〇年五月一七日と二一日に開催された世界保健総会において、これらの批判に応じなければならなかった。A. Duparc, « L'OMS sous influence de l'industrie pharmaceutique », *Le Monde*, 27 mars 2010.

（49）次を参照。A. Petryna, A. Lakoff, A. Kleinmann, *Global Pharmaceutics. Ethics, Markets, Practices*, Cornell, Duke University Press, 2006, p. 11.「医学の諸々の学派や病院の諸々の部門があまりに強く生命科学産業（特に製薬会社）と結びついているため、利益相反と呼ばれるものが根本的な再評価に晒されている」。この文献の著者たちは、このような手続き的規則と科学的予測の混合物を「利害的知〔savoir intéressé〕」と呼ぶことを提案している。

（50）J. Coen, « Out of Mexico? Scientists Ponder Swine Flu's Origin », *Science*, 324, 8 mai 2009, pp. 700-702.

（51）D. M. Morens, J. K. Taubenberger, A. S. Fauci, « The Persistent Legacy of the 1918 Influenza Virus », *New England Journal of Medicine*, 361-3, 16 juillet 2009, pp. 225-229. この理論的な論文は、次のより歴史的な研究への導入になっている。S. M. Zimmer et D. S. Burke, « Historical Perspective – Emergence of Influenza A (H1N1) Viruses », pp. 279-283.

（52）R. P. Wenzel et M. B. Edmond, « Preparing for 2009 H1N1 Influenza », *New England Journal of Medicine*, 361-20, 12 novennbre 2009, pp. 1991-1993.

（53）A. Flahault, J.-Y. Nau, *A(H1N1), Journal de la pandémie*, *op. cit.*, p. 95.

（54）L. Clavreul, « Le marché du porc est déstabilisé par la grippe A », *Le Monde*, 12 mai 2009, p. 4. 中国では、二〇〇七年の「青耳」病（豚繁殖・呼吸障害症候群（PRRS））によって豚市場は弱体化した。二六万頭の動物がこの病気に感染し、七万頭が死亡、一七万五〇〇〇頭が殺処分された（« Truth Hard to Find in Pig Virus Debate », *South China Morning Post*, 30 septembre 2007, p. 12.）。

（55）次の文献に引用されている。*Courrier International*, 966, 7-13 mai 2009, p. 39.

（56）D. Butler, « Swine Flu Attention Turns to the Tropics », *Nature*, 459, 28 mai 2009, p. 490.

（57）二〇〇九年一二月一五日に行われたオー・ウィンカ（香港食物環境衛生署の殺処分担当獣医）へのインタビュ

ー。香港では日常的に五〇〇〇頭の豚が屠殺されており、そのうち約二五〇頭が香港の農場から来た豚である。大部分（四〇〇〇頭）は上水の国境で直ちに屠殺される。そこには、アジア最大を謳う屠殺場が一九九七年から二〇〇〇年のあいだに建設されている。中国からの豚の輸入は二〇〇五年に危機を経ていた。このときは、四川省で〔豚に〕レンサ球菌が見つかり、四〇人が死亡したのだった。

（58）　特に次を参照。B. Latour, « Give Me a Laboratory and I will Raise the World », in K. Knorr-Cetina et M. Mulkay, *Science Observed. Perspectives on the Social Study of Science*, Londres, Sage, 1983, pp. 141-169 et R. E. Kohler, *Landscapes and Labscapes: Exploring the Lab-Field Border in Biology*, University of Chicago Press, 2002.

第八章　ドライとウェット

（１）　グアン・イは、ＳＡＲＳや鳥インフルエンザの研究に取り掛かる前に、豚インフルエンザについて博士論文を執筆し、一九九七年に香港大学に提出している（指導教授はケネディ・ショートリッジ）。彼は三一〇〇頭の豚からウイルスを採集し、その中の一六個のウイルスの塩基配列決定《シークエンシング》を行って、豚が中間媒体としての役割を果たしたとする仮説を確証した。そして彼は、Ｈ１Ｎ１ウイルスがパンデミックウイルスになる可能性はほとんどないと結論づけたのだった。

（２）　科学雑誌における公表の順序に関しては、次を参照。D. Pontille, *La Signature scientifique. Une sociologie pragmatique de l'attribution*, Paris, CNRS Éditions, 2004.

（３）　G. Smith, J. Bahl, D. Vijaykrishna *et alii*, « Origins and Evolutionary Genomics of the 2009 Swine-Origin H1N1 Influenza A Epidemic », *Nature*, 459, 25 juin 2009, pp. 1122-1125.

（４）　M. Wong, « Virus Likely Circulated in Pigs for a Decade: Study », *South China Morning Post*, 13 juin 2009.

（５）　D. McNeil, « Swine Flu May Have Comme from Asia », *New York Times*, 24 juin 2009; « New Theory Sees Asia as Swine Flu Source », *International Herald Tribune*, 25 juin 2009.

（６）　G. Smith, J. Bahl, D. Vijaykrishna *et alii*, « Dating the Emergence of Pandemic Influenza Viruses », *PNAS*, 14 juillet 2009, 106, p. 11712.

(7)　次を参照。P. Rabinow, *Making PCR: A Story of Biotechnology*, Chicago, University of Chicago Press, 1996.〔ポール・ラビノウ『PCRの誕生——バイオテクノロジーのエスノグラフィー』渡辺政隆訳、みすず書房、一九九八年。〕

(8)　次を参照。A. Rambaut *et alii*, « The Causes and Consequences of HIV Evolution », *Nature*, 5, 2004, pp. 52-61.

(9)　M. Nelson et E. C. Holmes, « The Evolution of Epidemic Influenza », *Nature*, vol. 8, 2007, pp. 196-205. et A. Rambaut *et alii*, « The Genomic and Epidemiological Dynamics of Human and Influenza A Virus », *Nature*, 453, 2008, pp. 615-619.

(10)　〔BLASTは〕Basic Local Alignment Search Tool、〔MSAは〕Multiple Sequence Alignment。次を参照。www.blast.ncbi.nlm.nih.gov et www.msa.sbc.su.se

(11)　二〇〇九年七月一八日から二二日に開講されたパスツールセンターのウイルス学講義「人獣共通感染症RNAウイルスの進化の分析」。

(12)　次を参照。A. McKenzie, « Bringing Sequences to Life. How Bioinformatics Corporealizes Sequence Data », *New Genetics and Society*, 22, n° 3, 2003, p. 323.「生命情報学《バイオインフォマティクス》の現実的問題は、『最適アラインメント』、つまり一つの塩基配列から別の塩基配列に移行するのに必要な変化の最小値を計算することである。生命情報学は、ほとんど基本公理として、最適アラインメントが生化学的実体間の類似性や同族性を表現していると考えている」。最も微小な形態において生物の地図を製作するバイオテクノロジー的プロジェクトが、系統樹というダーウィン的モデルを取り上げ直している点に関しては、次を参照。S. Helmreich, *Alien Oceans. Anthropological Voyages in Microbial Seas*, Berkeley, University of California Press, 2009, pp. 76-80.

(13)　次を参照。O. Godechot, *Les Traders. Essai de sociologie des marchés financiers*, Paris, La Découverte, p. 97.「フロントオフィスは外部や変異と接触する。バックオフィスは企業内のサービスであり、フロントオフィスが把捉した活動の流れを管理する」。

(14)　二〇〇九年七月二三日に行われたダナセカラン・ヴィジャイクリシュナへのインタビュー。

(15)　G. Smith *et alii*, « Emergence and Predominance of An H5N1 Influenza Variant in China », *PNAS*, 103, n° 45, 7 novembre 2006, pp. 16936-16941.

(16)　二〇〇九年一月三〇日に行われたギャヴィン・スミスへのインタビュー。

(17)　次を参照。D. Butler, « Politically Correct Names Given to Flu Viruses », *Nature*, 452, 24 avril 2008, p. 923.

(18)　次を参照。J. M. S. Peiris et J. S. Porterfield, « Antibody-mediated Enhancement of Flavivirus Replication in Macrophage-Like Cell Lines », *Nature*, 282(5738), 1979, pp. 509-511; C. Y. Cheung *et alii*, « Induction of Proinflammatory Cytokines in Human Macrophages by Influenza A (H5N1) Viruses: a Mechanism for the Unusual Severity of Human Disease? », *Lancet*, 360(9348), 2002, pp. 1831-1837.

(19)　次を参照。J. M. S. Peiris, « The Role of Influenza Virus Gene Constellation and Viral Morphology on Cytokine Induction, Pathogenesis and Viral Virulence », *Hong Kong Medical Journal*, 15, 3, 2009, pp. 21-23.

(20)　R. Salomon, E. Hoffmann et R. Webster, « Inhibition of the Cytokine Response Does Not Protect Against Lethal H5N1 Influenza Infection », *PNAS*, 104, 30, 2007, pp. 12479-12481. R・ウェブスターのチームは、マウスの体内でサイトカインを産生する遺伝子を抑制した上で、H5N1による感染を観察した。しかし呼吸器障害ではなく、脳症が原因でマウスの死が引き起こされたのだった。

(21)　次を参照。A. Takada et Y. Kawaoka, « Antibody-Dependent Enhancementof Viral Infection: Molecular Mechanisms and *in vivo* Implications », *Reviews in Medical Virology*, 13, 2003, pp. 387-398.

(22)　次を参照。C. Larrère, « Éthique et nanotechnologies: la question du perfectionnisme », in B. Bensaude-Vincent *et alii* (dir.), *Bio-nano-éthiques? Perspectives critiques sur les bionanotechnologies*, Paris, Vuibert, 2008, pp. 127-142; J.-N. Missa (dir.), « Enhancement », *Éthique et philosophie de la médicine d'amélioration*, Paris, Vrin, 2009.

(23)　次を参照。J. M. S. Peiris, « Innate Immune Responses to Influenza A H5N1: Friend or Foe? », *Trends in Immunology*, 12, 2009, pp. 574-584. この生物学的発見を、「自己免疫性」に関するジャック・デリダの考察の核心にある諸々の発見に近づけることもできるだろう。デリダはこの概念を、動物に関する彼の最後の分析において追及していた。「動物でも非動物でもなく、有機的でも無機的でもなく、生きても死んでもいないこの潜在的侵略者は、コンピューターウイルスのようなものだろう。書くこと、読むこと、解釈のオペレーターに、それは棲みついているだろう」(J. Derrida, *L'animal que donc je suis*, Paris, Galilée, 2006.〔ジャック・デリダ『動物を追う、ゆえに私は〈動物で〉ある』鵜飼哲訳、筑摩書房、二〇一四年、七八頁〕)。次も参照。R. Esposito, *Communauté, Immunité, Biopolitique. Repenser les termes de la politique*, Paris, Les Prairies ordinaires, 2010.〔ロベルト・エスポジト『近代政治の脱構築――共同体・免疫・生政治』岡田温司訳、講談社選書メチエ、二〇〇九年。この文献では、たとえば次のように述べられている。「この免疫装置、つまり免除と保護の要求は、もともと医学と司法の領域に属するものであったが、だんだんとわたしたちの生にかかわるすべての分野や用語へと広まっていくことで、現代の経験における現実的で象徴的な収束点にまでなったということ。〔……〕免疫は、伝染病の予防のみならず、社会的・文化的な意味においても、病の悪夢によってあらゆる相互関係のなかに打ち立てられたバリアーなのだ。もし、感染症という領域から移民という社会的な領域へと目を転じるなら、それについての裏付けが得られる。〔……〕まさに同じことが、情報処理技術にもいえるだろう。ここでもまた、より重大な問題、つまりすべてのオペレーターにとって正真正銘の悪夢は、いわゆるコンピューターウイルスによって表わされる。〔……〕要するに、個人の身体化から社会の身体まで、技術的身体から政治的身体まで、今日の世界で起こっていることをどのような側面からみるとしても、免疫の問いがすべての道の交差点に位置しているのである」(一五三―一五五頁)。〕

(24) 私はここで〔「察し」という〕この概念を、アーヴィング・ゴッフマンが、社会的相互作用が暴力に行きつかぬようにする諸規則を記述する際に用いていた意味において使用している。特に次を参照。E. Goffman, *La mise en scène de la vie quotidienne*, t. 1 et 2, Paris, Minuit, 1973.〔E・ゴッフマン『行為と演技――日常生活における自己呈示』石黒毅訳、誠信書房、一九七四年。「エゴが他者の前に出たとき、効果的に状況の定義を投企するという事実に基づいて、相互行為をしているうちにこの投企された定義に矛盾したり、それへの不信をつのらせたり、あるいは他の点で疑問を投げかけるような出来事があり得る、とは想像できることである。このような撹乱的事件が起きると、相互行為自体混乱したり、しどろもどろになったりして中断されることもあり得る。〔……〕右のような当惑を回避するために予防措置が絶えず講じられ、うまく回避することのできなかった不信を招くような出来事を補償するために、匡正措置が不断にとられていることをわれわれは知っている。エゴが自己自身の投企を防衛するためにそのような戦略・戦術を用いるときは、そのような手段を〈防衛的措置〔defensive practice〕〉とよぶことにし、参加者が他者の投企した状況の定義を救済するためにそのような手段を用いるときは、〈保護的措置〔protective practice〕〉あるいは〈察し〔tact〕〉ということにする」(一四―一六頁)。〕

(25) この言葉を使っていた研究者は、SARS危機の後に香港にやって来たのだった。彼はこう付け加えた。「S
ARSは、流行以上のものでした。それは欲求であり、切迫でした」。

(26) たとえば私は、パスツールセンターに入ろうと志望する者たちの動機書のコーパスをまとめることができたが、
その中で強調されていたのは、微生物学的研究を行いたいという欲望の中でSARS危機が果たしている役割だった。

(27) この方法は特に、レベル3の実験室を使用することなしに用いられていた。次を参照。I. Nefkens, J.-M. Garcia et alii, « Hemagglutinin Pseudotyped Lentiviral Particles: Characterization of a New Method for Avian H5N1 Influenza Sero-Diagnosis », Journal of Clinical Virology, 39, 2007, pp. 27-33.

(28) 「野生的な」ウイルスから「飼い馴らされた」ウイルスへの変形は、新たな科学的問題を提起した。なぜカンボジアのH5N1ウイルスはキメラウイルスへと容易に変形することができたのに、安徽のH5N1ウイルスはできないのだろうか？　この問いに答えるため、種間の系発生やウイルスの遺伝子コードが研究された。

(29) 次を参照。H. Landecker, Culturing Life. How Cells Became Technologies, Cambridge, Harvard University Press, 2007.

(30) ジャンの作業を観察しているうちに、実験室とは「ウイルスを養う」場所であるという仮説が浮かんできたのだが、私がそれを彼に知らせると、彼はそれが、研究者の中にある「有機体感覚（feeling for the organism）」に関するバーバラ・マクリントック［一九〇二─一九九二。アメリカ合衆国の細胞遺伝学者］の発言と一致していることに気づかせてくれたのだった。この感覚によって、（仏教思想に近い歩みに従って）自我の予断が排され、有機体の内的な運動が分かるようになるのである。実際マクリントックは、トウモロコシの細胞内の遺伝子転移を研究することによって細胞遺伝学を覆したのだった。これは、［フランソワ・］ジャコブと［ジャック・］モノーが行った大腸菌に関する研究が引き起こした分子生物学の革命に匹敵するほどの科学的革命だった。マクリントックの研究によって、トウモロコシは遺伝学的特性の総体として把握されると同時に、栽培（growあるいはbreed）すべき細胞が集まってできている全体性として見えるようになった。「何年にもおよぶ集中的で系統的な観察とその解釈（彼女はこれを「見たものを総合する」と呼んだ）を通じて、マクリントックは細胞のなかの世界のすぐれて明確である一つの理論的な表現をうちたてていた。トウモロコシの育つありさまに目を注ぎ、トウモロコシの葉や穀粒にあらわれるパターンを調べ、染色体の構造を顕微鏡のなかに観察するときに、彼女は秩序ある世界を直接に見たのである。『自

然という本』は同時に、肉体と心の眼によって読みとられるのであった」。E. Fox-Keller, *A Feeling for the Organism. The Life and Work of Barbara McClintock*, New York, W. H. Freeman and Company, 1983, p. 148.〔エブリン・フォックス・ケラー『動く遺伝子――トウモロコシとノーベル賞』石館三枝子／石館康平訳、晶文社、一九八七年、二三三頁。〕

（31）　ウイルスは最初、一九三〇年代に植物細胞において同定され、その後で動物細胞において追跡された。このとき、前者において準備されていた実験テクニックが、後者へと移されたのである。次を参照。A. N. H. Creager, *The Life of a Virus. Tobacco Mosaic Virus as an Experimental Model, 1930-1965*, Chicago, University of Chicago Press, 2002.

（32）　次を参照。P. Forterre et D. Prangishvili, « The Origin of Viruses », *Research in Microbiology*, 2009, pp. 1-7.

（33）　次を参照。P. Österlund *et alii*, « Pandemic H1N1 2009 Influenza A Virus Induces Weak Cytokine Response in Human Macrophages and Dendritic Cells and is Highly Sensitive to Antiviral Actions of Interferons », *Journal of Virology*, février 2010, pp. 1414-1422.

（34）　次を参照。F. M. Burnet, *The Clonal Selection Theory of Acquired Immunity*, Londres, Vanderbilt, 1959, et A.-M. Moulin, *Le Dernier Langage de la médicine. Histoire de l'immunologie de Pasteur au sida*, Paris, PUF, 1991.

結論　パンデミックは神話か？

（1）　現実性の社会的構築に関する議論における不確実性の役割については、次を参照。L. Boltanski, *De la critique*, Paris, Gallimard, 2008. リュック・ボルタンスキーは、定まったフレームによって規定されている「現実性」と、この現実性を批判するために必要なものが詰まっている諸存在の総体としての「世界」とを区別している。私はこの区別に着想を得て、自分なりに「流感世界」を構築したのだ。

（2）　さまざまな闘技場《アリーナ》を移動する科学者たちの能力に関しては、次を参照。N. Dodier, *Leçons politiques de l'épidémie de sida*, Paris, Éditions de l'EHESS, 2003. 生物との関係における緊張関係を管理するという政治的作業に関しては、次を参照。L. Boltanski, *La Condition fœtale*, Paris, Gallimard, 2004.

（3）　次を参照。D. Sperber, *La Contagion des idées. Théorie naturaliste de la culture*, Paris, Odile Jacob, 1996.〔ダン・スペルベル『表象は感染する――文化への自然主義的アプローチ』菅野盾樹訳、新曜社、二〇〇一年。たとえば次の箇

所を参照。「人間の個体群にそれよりはるかに多数のウイルスの個体群が宿っていると言いうるように、人間の個体群には、はるかに多数の心的表象の個体群が宿っていると言うことができる。これらの表象のほとんどは、一つの個体（個人）の中にだけ見出される。しかしながら、中には他の個体に感染する表象がある。〔……〕感染（あるいは他の場合には模倣）によって、ある表象は人間の個体群のなかに蔓延し、この個体群のあらゆるメンバーに、何世代もの間、そのまま宿りつづける、という結果を招くかもしれない。このように広くはびこり長続きする表象が、文化的表象の典型的事例である」（四五頁）。〕

（4）　噂の社会的算出に関しては、次を参照。J. Bonhomme, *Les Voleurs de sexe. Anthropologie d'une rumeur africaine*, Paris, Le Seuil, 2009.

（5）　次を参照。J. L. Austin, *Quand dire c'est faire (How to do Things with Works)*, Paris, Le Seuil, 1970.〔J・L・オースティン『言語と行為』坂本百大訳、大修館書店、一九七八年。「行為遂行的」という言葉については、次の説明を参照。「この行為遂行的という名称は、『行為（action）』という名詞とともに普通に用いられる動詞『遂行する（perform）』から派生されたものである。したがって、この名称を用いる意図は、発言を行うことがとりもなおさず、何らかの行為を遂行することであり、それは単に何ごとかを言うというだけのこととは考えられないということを明示することである」（一二頁）。〕

（6）　次を参照。C. Rosental, *La Trame de l'évidence. Sociologie de la démonstration en logique*, Paris, PUF, 2003, et Y. Citton, *Mythocratie. Storytelling et imaginaire de gauche*, Paris, Amsterdam, 2010. Yves Citton は、諸個人の想像物を統御《コントロール》することを目指す権力的操作として「ストーリーテリング」を分析することに反対している。彼によれば「ストーリーテリング」は、注意力のエコノミーによって「欲望と信念の流れ」を方向づけること、すなわち共有されている情動を制御することである。だから彼は神話を「シナリオ化する言葉」と定義しているのである（p. 90）。

（7）　まさにこの意味において、数学者のブノワ・リトーは神話の概念を取り上げ直し、気候温暖化が人間に由来するとのテーゼを批判しているのである。B. Ritaud, *Le Mythe climatique*, Paris, Le Seuil, 2010.

（8）　N. King, « Security, Disease, Commerce: Ideologies of Postcolonial Global Health », *Social studies of Science*, 32/ 5-6, 2002, p. 767.

（9）　*Ibid*., p. 779.

（10）　P. Wald, « When Myth Meets Medicine », *Contagious. Cultures, Carriers, and The Outbreak Narrative*, Durham, Duke University Press, 2008, p. 9.

（11）　次を参照。P. Farmer, *Infections and Inequalities. The Modern Plagues*, Berkeley, University of California Press, 1999.

（12）　次を参照。H. Bergson, *Les Deux Sources de la morale et de la religion*, Paris, PUF, 2008.〔アンリ・ベルクソン『道徳と宗教の二つの源泉』合田正人／小野浩太郎訳、ちくま学芸文庫、二〇一五年。閉じた社会と開かれた社会、および神秘主義に関しては、次のように書かれている。「閉じた社会とは成員が相互に支え合う社会であり、彼らは自分たち以外の人間たちに無関心で、つねに攻撃か防御の態勢を取っており、要するに戦闘的な態度を取ることを強いられている。〔……〕開かれた社会は、原理上人類全体を包み込むような社会である。この社会は、人類精鋭の数々の魂に断続的に夢想され、創造されるたびに自分の持つ何ものかを実現する。各々の創造は、人間の多少とも深い変形によって、それまで乗り越えることが不可能であった困難を乗り越えることを可能にする。〔……〕将来を先取りすることで鍛造されたいかなる観念も、獲得物〔……〕の総体を表すことができなかったのだから、閉じたものを開くこれらの継続的努力も正確には一つの理想の漸進的実現ではなかった。とはいえ、努力の多様性は唯一独特な何か、すなわち、一つの弾み《エラン》へと確かに集約されるだろう。〔……〕もし個体がこの弾みを完全に意識し、彼の知性を囲む直観の縁暈が拡張されて対象を全面的に覆うならば、それは神秘主義的な生である。このようにして生じる動的宗教は、作話機能に由来する静的宗教に対立するが、それは開かれた社会が閉じた社会に対立するのと同様である」（三六七―三七〇頁）。そしてベルクソンにとって神話とは、何よりもこの「作話機能」が生み出すものであった（「この機能には、小説、戯曲、神話ならびに神話に先立って存在したすべてのものが属している」（一四八頁））。〕

（13）　これは、人類学者のシュテファン・ヘルムライヒが「ガイア社会」と呼んでいるものである。この概念は、ジェームズ・ラブロックからは、地球が脆い一つの有機生命体を構成しているとする「ガイア仮説」を継承し、ポール・ラビノウからは、生物に関する新たな知識に基づく社会的集団構成としての「生《バイオ》社会」の概念を受け継いでいる。次を参照。S. Helmreich, *Alien Oceans*, *op. cit*., p. 11.

（14）　次を参照。J. M. Carroll, *A Concise History of Hong Kong*, Hon Kong, Hong Kong University Press, 2007, pp. 150-160.

（15）　次を参照。M. Perrot, *Jeunesse de la grève. France 1871-1890*, Paris, Le Seuil, 1984, p. 25.「直情的で、怒りっぽく、本当に粗野な繊維ストライキは、悪い知らせや、労働者の解雇などが告げられるや否や、直ちに生まれる。（……）繊維ストライキは、大部分の時間は工場に封じ込まれているため、他のいかなるストライキよりも拡張性が高い。それは指令によってではなく、模倣によって、伝染によって広まっていく。労働者たちが『他人と同じようにしたいと望むこと』によって、疫病が通りを、街を、そして時には一地方全体を支配するのだ」。

（16）　G. Sorel, *Réflexions sur la violence*, Paris, Pages libres, 1908, p. 96.〔ジョルジュ・ソレル『暴力論』今村仁司／塚原史訳、岩波文庫、二〇〇七年、二〇二頁。〕

（17）　次を参照。G. Sorel, « L'éthique du socialisme », in *La Décomposition du marxisme*, p. 137.「社会主義者が想像する最終的体制は、社会学的予測によって定まった日付に固定されることができない。それは現在のうちにあるのだ――それは私たちの外にあるのではない。それは私たち自身の心の中にあるのだ。社会主義は、私たちの眼差しのもとで日々実現されている。私たちが、社会主義者の振る舞いがどのようなものかを思い描くかぎりにおいて。私たちが、諸制度を管理することができるかぎりにおいて。そして、その後で、社会主義者の倫理が私たちの意識と生活の中に形成されるかぎりにおいて。これらの原則がしっかりと理解されるとき、人は、破局がいつも遠のいているという見通しや、共産主義も無際限に遠のいているという見通しによって幻想を抱くことをやめるだろう。そのとき人は諸々の古い教義を変形することになるだろう。社会学的な教義は、倫理的な教義になるだろう」。神話に関するソレルの発想の源泉の紹介としては、次を参照。W. Gianinazzi, *Naissance du mythe moderne. Georges Sorel et la crise de la pensée savante*, Paris, Éditions de la MSH, 2006. ゼネストをめぐる議論の紹介としては、次を参照。M. Checua (éd.), *Déposséder les possédants. La grève générale aux temps héroïques du syndicalisme révolutionnaire (1895-1906)*, Marseille, Agone, 2008. この文献には、とりわけ次のような驚くべき言い回しが見られる。「ゼネストを準備するのは理に適っている。しかしそれを組織すると主張するのはかなりの自惚れである」（p. 61）。

（18）　*Le Point*, n° 1721, 8 septembre 2005, p. 64.

（19）　ある階級の別の階級に対する支配を、〔両階級の〕可動性の差分によって分析するこのようなやり方は、次の文献で提示されている。L. Boltanski et E. Chiapello, *Le Nouvel Esprit du capitalisme*, Paris, Gallimard, 1999.〔リュック・

ボルタンスキー／エヴ・シャペロ『資本主義の新たな精神（上）（下）』三浦直希／海老塚明／川野英二／白鳥義彦／須田文明／立見淳哉訳、ナカニシヤ出版、二〇一三年。「可動性」に関しては、たとえば次の箇所を参照。「最も可動的な人びとは、連鎖のすべての段階で、自身の可動性の低下と引き換えに、より可動性の低い人びとから剰余価値を奪う。企業は、工場移転の脅しの一時停止と引き換えに、従業員の賃金を減らし、そして／あるいは雇用を不安定化させる。投資家は、長期投資と引き換えに、より高い報酬を求める。〔……〕このように、今日では可動性の偏差は、非常に評価される新商品である。この商品はすぐに値上がりし、その支払いをするのは『遅い者たち』だけである」（下巻一一五頁）。〕

（20） 社会の確かさに関する理論に関しては、次を参照。E. Didier, *En quoi consiste l'Amérique? Les staistiques, le New Deal et la démocratie*, Paris, La Découverte, 2009.

（21） « De la grippe », in C. Péguy, *Œuvres en prose complètes*, Paris, Gallimard, 1987, p. 402.

（22） ペギーは微生物の概念を中立的に用いているが（それらは「その存在に固執する」ようにするだけなのだ（« De la grippe », p. 402.)）、ウイルスの概念については、毒という意味で用いている（「若く健康な身体に入り込んだかくも古代的なウイルスが必要だったのだ。そしてそのことを無防備に言わねばならないのだ。かくも苦々しく、かくも神聖なウイルスが必要だったのだ」（« Note conjointe sur M. Descartes », *Œuvres en prose 1909-1914*, Paris, Gallimard, 1957, p. 1368.)）。

（23） レヴィ＝ストロースの「変形〔変換〕」概念は、最近以下の文献で再検討の対象となった。Emmanuel Desveaux, *Quandratura americana. Essai d'anthropologie lévi-straussienne*, Genève, George, 2001, et *Spectres de l'anthropologie. Suite nord-américaine*, Montreuil, Aux lieux d'être, 2007; Gildas Salmon, « Logique concrète et transformation dans l'anthropologie structurale de Claude Lévi-Strauss », thèse de doctorat en philosophie soutenue à l'université Paris I, le 27 novembre 2009.

（24） C. Lévi-Strauss, « Comment meurent les mythes », *Anthropologie structurale deux*, Paris, Plon, 1996, p. 301.〔C・レヴィ＝ストロース「神話はいかにして死ぬか」泉克典訳、『現代思想』二〇一〇年一月号（第三八巻、第一号）。〕

（25） 「神話の思考が示す再生能力の豊かさには、何やら不可思議なものがある。神話の思考は、一つの問題について一つの答えを出すだけでは満足することがない。出された回答はただちに一連の変形作用に組み込まれ、そこから可能な回答すべてが、一度にあるいは連続的に派生する。複数の概念がさまざまに組み合わされて、個々の価値と機能が入れ替ったり、対立したり、反転したりして、それが、結合関係の可能性が減損するか枯渇するまで続く。出発点で、ある種の知的直観力が世界または世界のある領域を、多様な対立関係をもつ辞項の形で捉える。しかし知的直観力はさらに先へ進む。対立関係のこの図式の網の目は、粗くなったり細かくなったりする。図式の諸相のあいだにはホモロジーがあるから、図式は論理的な伝播力で拡散し、拡散した図式は当初の相に含まれる相、または当初の相を含む相を得ることになる」（C. Lévi-Strauss, « De la possibilité mythique à l'existence sociale », in *Le Regard éloigné*, Paris, Plon, 1983, p. 233.〔クロード・レヴィ゠ストロース「神話の可能性から社会的実存へ」『はるかなる視線（2）（新装版）』三保元訳、みすず書房、二〇〇六年、二五六―二五七頁〕。）

（26）　*Histoire de lynx*, in C. Lévi-Strauss, *Œuvres*, Paris, Gallimard, 2008, p. 1428.〔クロード・レヴィ゠ストロース『大山猫の物語』渡辺公三／福田素子／泉克典訳、みすず書房、二〇一六年、二五九頁。〕

（27）　*La pensée sauvage*, in C. Lévi-Strauss, *op. cit.*, p. 802.〔クロード・レヴィ゠ストロース『野生の思考』、前掲書、二七三頁。〕

（28）　私は〔神話という〕この概念を、ハンス・ブルーメンベルクによって、形態変化《メタモルフォーゼ》の力と破局主義的な強制に挟まれたものとして描かれた意味において用いている。「神話が乗り越えた強制や恐怖を思い出すことなしには、神話が特性として有している自由――反復する力とは対照的な変異の喜びとしての自由について理解することはできないだろう」（H. Blumenberg, *La Raison du mythe*, Paris, Gallimard, 2005, p. 67.）。

（29）　次を参照。V. Debaene, *L'Adieu au voyage*, Paris, Gallimard, 2010.

訳註

序論　動物疾病の人類学

（一）　二〇〇三年以降、東南アジアを中心に世界中の鳥のあいだで蔓延している動物疾病。ヒトへの感染症例や死亡症例も多数報告されている。FAO（国際連合食糧農業機関）やOIE（国際獣疫事務局）などを中心に、発生阻止のための措置が講じられている。特に水禽（カモやアヒルなど）は一六種類すべてのHA亜型と九種類すべてのNA亜型を保有していることから、新型インフルエンザウイルスを生み出す母体となっており、こうしたウイルスが「種の壁」を越えて流行する中で、ヒト型の新型インフルエンザウイルスが出現することが懸念されている。

（二）　ロバート・ウェブスターらが一九七〇年代に行った研究によって、「種の壁」を越えるインフルエンザウイルスの感染（人獣共通感染症）が明らかになった。

（三）　この言葉は、具体的な機械装置（たとえば「警報装置」）だけではなく、むしろそれを含む社会的布置（たとえば「防犯対策」）を指す言葉である。この概念について、ミシェル・フーコーはある対談で次のように述べている。「私がその名のもとにつきとめようとしているのは、第一に、ことさら不均質なある全体であって、もろもろの言説や、制度や、建築上の整備や、法規に関する決定や、法や、行政的措置や、科学的言表や、哲学的・道徳的・博愛的命題を含んだものです。要するに、語られたことも語られないことも。それが装置の諸要素です。装置そのものは、これらの要素間に作ることのできるネットワークなのです。第二に、装置においてつきとめたいのは、まさにこれらの不均質な要素のあいだにある絆の性質です。〔……〕第三に、装置でもって、私は一種の――言うならば編成体《フォルマシオン》を意味しています。その編成体は、歴史の一定の契機において、ある緊急事に応えるという主要な機能をもっていました。装置は、したがって卓越した戦略機能をもっています」（「ミシェル・フーコーのゲーム」（増田一夫訳）『ミシェル・フーコー思考集成（Ⅵ）――セクシュアリテ／真理』筑摩書房、二〇〇〇年、四一〇―四一一頁。）

（四）　ＤＮＡウイルスはゲノムとしてＤＮＡを持つウイルスであり、これが宿主細胞の中でｍＲＮＡに転写され、蛋白質を合成して増殖する。それに対してＲＮＡウイルスはゲノムとしてＤＮＡを持たない（逆転写酵素によって複製されるＲＮＡウイルスを特にレトロウイルスと呼び、ＨＩＶ、ＳＩＶ、コロナウイルスなどがこれに含まれる）。ＲＮＡウイルスは化学的な反応性が高い上、複製時のエラー率も高いため、物質としての安定性が前者に比べて劣るが、その反面、急速に変移を繰り返すことができる。

（五）　ウイルスは絶え間なく変移し、すでに成立している免疫機構を逸脱する。これを抗原性の変異と呼ぶ。こうした変移には、抗原ドリフト（抗原連続変移）と抗原シフト（抗原不連続変移）の二種類がある。前者は、ウイルスが時間の経過とともに小規模な変異を重ねて抗原性を変化させることであり、後者は二つ以上の異なるウイルスが組み合わされ、遺伝子再集合が起き、異なる抗原性を有する新型のウイルスが形成される劇的な変化を指す。

（六）　大抵の場合、インフルエンザウイルスと言えばA型かB型を指すが、分類上はC型も存在する。Ｂ型同様、主にヒトに感染するが、感染力は弱く、爆発的に流行することはほとんどない。

（七）　エボラウイルスは、ラッサ熱、マールブルグ病、クリミア・コンゴ出血熱と並ぶウイルス性出血熱（ＶＨＦ）の一つ、エボラ出血熱（ＥＶＤ）を引き起こす。発症初期には発熱、頭痛、咽頭痛など、インフルエンザと同様の症状を呈し、重症化すると出血、ショックによりしばしば死に至る。感染者の血液、体液、吐瀉物、排泄物を介してヒトからヒトへ感染し、パンデミック化する。二〇一四年二月には、ギニア、シエラレオネ、リベリアにおいて流行した後、パンデミック化した。ＨＩＶはヒト免疫不全ウイルスで、免疫細胞を破壊し、ＡＩＤＳ（エイズ）〔後天性免疫不全症候群〕を引き起こす。ＡＩＤＳの初期症状は風邪やインフルエンザと変わらず、感染後に長い無症候期（五年から一〇年）に入るため感染そのものが気づかれにくく、隔離などの措置を講ずることが難しいという特徴がある。そのあいだに感染者の体内でＨＩＶが増殖し、性的感染、血液感染、母子感染によって伝播する。感染者は徐々に免疫力が低下し、体内におけるウイルスや細菌やカビの増殖を抑制することができなくなり、肺炎や腸炎などの疾病を患うことになる。

（八）　新たに発見された病原体による感染症。必ずしも新種の病原体が原因とは限らない。一九九〇年に発表されたWHOの定義によれば、新興感染症とは、「かつては知られていなかった、この二〇年間に新しく認識された感染症で、局地的あるいは国際的に公衆衛生上の問題となる感染症」である。

第一章　バイオセキュリティをめぐる回り道

（一）　いわゆる狂牛病危機（BSE〔牛海綿状脳症〕問題）にたいして行われた措置。狂牛病自体はすでに報告されていたが、一九九六年にイギリスにおいてヒトへの転移（変異型クロイツフェルト・ヤコブ病の発症）が発見され、大きな騒動となっていた。

（二）　この語（participation）は、レヴィ＝ブリュールの用語法の中では通常「融即」と訳される。彼は次のように述べている。「我々が経験と呼び、現象間の前後関係と呼ぶものをそのまま受け入れ、その印象を受動的に受け得る精神は原始人の間には見出されない。反対に、これらの精神は既に多数の集団表象によって前から占領されて居り、それらの表象の力でどんなものでも、生物であれ、無生物であれ、或は人の手で造られた道具類であれ、常に神秘的作用力を強く帯びて現われる。〔……〕さてこれらの関係の中には決して欠如することのない一つの要素がある。形態と程度には差があるが、それらの関係はすべて集団表象の中で結びつけられた生物、事物の間に一つの『融即』を含んでいる。この理由から、私はこれらの表象の繋ぎ合わせ方及び既成連繫を支配している『原始』心性特有の原理を、他により適当な言葉がないので融即律と呼ぶことにしよう」（レヴィ・ブリュル『未開社会の思惟（上）』山田吉彦訳、岩波文庫、九三—九四頁）。

（三）　同時期には、国立公衆衛生研究所（INVS）やフランス環境安全庁（AFSSE）も設立され、衛生安全国家委員会（CNSS）のもとで共同作業を行った。なおこの機関は二〇一〇年七月に、フランス環境労働衛生安全庁（AFSSET）と共に国立食品環境労働衛生安全庁（ANSES）に統合されている。

（四）　ここで「局」あるいは「機関」と訳しているのは「agence」という語であるが、この言葉は、「広告代理店」

「職業紹介所」というように、何らかの業務を代理したり取り次いだりする仕事を意味することもあるため、広い意味では、当事者たちが属する「システムの再編」が行われる場所と理解することができるだろう。

（五）　狂牛病危機に際して、一九九六年三月にイギリスで新変異型クロイツフェルト・ヤコブ病症例が報告されたことを受け、同年四月に、ドミニク・ドルモンを議長として設立された省庁間専門家委員会。

（六）　証拠がはっきりしない段階であっても、対策を講ずるという原則であり、特に新しく開発された技術（遺伝子組換えなど）に対して、科学的に因果関係が十分証明されていない場合であっても、その使用を規制する措置を取るという原則である。

（七）　農場や病院などにおいて、微生物を含めた生物がもたらす脅威に対抗するために講じられる措置の総称。たとえばマスクは、咳やくしゃみによる飛沫によってウイルスが拡散すること（飛沫核感染）を防ぐ措置であり、手洗いは、インフルエンザウイルスのエンベロープを破壊することで感染を予防する措置である。

（八）　「アメリカ炭疽菌事件」として知られる出来事。同時多発テロ直後の二〇〇一年の九月と一〇月に、アメリカ合衆国のテレビ局、出版社、議員に対して、炭疽菌が封入された容器が入った封筒が送りつけられ、少なくとも二二名が感染症を発症し、そのうち五名が死亡した。

（九）　二〇〇五年八月にアメリカ合衆国の東南部を襲った大型のハリケーン。死亡者数は一八〇〇人以上。被災後の政府の対応に批判が集まった。

（一〇）　一九七六年二月に、アメリカ合衆国ニュージャージー州のフォートディクスにある陸軍基地において、一九歳の二等兵が豚インフルエンザに感染して死亡した事件。感染の拡大を恐れた当時のフォード大統領は、同年一〇月巨額を投じてワクチン接種キャンペーンを行ったが、ワクチンによる副作用が疑われたこともあり、一二月にプログラムを中止した。結局約四〇〇〇万人が予防接種を受けたとされるが、約四〇〇名がギラン・バレー症候群〔筋肉を動かす運動神経の障害〕になり、そのうち二五名が死亡した。

第二章　自然に面した衛生前哨地

（一）　国際金融中心の背後にはビクトリアピークが聳え、山頂には獅子亭という展望台がある。また、環球貿易広場の足元には九龍公園が広がっている。

（二）　SARS（サーズ）は重症急性呼吸器症候群の通称。SARSコロナウイルスが引き起こす感染症である。症状は、発熱、咳、呼吸困難など。咳やくしゃみによる飛沫感染によって伝播すると考えられている。二〇〇二年七月に広東で発生し、二〇〇三年七月に制圧が宣言されるまで、八〇〇〇名以上の感染者と七〇〇名以上の死亡者を出した。国際金融中心の第二期ビルが完成したのも、二〇〇三年七月であった。なお二〇一五年には、同じく新型のコロナウイルスによって引き起こされたMERS（マーズ）（中東呼吸器症候群）が、中東地域を越えて韓国でも流行した。

（三）　一九三九年に設立された、国内最大の政府基礎研究機関。パリに位置する。現在六つの科学研究部門に分かれており、「フランス現代中国研究センター（CEFC）」はその中の「人文科学及び社会科学（SHS）」部門に属している。

（四）　いわゆる六四天安門事件のこと。一九八九年六月四日に、北京の天安門広場において学生や一般市民のデモが行われたが、それに対して、全国から集められた一五万の中国人民解放軍による武力弾圧が行われた。死傷者多数。事件の詳細に関しては明らかにされていない。中国政府による隠蔽工作も指摘されている。香港では事件直後に一〇〇万人以上を動員する大規模なデモが開催され、その後も毎年、犠牲者を追悼する集会が開かれている。

（五）　一九九〇年四月に公布され、香港返還とともに一九九七年七月に施行された「香港特別行政区基本法」以来、独立した行政機関と立法機関を持ちながら、中華人民共和国に属するという点で、香港に住む人々のアイデンティティはつねに両義的なものとなっている（「一国二制度」）。軍事的には人民解放軍が香港に駐屯し、政治的にも北京政府が香港政府の人事権を一部握っている。しかしその一方で、香港には中国の人民元とは異なる通貨（香港ドル）が流通しているし、香港と深圳のあいだの移動は、同国内であるにもかかわらず、国境を跨ぐ際と同じようにパスポートや通行証が必要である。また香港人の自治権に対する意識は高く、民主化運動の在り方に関して、しばしば主導権を握ろうとする北京政府と対立し続けている（二〇〇三年の「五〇万人デモ」や二〇一四年の「雨傘運動」など）。

（六）　他人にウイルスや細菌を感染させやすい体質を持った患者のこと。糖尿病などの基礎疾患を持っているために免疫力が低下しているため、体内でのウイルスの増殖を抑制できないことが原因と考えられている。

（七）　イタリア人の内科医。国境なき医師団イタリア支部の会長を務めた。二〇〇三年、最初にSARSを新しい感染症として認定し、WHOに報告するとともに、ベトナム政府に対してWHOへの支援を説得し、感染拡大に対する早期の対策に貢献した。

（八）　一九四六年にアメリカ合衆国ジョージア州に設立された、感染症対策に関する総合研究所。

（九）　ドイツの細菌学者ロベルト・コッホ（一八四三―一九一〇）が提唱した、感染症の病原体を特定する際の基本指針。

（一〇）　中国政府は、二〇〇三年のSARSに際しては徹底した情報隠蔽によって国際的な非難を浴びたが、二〇〇四年から二〇〇五年の鳥インフルエンザ・パンデミックに際しては、胡錦涛国家主席がアメリカ合衆国のブッシュ大統領と共同声明を発表するなど、国際協調路線を打ち出した。

（一一）　イギリスによる香港の植民地支配は一八四三年に開始されたが、すでに一八四一年にイギリス海軍は香港島を占領しており、このとき香港警察が設立された。世界ではロンドン警視庁に次いで二番目の、そしてアジアでは初の現代的警察機関とされる。設立当時は、香港住民だけでなく、イギリス領インド帝国を含むイギリス帝国の各地から警察官を募った。

（一二）　フランス生まれの微生物学者。主にアメリカ合衆国のロックフェラー研究所で働いた。主著に『健康という幻想』など。

（一三）　鳥類保護を目的とする国際NGO。一九二二年に国際鳥類保護会議（ICBP）として発足したが、現在は数多くの鳥類保護団体が加盟する国際的環境保全ネットワークとなっている。

（一四）　自然環境保護を目的とする世界最大規模の国際NGO。一九六一年にニューヨークで設立された。特に野生動物の保護のため、世界各国の国立公園を管理している。

第三章　家禽経営

（一）　鳥インフルエンザはアヒルなどの水禽を自然宿主としており、その腸管内で増殖し、糞便を通じて湖や河に放出され、その水を飲んだ別の水禽に経口感染する。水禽は症候を示さぬまま活動を続けるので、ウイルスが拡散し続けることになる。しかし養鶏場で飼育されているニワトリなどの家禽はこうした抵抗力を持たず、直ちに発症する。なお、発症までに長い場合十年以上も無症候期が続くエイズの感染者も、無症候キャリアの代表例である。

（二）　香港の新界と接する中国屈指の大都市。「改革開放」政策によって定められた経済特区の一つで、「中国のシリコンバレー」と呼ばれるほど発展した。「民工」と呼ばれる移民労働者が多いことでも知られている。

（三）　人民解放軍は、中国共産党が指導する中華人民共和国の軍隊。香港にも駐留部隊が存在するが、特別行政府の自治性に配慮して、隊員の外出なども厳しく制限されているため、香港領土内で目撃されることは少ない。

（四）　中国における戸籍のこと。「農村戸籍」と「都市戸籍」の二種類が存在し、変更は難しい。「農村戸籍」しか持たずに都市に住む出稼ぎ労働者を「民工」と呼ぶが、「都市戸籍」所有者からの差別などの問題を抱えている。

（五）　鄧小平（一九〇四―一九九七）。三度の失脚を乗り越えて中華人民共和国の最高指導者に登りつめたことから、「不倒翁」と呼ばれる。「四つの近代化」を掲げ、社会主義経済に市場経済の導入を図るなど、前任の毛沢東が行った文化大革命によって疲弊した中国経済の再建に取り組んだ。一九七八年に「改革開放」を新政策として採択し、経済特区の設置、人民公社の解体、外国の資本や技術の導入などを推進した。これにより中国経済は、三〇年間余り驚異的な成長を続けることになる。しかしその一方で、市場の急速な拡大は格差や腐敗を生み出し、一九八九年には六四天安門事件が勃発したが、これに際して鄧小平は武力的弾圧など強硬路線を採用した。

（六）　SARSウイルスを「殺し屋《キラー》」ウイルスと呼ぶ場合があることに掛けたのだろう。

（七）　一九六八年六月に香港で発生したインフルエンザ・パンデミック。

（八）　毛沢東（一八九三―一九七六）の政治思想がもつ反エリート主義、反知性主義的側面は、特にフランスにおいてジャン＝ポール・サルトルや、その後のいわゆる「六八年世代」の知識人たちを魅了した。「一九六八年にフランスには約一五〇〇人のマオイスト〔毛沢東主義者〕がいた、と推定される。そのうちおよそ三五人がフランス最高有名大学の地位にある高等師範学校に集中していた。〔……〕一九七〇年代の初期には、サルトルやフーコーや『テル・ケル』グループなどのメジャーな知識人は、『アンガージュマン』の価値を実現するのに最も効果的な方法として、マオイズム〔毛沢東主義〕に引き寄せられた」（リチャード・ウォーリン『1968：パリに吹いた「東風」：フランス知識人と文化大革命』福岡愛子訳、岩波書店、二〇一四年、一六―一七頁）。

（九）　二〇〇七年三月、アメリカ合衆国で、中国で製造された小麦グルテンを含むペットフードを食べた動物が腎不全によって大量に死亡したことが報道され、多くのメーカーによる大量のリコールに至った。影響はヨーロッパや南アフリカにも伝わった。アメリカ食品医薬品局（ＦＤＡ）は、有力な原因として小麦グルテン中のメラミンを挙げた（後にシアヌル酸も付け加えられた）。

（一〇）　メラミン混入粉ミルク事件とも呼ばれる。事件の発端は、二〇〇八年九月に中国衛生部が三鹿集団の粉ミルクからのメラミン検出を公表したことである。五万四〇〇〇人以上の乳幼児が腎臓結石の被害を受け、少なくとも四人が死亡した

（一一）　企んだ陰謀や犯罪が発覚してしまうこと。宋の秦檜《シンカイ》が東向きの窓の下で岳飛《ガクヒ》の殺害計画を立てたという逸話に由来する。

（一二）　マテルはアメリカ合衆国カリフォルニア州に本拠地を置く世界最大の玩具メーカーの一つ。「バービー人形」が有名。二〇〇七年八月、中国で製造された製品に使用された塗料に規定以上の鉛が含まれていた可能性があるとして、マテル社は世界規模の大量リコールを発表した（直後の九月に、マテル社の幹部が「中国における製造の問題ではない」と謝罪している）。

（一三）　鄧小平引退後の一九九二年、江沢民・朱鎔基政権のもとで中国は再び「改革開放」政策を打ち出し、大きな経済成長を果たした。

第四章　仏教的批判

（一）　一九四七年八月、イギリスの植民地であったインド帝国が解体し、インド連邦とパキスタンが分離独立した。すでに帝国内では多数派のヒンドゥー教徒と少数派のイスラム教徒が激しく対立していたが、分離独立が合意されると、前者はインド連邦地域へ、後者はパキスタン地域へ強制的に移動させられ、難民化し、暴動や虐殺が相次ぐ惨事となった。その後三度に渡ってインド＝パキスタン戦争が勃発している。

（二）　レヴィ＝ストロースは、一九四九年に『親族の基本構造』を発表したものの、コレージュ・ド・フランス教授選挙に際しては二度の落選という憂き目に会っていた（一九五九年にメルロ＝ポンティらの尽力により当選）。一方、

一九五五年に出版された『悲しき熱帯』は、センセーショナルな反応を巻き起こした。

（三）　フランスの民族学者。一九三七年、パリに人類博物館（Musée de l'homme）を設立した。南アメリカには元来オーストラリアやメラネシアから船で渡ってきた人々が住んでいたとする説を提唱した。

（四）　次を参照。港千尋『レヴィ＝ストロースの庭』、NTT出版、二〇〇八年。

（五）　二〇〇三年に日本で分離されたウイルスは、韓国のニワトリにおける発生や、中国広東省における発生において分離されたウイルスと高い相同性を示し、同じ遺伝子型Vに分類されたが、一方タイやベトナムで流行したウイルスは遺伝子型Zに属するものであった。なお本書第一章で言及されている中国青海省で死亡した水鳥から発見されたウイルスの遺伝子型はZであった。

（六）　今日この言葉は、「清潔」を指すことが多いが、元来は「生を衛《まも》る」という意味であり、今日で言う「保健」の語に近い意味で使われていた。日本では明治時代に、ドイツ語の「hygiene」に対する訳語として定着した。

（七）　華北最大の貿易港を有する国際都市。一九世紀後半から二〇世紀初頭にかけて、イギリス、フランス、日本など、数多くの国々が租借地を設置した（「天津租界」）。

（八）　一九三七年から一九四五年まで続いたいわゆる日中戦争（中国から見れば「抗日戦争」）。一九三一年の関東軍による南満州占領（満州事変）、そして一九三二年の満州国建国に端を発し、一九三七年に日本軍と中国軍（国民党軍）が衝突する事態に至った（盧溝橋事件）。その後日本は一九四一年に戦線をフランス領インドシナに拡大し、太平洋戦争に突入する。

（九）　バイオセーフティレベルは、WHOが制定した実験室生物安全指針に基づく、細菌やウイルスを扱う実験室の安全性に関する格付け指標。四つのレベルに分けられ、バイオセーフティレベル4（BSL‐4）が最も高いリスクグループを扱う施設である。アメリカ疾病予防管理センター（CDC）の実験室が有名。日本にある二箇所とは、国立感染症研究所（東京都武蔵村山市）と理化学研究所筑波研究所（茨城県つくば市）。

（一〇）　正確に言えば、一九九〇年四月に撒かれたのはボツリヌス菌であったが、一九九三年の六月と七月に撒かれたのは炭疽菌であった（亀戸異臭事件とも呼ばれている）。どちらの生物兵器も未遂に終わったため、化学兵器（サリンやVXガスなど）の開発に力を入れるようになったとされる。

（一一）　一九六〇年代から一九九〇年代まで活動したカンボジアの政治的武装組織。一九七〇年にカンボジア民族統一戦線を結成し、一九七五年にプノンペンを占領、翌年に国名を民主カンプチアに変更した。シハヌーク国王を担ぎ、ポル・ポトを首相として、極端な共産主義政策（通貨の廃止、私有財産の没収など）を打ち出したが、この反近代的政策は国家を大きく貧窮させた。ポル・ポトは自身の失策を認めず、クメール・ルージュ内部の粛清と「反革命」的国民の虐殺に明け暮れた。これに対し、粛清を逃れた元クメール・ルージュ幹部らが一九七八年にカンプチア救国民族統一戦線を結成。ベトナム軍はこれを支援し、国境に兵力を結集。一九七九年には早くもプノンペンを占領し、民主カンプチアは崩壊。カンプチア人民共和国が成立した。その間クメール・ルージュは西方に退き、タイ（及びアメリカ合衆国やイギリス）の援助を受けて活動を継続したが、一九九四年にカンボジア政府によって非合法化された。

（一二）　帝国主義時代のフランスは、インドシナ半島東部地域（現在のベトナム・ラオス・カンボジアに相当）を植民地化していた（一八八七年にフランス領インドシナ連邦が成立）。シェリムアップは、一九〇七年三月の条約で植民地に属していた。

（一三）　この国際法廷では、国連との協定により、判事や検事などにカンボジア人だけではなく外国人が任命された。裁判にはカンボジア国内法だけではなく、国際法も適用されたため、「混合法廷」と呼ばれた。また、たとえば、旧ユーゴスラビア国際戦犯法廷（一九九三）、ルワンダ国際戦犯法廷（一九九四）などの国際法廷は国内裁判所に対する優越が定められたが、カンボジア特別法廷はカンボジア国内裁判所の特別部として設置された。

（一四）　自身の大躍進政策の失敗後、毛沢東は劉少奇や鄧小平ら実権派の経済政策を「修正主義」として批判し、一九六六年以降の約一〇年間、「文化大革命」（正式には「プロレタリア文化大革命」）と呼ばれる、反封建的文化・反資本主義文化を掲げる大規模な改革運動を推進した。国内では紅衛兵と呼ばれる青年学生運動が台頭し、海外にも数多くの毛沢東主義者を生み出した。しかし「造反有理」「革命無罪」といった標語のもとに暴走し始めた紅衛兵運動を鎮静化させるため、毛沢東は都市部の青年層を農村部に「下放」させ、農民による再教育を受けることを命じた（「上山下郷運動」）。また大学も閉鎖された。一九七八年に文化大革命は終息するが、主に教育の面で大きな世代間ギャップが生じたことが指摘されている。

第五章　動物を解放すること

（一）　この言葉は、フーコーが一九七九年度から八〇年度にコレージュ・ド・フランスで行った講義のタイトルでもある。

（二）　宋明理学とも呼ばれる。中国の宋代・明代に、経典解釈学的傾向をもつ儒学を批判し、宇宙的秩序を貫く「理」を学ぶことを重視する流れが生まれた。

（三）　中国の古代宗教と民間信仰が基になり、呪術による病の治癒などによって民衆に受け入れられていた土着的信仰体系。老子や荘子による道家思想を核に、神仙思想、陰陽五行説などが融合することで成立している。「古代中国には、厳格な社会的序列のもと、先祖に生け贄を捧げる儀式を行っていた古代宗教があったようだが、その遺産は儒教に受けつがれたようである。一方、道教の思想家たちはそうした抑圧的な宗教に反発し、より平等で個人を救済する道を追い求めた。そして究極的には、身体的にも精神的にも俗世を超越した『仙人（真人《しんじん》）』になることをめざしたのである」（ヴァンサン・ゴーセール／カロリーヌ・ジス『道教の世界――宇宙の仕組みと不老不死』松本浩一監修、遠藤ゆかり訳、創元社、二〇一一年、一八頁）。

（四）　中国政府は香港に対して、「一国二制度」を返還以降五〇年間（二〇四七年まで）存続させることを約束している（「五〇年不変」）。

（五）　放生《ほうじょう》と呼ばれるこの宗教的行為は、仏教の戒律の一つ殺生戒（生物殺害の禁止）に基いて、捉えた鳥や魚を野に放つ善行である。これを行うことによって、功徳を積むことができるとされている。儀式としては、放生会《え》と呼ばれる。

第六章　生物を生産すること

（一）　一九九二年一一月、香港の沙田競馬場において馬インフルエンザに罹患した馬が確認され、同年一二月まで競馬開催は休止となった。馬インフルエンザは、死に直結するほどの高い病原性を示すことはないが、患畜を安静にする必要があり、出走可能な競馬場の確保が困難だったため、罹患が確認されると競馬場は閉鎖されることになる。

（二）　香港の住宅環境はしばしば鳥籠に例えられる。「『套房《とうふおん》』とは日本語風にいえばワンルームのことで、自分専用の流し・トイレ・シャワーがある。『自分専用の』と断りをつけるのは、流し・トイレ・シャワーが共同の物件も多いからだ。そういう物件を『梗房《がんふおん》』という。〔……〕『梗房』よりさらにレベルが下がると『床位《ちょんわい》』となる。これはベッドだけが自分のスペースというもので、イメージは寝台列車に近い。私的空間と公的空間を分けるものはカーテンのこともあれば、鉄柵、板、いろいろ種類がある。鉄柵でしきった鳥籠のような部屋は『籠屋《ろんおく》』と呼ばれ、香港の貧困層が暮らす住居の代名詞にもなっている」（星野博美『転がる香港に苔は生えない』、情報センター出版局、二〇〇〇年、一二二頁）。

（三）　天水圍は、香港北西部の都市で、一九九〇年代以降新興住宅街として発展している。本文にあるように、北側が后海湾に接しているが、その約一〇キロメートル先には深圳市が迫っている。また湾岸には、香港湿地公園や米埔自然保護区などがある。

（四）　鄧《タン》族の居住地の一つ。この村落には、彼らの先祖を祀る鄧氏宗祠という法廷古跡が存在する。

（五）　レヴィ＝ストロースが「神話的思考」を説明する際に用いた概念。先立つ理論や設計図に従うエンジニアリングと区別され、その場の材料や間に合わせの道具を用いて必要なものを組み立てていくこと。「神話的思考の本性は、雑多な要素からなり、かつたくさんあるとはいってもやはり限度のある材料を用いて自分の考えを表現することである。何をする場合であっても、神話的思考はこの材料を使わなければならない。手もとには他に何もないのだから。したがって神話的思考とは、いわば一種の知的な器用仕事《ブリコラージュ》である」（クロード・レヴィ＝ストロース『野生の思考』大橋保夫訳、みすず書房、一九七六年、二二頁）。

（六）　湖南省出身の作家。一九三二年に正式に中国共産党に加盟し、一九四八年には代表作『太陽は桑乾河を照らす』（原題『太阳照在桑干河上』）を発表する。しかし一九五四年に毛沢東の批判を受けて党を除籍、一九五八年には黒竜江省湯原の農場に「下放」されることになった。丁玲は、一九七九年の文章で当時を振り返ってこう語っている。「あなたは下層で苦しい目に遭ったのに、そうしたいい話をわざと話しているのではないか、と聞く人があるかもしれません。そうではないのです。わたしの話したそうした人々のことは、みんなほんとうです。〔……〕確かにわたしは底辺で苦しい目に遭いました。毎日夜まで労働し、ひどいときは、一日に十四時間労働のときもありました。でもそういうことが、わたしの感情の上に占める位置は小さく、わたしが人民のなかから得たもののほうがずっと多いのです。まさにそういうわけで、二十年過ごしましたが、わたしはまだ元気で、まだとても楽観的です」(「三つの問題に答える」『丁玲の自伝的回想』中島みどり編訳、朝日選書、一九八二年、二一六頁)。

(七) アメリカ合衆国における中国人移民に対する排外的措置は、すでに一九世紀に行われていた。一八八二年には中国人排斥法が施行され、一九〇二年に恒久法とされた(この法律は、一九四三年にマグヌソン法によって廃止された)。

(八) 香港では一九五〇年代から製造業が発展し、紡績、衣料、プラスチックなどを主流として、「香港フラワー」(プラスチック製の造花)や玩具などが数多く輸出された。

第七章　ウイルスの回帰

(一) 二〇〇九年四月にメキシコで発生が確認された豚由来の新型インフルエンザ(「パンデミック 2009H1N1」)は瞬く間に世界に広がり、同年六月にはWHOが警戒水準をフェーズ6(広範囲のヒトの感染)に引き上げた。日本でも七月に山形県において初の感染が確認された。二〇一〇年三月以降鎮静化し、同年八月に警戒水準が引き下げられ、パンデミックの終結が宣言された。

(二) 元来はスペイン語で「港の住民」の意味。ブエノスアイレスの市民を指す。アルゼンチン内陸部の人々(プロビンシアーノ)と対比される。

(三) 一九世紀以降、アルゼンチンは実質的にイギリスの支配下に置かれ「非公式帝国」の一つとされていた。イギリス資本の流入によりアルゼンチンは繁栄するが、両者の確執は後にフォークランド諸島をめぐる紛争に発展する(一九八二年)。

(四) ロジェ・カイヨワ(一九一三―一九七八)は、フランスの作家・社会学者。一九三六年にジョルジュ・バタイユが立ち上げた社会学研究会に参加したが、一九三九年にフランスを離れてアルゼンチンに赴いた。ボルヘスの作品を始めとする南米文学の諸作品をフランスに紹介したことでも知られている。

(五) ヴィクトリア・オカンポ(一八九〇―一九七九)は、アルゼンチンの作家。またブエノスアイレスで雑誌『エル・スール』を創刊し、アルゼンチン文学の代表者となる作家たちを後援した。ボルヘスの処女詩集『ブエノスアイレスの熱狂』(一九二三年)も、彼女の後援を受けて出版された。

(六)　フランスでは二〇〇七年の就任以来サルコジ大統領が推進していた新自由主義的論理に則った研究機関・教育制度改革に対し、ついに二〇〇九年一月、教員や学生による大規模なストライキが決行される事態となった。通常の講義は中止されたが、大学以外の場所で野外講義が行われ、「恋愛心理小説の祖」と称される『クレーヴの奥方』が、フランス的伝統を軽視する当時の政府の市場原理主義に反対する象徴的な意味を帯びた。

(七)　二〇〇六年四月にフランスで提案された若者を対象とした雇用形態。機会平等法に基づいて雇用促進を図るために、雇用者による解雇を容易にするものだったが、雇用の不安定化に不安を覚えた学生や労働組合の猛反発を受け、同年の一〇月に撤廃された。

(八)　二〇〇三年、フランスにおける研究予算削減・研究ポストの任期制導入などの政策に対して発生した研究者を中心とする反対運動。

(九)　一九八九年に大統領に就任したペロン党のカルロス・メネム大統領は、新自由主義的政策を掲げて民衆を動員したが(ネオ・ポプリスモ)、一九九〇年代後半になると経済状態が悪化し、多数のストライキや暴動が頻発する事態に陥った。

(一〇)　アルゼンチンでは、一九七六年から一九八二年まで続いた軍事政権が反体制派を徹底的に弾圧。その中で三万人以上の若者が誘拐され、殺害されたという。母親たちは大統領府前の五月広場に集まり、「行方不明」の子供たちの生還や情報を求めた。彼女たちは、反政府行為とみなされることを恐れ、平和の象徴として白いスカーフを巻き、黙々と広場を無言で行進した。

(一一)　ストライキが行われている場所に置かれた見張り役をピケットと呼ぶ。スト破り(ストライキの効力を弱めるために就労する行為)を防ぐ役割を担う。アルゼンチンのメネム政権下におけるピケット(ピケテーロ)は、大半が女性だった。

(一二)　ミシェル・フーコーによれば、古典的な君主権が国民に対する生殺与奪権を持つのに対し、近代的な国民国家の権力は生の管理や調整に働きかけるものになっている。一七世紀に現れた権力は、人間的身体を効率的で経済的な管理システムへと組み込むが（「解剖政治学」）、一八世紀に出現した権力は、人間的身体に対して、生命の総体的過程（「人口」）という観点から働きかける。フーコーはこの後者を、「生政治学」という言葉で表現している。こうした議論を背景に、著者は、フーコーに由来する「生政治」概念を、レヴィ＝ストロースの神話論的思想との交差において捉え直そうとしている。次を参照。「親族構造をとりあげようと考えていたレヴィ＝ストロースは、さまざまな神話の変換を探求し、規律の技法の研究を提案していたフーコーは、それを生けるものの統治へと拡張していく。〔……〕こうして彼らは、歴史の必然性と出来事の偶然性とのあらたな関係性をみいだしていく」（フレデリック・ケック「今日の生政治学――フーコーとレヴィ＝ストロース」（小倉拓也／吉上博子訳）『思想』、二〇一三年二月号（第一〇六六号）、二一九―二二〇頁）。

（一三）　デングウイルスを原因とする感染症。蚊の吸血を通じて伝播する。出血を伴うほど重篤な場合は、デング出血熱と呼ばれる。後者は「交代依存性感染増強現象」によって引き起こされる。二〇世紀中頃から世界中で急激に症例が増加している。二〇一四年には、日本でも一九四五年以来約七〇年ぶりに国内感染症例が発生し、東京都の代々木公園などが閉鎖され、ヒトスジシマカの徹底駆除が行われた。

（一四）　エジプトにおけるキリスト教徒の集団。エジプト政府の家禽殺処分措置に対して、カイロなどで抗議行動を起こした。

（一五）　アメリカ合衆国やイギリスで企画された感染パーティのこと。特に母親が自分の子供に免疫を付けようとして行っていた。

（一六）　感染症の疑いがある者と行動をともにしたり、接触したりすること。

（一七）　中華人民共和国工業情報化部（工業情報省）が開発したコンテンツ・フィルタ。二〇〇九年七月から国内で販売されるパソコンに義務的にプリインストールされることが発表されたが、多くの反発に遭い、直前の六月三〇日になって、この措置は無期延期されることが決定した。ソフトの完成度が低く、有害なコンテンツを識別する能力に問題があったとされている。

（一八）　本章の原註（24）及び（44）参照。

（一九）　一九八四年にフランスで作られた、フランス本土で働く一般医のネットワーク。

（二〇）　恒常的なテロの危険性に対する警戒警報。フランス語の「vigilance（警戒）」と「pirate（非合法活動）」からなる造語。

第八章　ドライとウェット

（一）　A型インフルエンザウイルスの表面に突き出た二つの蛋白質。これらの組み合わせで、A型インフルエンザウイルスのタイプが分類される（H5N1、H1N1など）。ウイルスは駆動力を持たずに空気中に漂っているが、それを吸い込んだ宿主の気道の粘膜に吸着することで増殖する。その際に、ヘマグルチニンがスパイク状の突起によって細胞表面の受容体《レセプター》（シアル酸）と結合する。細胞内でウイルスのRNAが転写・複製された後は、もう一つのスパイク蛋白質であるノイラミニダーゼが受容体を切断することよって、新たに生み出されたウイルス粒子を細胞表面から遊離させる。

（二）　高温と低温のサイクルを繰り返し、DNAを一本鎖に解離（変性）させたり二本鎖に結合（アニーリング）させたりすることによって、連鎖的なDNA合成を誘導する方法。予め加熱されて一本鎖に変性した増幅対象のDNAを急速冷却すると、プライマーと呼ばれる短いDNA断片（オリゴヌクレオチド）とのアニーリングが生じる。再び温度を高めると、そこを起点としてDNAポリメラーゼ（DNA合成酵素）がプライマーを伸長させ、DNAの複製が完了する。この作業を繰り返すことによって、短時間のうちに、幾何級数的にDNAを増幅させることができる。

（三）　二つの塩基配列を両者の類似性が最大になるように配列する作業（アラインメント）を行うこと。基本的には、BLASTやMSAといったソフトによるコンピューター処理の対象である。

（四）　細胞がウイルスに感染すると、生体はそれに対抗するために、サイトカインなどの生理活性物質の産生を促進し、マクロファージなどの免疫細胞に働きかける（インフルエンザにおける高熱や頭痛などの症状はその現れである）。しかし高病原性のウイルスに対応するために免疫反応が過剰に働いた場合には、本来生体を保護するためのこの機構が逆に全身の血管や臓器が傷つけることになり、多臓器不全状態に至ることになる。これをサイトカインストームと呼ぶ。

（五）　ウイルスに感染した生体は免疫機構を作動させ、ウイルスを攻撃したり、あるいは感染した細胞をアポトーシス（自死）に導いたりする。アポトーシスがプログラム的に管理調整された死であるのに対して、ネクローシス（壊死）は、細胞内外の環境変化によって引き起こされる偶発的な死である。

（六）　胎盤は妊娠期に胎児を支えたり、母子間での栄養の交換を行うことで胎児の成長を助ける器官であり、胎児に必要な酸素や栄養素を通過させる一方で、母親の免疫系が非自己を攻撃するために送り込むリンパ球などは通さないという特殊な膜構造（合胞体性栄養膜）を有している。そして、この膜構造の形成に重要な役割を果たす蛋白質（シンシチン）は、ヒトゲノムに潜むウイルス（ヒト内在性レトロウイルス）が産生するものであることが分かっている。つまり胎盤は、免疫機構を抑制するウイルスの働きを利用して、母親の免疫系が胎児に対して攻撃性を示すことを防いでいるのである。

結論　パンデミックは神話か？

（一）　フランスの社会学者エミール・デュルケーム（一八五八―一九一七）が提唱した概念。「したがって、ここに、きわめて特殊な性格をおびた一群の事実が存在することになる。すなわち、それらは、行動、思考および感覚の諸様式から成っていて、個人に対しては外在し、かつ個人のうえにいやおうなく影響を課することのできる一種の強制力を持っている。したがって、それらの事実は、表象および行為から成っているという理由からして有機体的現象とは混同されえないし、もっぱら個人意識の内部に、また個人意識によって存在している心理的現象とも混同されえない。それゆえ、以上のような事実は、ひとつの新種をなすものであり、社会的という名称はそれらにたいしてこそ与えられ、留保されなければならないのだ」（デュルケム『社会学的方法の基準』宮島喬訳、岩波文庫、一九七八年、五四頁）。

（二）　遺伝子情報の観点から生命を分析する分野。主にコンピューターを用いて、データベース（GenBankなど）やソフトウェア（BLASTやMSAなど）を活用して解析を進める。

（三）　ドイツの哲学者ヴィルヘルム・ディルタイ（一八三三―一九一一）は、次のように述べている。「生の謎に完全な解決を与えようとするとき、あらゆる世界観はきまって同一の構造をもつものである。この構造は恒に一つの連関であり、かかる連関に於て世界の意義と意味とは如何なるものであるかという疑問が世界像を基礎として解決され、かつそこから理想や最高善や処世の最高原則が導来されてくる」(ディルタイ『世界観の研究』山本英一訳、岩波文庫、一九三五年、二一頁)。

(四) 二〇一〇年に入って、中国の南部沿岸部を中心に、特に外資系企業において労働者によるストライキが多発した。五月には日本のホンダ自動車の子会社である製造工場でもストライキが発生している(南海本田ストライキ事件)。

訳者あとがき——パンデミックの神話論をめぐって

本書は論理的に首尾一貫した理論的書物であるというよりは、さまざまな観念が予感的に散りばめられた豊かな土壌となるべき書物である。私たちは、まずは本書をインフルエンザ・パンデミックを追跡した一人の西洋人による「世界ツアー」の記録として読むことができるが、そこから「〔インフルエンザ〕ウイルスによって媒介された、動物と人間のあいだの諸関係についての人類学」（本書、二四八頁）のための準備的作業の諸段階を引き出すこともできる。ウイルスは生物学的な意味で「種の壁」を乗り越えることによって、私たちがヒトと他の動物種とのあいだの諸関係を問い直し、人間が作り上げているさまざまな社会の在り方を、危機への対応という観点から問い直す契機となりうる。まさにインフルエンザがパンデミック化するとき、私たちはそこに人間的思考の「共通の分母」を垣間見ることができるかもしれない。そうであるならば、本書を構成している各章から立ち上る抽象的思考の数々は、「パンデミックの神話論」を遠くに眺めながら紡ぎ出されていると言うことができるだろう。ここで本書の展開を素描的に振り返ることで、多様な思索の積み重なりの奥に仄見えている「パンデミックの神話論」の〈構造〉を、訳者の理解した範囲で際立たせてみたいと思う。

まず序論で示されているように、本書の大きな課題は、今日ますます目を引くものとなりつつあるインフルエンザウイルスの発生が、どのような仕方で生物学的なウイルス学的リアリティと社会的な政治的リアリティを結びつけているのかを理解することである。著者によれば、これら二つのレベルが重なり合う点に、動物の大量殺処分という見世物《スペクタクル》的な措置が展開されている。そこでは動物を、私たちが「保護すべき」存在とみなすと同時に（愛護的観点）、私たちがそれに対して「身を護るべき」存在とみなす（敵対的観点）という逆説的態度が顕在化している。この逆説性は、動物の生産と消費に関わるあらゆる当事者たちのあいだで反復されているに違いない。本書は「ウイルスの間近に身を置いている科学者たちの推論」（本書、一九頁）に依拠しつつ、動物に対する愛護的で敵対的な視線が社会的世界においてどのように反復されているのかを追跡し、それによって最終的には、グローバルな脅威が浸透した「流感世界」に投げ込まれた当事者たちのローカルな諸反応（バイオセキュリティ的諸装置）のうちに、人間的思考の〈構造〉を探り出すことを目指している。

本書において微生物学に携わる専門家《エキスパート》たちは、インフルエンザ・パンデミックという複合的事態にアプローチするための媒介者的役割を持つ存在として描かれている。第一章では、著者が専門家たちのあいだでバイオセキュリティという視点を掴み取るまでの道程が足早に語られる。アメリカ合衆国とフランスで人類学的修養を重ねた後、著者は自身の理論的展望をフランス食品衛生安全庁（ＡＦＳＳＡ）への参加によって実地に検証しようとしていた。そして二〇〇五年のフランスにおける鳥インフルエンザ発生に際して、動物殺処分を中心とする古典的な防止的措置を擁護する専門家たちと、バイオセキュリティという新しい予防的措置を擁護する専門家たちの対立を目の当たりにする。ここで著者は防止か予防かというこの二項対立に、第三の道、すなわち「備え」の概念を提示している。それは「想像力を駆使して、集団で、破局的地平の中に身を置くという作業」(本書、四〇頁)である。つまり(防止的あるいは予防的な)具体的行動それ自体が問題なのではなく、大事なのは、潜在的脅威に対する準備的姿勢がどのように個々の当事者の行動を規定しているのかを理解することなのである。

第二章の舞台は、二〇〇七年の香港である。二〇〇三年のSARS危機においてWHOと連携した香港人学の専門家たちの働きが述べられ、さらに香港人たちが北京政府との相関関係の中で独自のアイデンティティを確立していった様子が語られている。つまり香港は、ウイルスの脅威に対する二重の「前哨地」だったのである。著者はこの特異な土地で、三人の個性豊かな専門家たちとのインタビューを行い、バイオセキュリティ概念の射程を絞り込んでいく。彼らによれば、今や「インフルエンザの流行を鳥個体群のレベルで予告すること」が可能になっており、それに伴って個々の具体的行動を貫く装置の在り方が変形しているのである(本書、六六頁)。言い換えれば、インフルエンザを生み出す自然を、悪意あるテロリストとみなして敵対するのではなく、むしろウイルスやテロリズムを自然的システムの一部とみなし、自然の「盲目的な進化」の力に囲まれながら破局を回避することが求められているのである。「流感世界」の中で、それぞれの当事者がそれぞれの立場で破局に身構えている。人類学者はそこに通底するものに接近しなければならない。そのために著者は、動物愛護団体のメンバー、獣医学会の理事長、企業で働く医師、企業家、そして記者などに対するインタビューを重ねていく。しかし本章で特に印象的なのは、最後に挿入された挿話《エピソード》である。著者はここで、米埔自然保護区を訪れた際に自分がウイルスに感染したと思い込んだ様子を語っている。バイオセキュリティ的装置をめぐる考察が深まるのに応じて、あたかもこの人類学者自身の思考に自然の破局的な力がますます伝染し始めているかのようである。

第三章は、香港におけるバイオセキュリティ的な監視装置を、その傍らで形成された中国的装置と対照させながら際立たせている。特に強調されているのは、中国側の当事者たちがインフルエンザ発生に対する政府の方針を概ね受け入れている点である。著者が最初に接触した地方行政府の役人、医師、企業家、大学関係者たちはみな中国のエリートであり、(少なくとも発言の上では)この国の政策の基本的方向を疑っていない。次いで著者は、中国各地の家禽市場に直接赴き、鶏肉の販売業者たちにインタビューすることを試みる。香港では二〇〇一年の鳥インフルエンザ発生をきっかけに衛生措置が強化され、特に小売業者たちが苦境に立たされていた。しかし中国の他地域では、政府の指導が及ぶ度合いに濃淡こそあれ、おしなべて生きたニワトリの販売は継続されていた。中国のバイオセキュリティ的装置の実態はなかなか可視化されない。この状況に光を当てたのは、二〇〇七年に起きた汚染ミルク騒動《スキャンダル》であった。この事件は、国際的な広がりの中で、中国国内に蔓延っている社会的不平等と「腐敗問題」を白日の下に晒した。この事件を司法的手段で解決しようとした中国政府は、最終的に国際的規範と一致するような衛生的措置を採用するに至る。このようにバイオセキュリティ的装置は、それぞれの土地のローカルな文法に従いながら、徐々にグローバル化しつつあるのだ。

第四章ではフィールドがさらに拡大され、日本とカンボジアを両極とするアジア全体という視野の中で、そして仏教的思想というフレームの中で、これまでの問題が再定義されることになる。香港における調査はここで歴史的にも理論的にも拡張され、(「意味と意味の不在との区別がそこでは消え失せてしまうような存在」についての)クロード・レヴィ゠ストロースの神話論的思考への応答が試みられている。ここで著者は「観点の変移」という概念を提示している(本書、一一二頁)。問われているのは、西洋的文明への批判をアジア的文化によって代弁させることではなく、両者のあいだの「観点の変移」を通じて、そしてアジア諸国のあいだの「観点の変移」を通じて、人間存在の「共通の分母」を照らし出すことなのである。日本に関しては、第二次世界大戦に至る帝国主義的政策の流れの中で、公衆衛生の観念をアジアにもたらした国であることが指摘されている。そして戦後の日本は、ウイルスに関する研究の生物学的あるいは政治的な危険性を警戒するようになっている。著者によれば、それは謝罪と感謝の同時性において、人間存在を、自然を宇宙論的サイクルの一環として把握する仏教的思考の回帰なのであって、日本ではこれに基いて監視的装置が形成されているのである。アジアのもう一方の極に位置づけられたカンボジアに関しては、特に生物統治の強権性が前景化されている（アンコール文明における君主のパノプティコン的まなざしとクメール・ルージュによるジェノサイド）。著者はそこに、インフルエンザに対するカンボジア的「備え」を探り出そうとしている。疫学的監視の専門家とカンボジア特別法廷の判事へのインタビューを通じて、「判断が下されるまでの時間に生み出されるもの」そして「判断が切り離す諸存在のあいだに媒介性を回復し、判断の急進性を和らげるもの」としての監視という考えが導き出される（本書、一三九頁）。アジアにおけるバイオセキュリティ的装置は、生物への謝罪と感謝を通じて自然的サイクルを尊重する日本的形態と、生物に対する強権的統治を遅延させることを通じて諸存在の媒介性を回復するカンボジア的形態を両極として、そのあいだに展開されていることになる。

歴史的かつ理論的に拡大されたバイオセキュリティ的装置の分析によって、潜在的脅威を孕んだ自然に対する「備え」の在り方が明確になりつつある。第五章で著者は再び香港に赴き、人間と動物の関係を宗教的観点から把握し直そうとしている。さまざまな宗教的表象を通じて、香港人たちが動物の生死と人間の生死を密接に関係づけ、自らを動物と「同一視」している様子が描かれている（本書、一四八頁）。特に市場で観賞用の鳥を求める人々の挿話《エピソード》は印象的である。彼らはそこで、歌声の質を高めるために鳥を世話しながらも、その歌声の価値に基づいて鳥を商品化しているのだ。鳥インフルエンザの発生はこうした調和的空間を解体してしまったが、保護すべき存在であると同時に売り買いの対象でもある鳥との関係は、特に「放生」という宗教的実践の中で再び問題化されている。たしかにこの実践は「生命を放つ」活動であると言えるが、それは放つための動物を市場で購入することであり、購入しなかった動物を市場のサイクルの中に放置することでもある。鳥インフルエンザが暗示しているように、それは「死を放つ」活動に他ならない。しかし矛盾を抱え、そして科学的知識とのあいだに「歩み寄り」的関係を模索しながら、香港人たちは動物を世話することで自然的脅威に身構える方法を追求しているのである。

こうした都市生活者たちの消費的活動の対極に、農村部の人々の生産的活動が配置されている。動物殺処分という措置において最も矢面に立たされていたのは、他ならぬ農場経営者たちであった。第六章で著者は香港の二つの農場を訪れ、鳥に関する経済活動の中でもさらに動物に近い部分に身を置くことになる。一つはローカルな「模範農場」である。ここで著者は農業労働者たちとともに一週間過ごし、「肉や糞尿を生み出す正真正銘の機械」であると同時に「人間と同じくらい世話を必要としている、感覚を持った存在」である動物に対する、生産者たちの一見したところ矛盾した二重の姿勢を実地に学んでいく（本書、一八一頁）。もう一つはグローバルな「実験農場」である。この農場は、国際的ネットワークに基づいて、種の多様性の維持という観点から動物の生産を行っている。しかしできるだけ多くの種を保護するという発想には、個別の生物（「単独の運動」としての生物）を程よく屠殺することが含まれている。二つの農場において、生産者たちは生物の統治をめぐる矛盾した活動を行っているのだ。消費と生産の両極を貫いて、唯一的であると同時に交換可能である動物という矛盾した形象が反復されていると言えるだろう。

香港という優れて「前哨」的な領土における動物の消費的活動と生産的活動を調査した後、第七章の舞台は二〇〇九年のアルゼンチンに移される。同じくインフルエンザ・パンデミックの脅威に直面しながら、こちらでは「前哨地」の形成が失敗に終わったと著者は指摘している。しかしこの失敗は、単純に偶然的なものではないように思われる。二〇〇九年の新型インフルエンザは、実際にパンデミック化するよりも早くグローバルな動員を引き起こした。言ってみれば、パンデミックに対する「備え」それ自体が直ちに潜在化（あるいは仮想化）し、危機管理というよりも「危機管理におけるレッスン」が展開されるようになっていたのだ。各国政府はワクチン接種キャンペーンを展開したが、薬学的にはワクチンの副作用は未確定であり、政治的決定の背後には製薬会社の思惑が渦巻いていた。ワクチン接種の受容（「前哨兵」になる決意）は、各人各様の判断に委ねられることになった。情報はますます錯綜し、脅威の姿はますます捉え難くなっている。私たちは具体的で実体的な敵を想定するのではなく、潜在的・仮想的脅威に潜在的・仮想的方法で対処する術を身につけるよう求められているのである。

第八章では、「実験室の民族誌」によって、潜在化・仮想化した今日の「備え」の在り方が追求されていく。著者はここで実験室のリアリティを、コンピューター解析を利用して仮想的にウイルスを研究するドライラボと、偽型ウイルスやPCR法を駆使してウイルスを培養しながら研究するウエットラボに分割し、両者の相互作用の中に現在のウイルス学的状況を位置づけている。ドライラボは現実の地理的空間に潜在的なウイルスの分布地図を重ね合わせ、ウエットラボは実験室内で破局的ウイルスに対するバイオセキュリティ的措置のシミュレーションを行っている。著者によれば、後者が明らかにウイルス生産者の立場に身を置くものだとすれば、前者はウイルスの塩基配列を消費する立場であるが（本書、二四七頁）、二つの活動は、具体的実体としてのウイルスに対する（防止や予防といった）敵対的行動のレベルではなく、人工的に作り出した仮想的空間の中で、無限の可能性を秘めたウイルス変異を追跡することによって、最も現代的な監視装置を作り上げているのである。最新のテクノロジーは、ドライラボとウエットラボを駆使して、自然の中に折り畳まれた無数の潜在的ウイルスに対する「備え」を構成することを可能にしているのである。

「観点の変移」のあいだに人間存在の「共通の分母」を垣間見ること——本書は、レヴィ＝ストロースが提起したこの人類学的課題に対する現代的応答の一つである。結論では、本書の背景に留まり続けている神話論的思考の姿が素描的に提示されている。ここで著者が考える神話概念は、「目に見えない脅威の現実性」を表象するものではない。それはむしろ現実全体を支える「世界観」の表現である。神話論的思考とは、たとえばパンデミックという目に見えない脅威へと知覚を拡張し（「神秘主義」）、人間が世界を知覚する方法それ自体が有する「共通の分母」を探る営為だというのだ。本書がインフルエンザに対するローカルな対応のあいだに「観点の変移」を捉えながら、グローバルに展開する破局的脅威の潜在的で仮想的な次元を可視化していったのは、あたかも最後にこの「パンデミックの神話論」という真理に到達するためであったかのようである。しかし著者の主張は、パンデミックの神話が人間存在の揺るがぬ本質であるということではなく、むしろ、インフルエンザ・パンデミックという観点から捉えられた神話が、絶えず変形し続ける〈構造〉であるという点であり、この神話が人間存在の本質を一つの全体性として説明しようとするまさにそのときに、それは別の神話へと変換されていくのだという点にあると思われる。一つの民族誌の完成は、必然的にまた別の民族誌（「新たな世界ツアー」）を呼び求めるのだ。

＊＊＊

本書は、Frédéric Keck, *Un monde grippé*, Paris, Flammarion, 2010. の全訳である。タイトルを一瞥す

れば、たとえば「麻痺した世界」とでも訳すべきかもしれないが、本書の内容から明らかなように、この「grippé」という形容詞は「インフルエンザに罹った」という意味を強く帯びており、その意味では「インフルエンザの脅威に直面している世界」というニュアンスを生かすべきだと判断し、さらに原題の簡潔さを考慮して、いささか耳慣れない言葉ではあるが「流感世界」とした。

著者のフレデリック・ケックは、一九七四年生まれの人類学者である。現在ＣＮＲＳ〔フランス国立科学研究センター〕の研究員を務め、二〇一四年からはパリのケ・ブランリ・ジャック・シラク美術館に出向して研究部門を指導している。また自身が所属する社会人類学実験室と連携するＥＮＳ〔高等師範学校〕で、二年間人類学について講義した経歴を持っている。リュシアン・レヴィ＝ブリュールに関する研究で博士論文を提出した後、レヴィ＝ストロースに関する研究を進め、プレイヤード叢書の『レヴィ＝ストロース著作集』の編集にも携わった。著者によると、当初はレヴィ＝ストロースの知性主義にレヴィ＝ブリュールの思想を対置するという構想を抱いていたが、やがてレヴィ＝ストロースとの交流の中で、「〈構造〉の効果としての主体」に関するその哲学の重要性や、異なる思考形態との出会いにおける主体の自己形成の場として民族誌的経験を把握することの重要性を意識するようになったという。なお、主な著作は以下の通りである。

Lévi-Strauss et la pensée sauvage, Paris, PUF, 2004.
Claude Lévi-Strauss, une introduction, Paris, La Découverte-Pocket, 2005.
Lucien Lévy-Bruhl: entre philosophie et anthropologie. Contradiction et participation, Paris, Éditions du CNRS, 2008.
Le Vocabulaire de Durkheim (avec Mélanie Plouviez), Paris, Ellipses, 2008.

Claude Lévi-Strauss: l'homme au regard éloigné (avec Vincent Debaene), Paris, Gallimard, 2009. *Un monde grippé*, Paris, Flammarion, 2010.〔本書〕

現代人類学の諸潮流における本書の立ち位置を簡単に標定しておくならば、まず著者はポール・ラビノウに師事しており、明らかに現代人類学のいわゆるポストモダン的潮流に与している。しばしば指摘されるように、一九八六年に出版されたジェイムズ・クリフォード／ジョージ・E・マーカス編による『文化を書く』は、文化人類学という学問領域における大きな転換点（「地殻変動」）となった。その序論にはこうある。

実在論や解釈学というよりも、ニーチェ主義のニヒリズムに近いこの見方によると、排除とレトリックという強力な「嘘」によってはじめてすべての真実が構築されるのである。この意味において、最もすばらしい民族誌――誠実な真実のフィクション――でさえも、真実のシステム、あるいは真実の経済学であるといえる。こうしたことをつうじて、権力と歴史は著者が完全にはコントロールできないかたちで書くことに作用しているのである。（ジェイムズ・クリフォード「序論――部分的真実」（足羽与志子訳）『文化を書く』、紀伊國屋書店、一九九六年、一一―一二頁）

しかし本書の著者によれば、こうした大々的なポストモダン的「脱構築」の後で、たとえばフィリップ・デスコラやエドゥアルド・ヴィヴェイロス・デ・カストロといった現代の人類学者たちはさらに新たな潮流を形成しつつある。彼らは『神話論理』で提示されたレヴィ＝ストロースの着想を引き受けるかたちでポストモダン的人類学を展開しつつ、アマゾン川流域に形成された諸社会が示している形而上学や存在論を「真面目に受け取る」ことによって「西洋的人類学の批判的再構築」を試みているという。しばしばテクスト解釈に過度に拘泥するポストモダン的批判を乗り越えて、今や民族誌を書くという行為を改めて再起動する機運が高まっている。実際に本書の第八章では、ラビノウやブルーノ・ラトゥールが先鞭を付けた「実験室の民族誌」が取り上げ直されており、この点だけを見ても、本書がポストモダン以後に展開されつつある新たな潮流に棹差し、それを展開していくことに寄与する一冊であることは論を俟たないだろう。

本書が執筆された状況は、差し当って以上の通りである。しかし二〇一〇年にフランスで本書が出版された後にも、世界では「パンデミックの神話論」を拡張しうる出来事が相次いでいる。まず二〇一二年以来サウジアラビアで発生したMERSコロナウイルスが、二〇一五年には韓国で爆発的に流行した。また二〇一三年には上海でH7N9ウイルス感染症例が申告され、現在に至るまで多数の感染者を生んでいる。二〇一六年になるとヨーロッパでH5N8が発生し、大量の野鳥や家禽が感染している。そして周知のようにヨーロッパと中東ではテロリズムが多発し、世界各地で気候変動や原発事故の脅威に厳しい視線が向けられている。これらの出来事はすべて、著者の言う「前哨的テクニック」を動物疾患とテロリズムに適用しようとする本書の主張を確証するものである。私たちは現在、文字通り潜在的危機に取り囲まれているのであり、それぞれの条件下でそれぞれの「備え」を作り上げ、日々それを更新し続けることを求められているのである。

こうした見通しの中で、著者は現在、美術館や動物園で観察可能な「環境保全技術において細菌に適用されている遺伝学的テクニックの使用」に関する研究を行っている。また、セネガルにおけるフランスの植民地政策を問い直すために、パリとダカールを跨いで、ヒトの生体内に生息する細菌の集合体である微生物叢（マイクロバイオーム）に関する研究を立ち上げている。ここでも問題は生物学的レベルと政治的レベルが交差する地点で取り扱われているのであり、著者自身がすでに「新たな世界ツアー」に向けて旅立っていることが窺われるだろう。

本書は水声社の《人類学の転回》叢書の一冊として刊行されました。叢書を編集し本書の出版に尽力してくださった後藤亨真氏に感謝いたします。

訳出に際しては、さまざまな方々のお世話になりました。著者のフレデリック・ケック氏には、訳者からの質問に細かく丁寧に答えていただきました。関連書籍及び関連サイトを運営・執筆・翻訳された方々には、大変多くのことを学ばせていただきました。引用文献の訳出に際しては、邦訳がすでに存在する場合には基本的にそれらを参照いたしました。しかしながら本書に誤りや不十分な点があるとすれば、すべて訳者の責任です。

他にも挙げればきりがありませんが、本書の出版に関わったすべての方々に、心より感謝申し上げたいと思います。

二〇一七年四月某日

小林徹

著者／訳者について——

フレデリック・ケック（Frédéric Keck）　一九七四年、フランスのヴィルールバンヌに生まれる。哲学史家、人類学者。現在はＣＮＲＳ〔フランス国立科学研究センター〕に所属し、パリのケ・ブランリ・ジャック・シラク美術館で研究部門を指導している。レヴィ＝ストロースのプレイヤード叢書版著作集の編集に携わったほか、ベルクソンやレヴィ＝ブリュールの著作の校訂を行っている。主な著作に、*Lévi-Strauss et la pensée sauvage* (2004), *Claude Lévi-Strauss, une introduction* (2005), *Lucien Lévy-Bruhl: entre philosophie et anthropologie. Contradiction et participation* (2008) などがある。

＊

小林徹（こばやしとおる）　一九七五年、東京都に生まれる。パリ第一大学パンテオン・ソルボンヌ校大学院哲学研究科博士課程修了。博士（哲学）。現在、慶應義塾大学非常勤講師など。専攻は、フランス現代哲学。著書に、『経験と出来事——メルロ＝ポンティとドゥルーズにおける身体の哲学』（水声社、二〇一四年）、訳書に、アルフォンソ・リンギス『変形する身体』（水声社、二〇一五年）がある。

装幀――宗利淳一

流感世界——パンデミックは神話か？

二〇一七年五月一五日第一版第一刷印刷　二〇一七年五月三〇日第一版第一刷発行

著者——フレデリック・ケック

訳者——小林徹

発行者——鈴木宏

発行所——株式会社水声社
東京都文京区小石川二―一〇―一

郵便番号一一二―〇〇〇二

郵便振替〇〇一八〇―四―六五四一〇〇

電話〇三―三八一八―六〇四〇

FAX〇三―三八一八―二四三七

URL : http://www.suisеisha.net
印刷・製本——ディグ

ISBN978-4-8010-0259-3